MW01452083

HOMBRES
DIAGNOSTÍCATE

HOMBRES
DIAGNOSTÍCATE

Dr. Keith Hopcroft
Dr. Alistair Moulds

Grijalbo

DIAGNOSTÍCATE. HOMBRES

Título original en inglés: *A bloke's diagnose-it-yourself guide to health*

Traducción: Armando Domínguez
          de la edición de Oxford
          University Press Inc., New York, 2000

© 2000, Keith Hopcroft y Alistair Moulds

D.R. © 2003, por EDITORIAL GRIJALBO, S.A. de C.V.
   (Grijalbo Mondadori)
   Av. Homero núm. 544,
   Col. Chapultepec Morales, C.P. 11570
   Miguel Hidalgo, México, D.F.

www.randomhousemondadori.com.mx

Este libro no puede ser reproducido,
total o parcialmente,
sin autorización escrita del editor.

ISBN 970-05-1582-6

IMPRESO EN MÉXICO

Prólogo

Los hombres tienen fama de no tomar en serio su salud, pero creo que esto se debe más a la ignorancia que a una actitud machista, pues cuando un hombre se siente mal, sin duda alguna, necesita más cuidado y apoyo que su media naranja. Sin embargo, sorprende que sea tan difícil obtener información fidedigna sobre salud masculina y que la poca que hay se limite a la cerveza o los bíceps, y no trate sobre el corazón o los testículos. Este manual de autodiagnóstico llena perfectamente esas lagunas. Además, el estilo claro y sencillo de Keith y Alistair, y su sentido común para abordar los temas, dan por resultado una verdadera joya de libro. ¡Ojalá estuviera disponible en todos los centros nacionales de salud!

Mark Porter

Contenido

Introducción	**¿Son sanos los hombres?** 11
	Cómo usar este libro 13
Primera parte	**Cómo lograr una buena consulta** 15
Segunda parte	**Manual de autodiagnóstico** 21

Ampollas 22
Aumento de peso 24
Bultos en el ano 26
Bultos y manchas en la piel 28
Caída del cabello 30
Comezón en el cuero
  cabelludo 32
Comezón en la piel 34
Desánimo 36
Diarrea 38
Dificultad para respirar 40
Dolor abdominal
  aislado 42
Dolor abdominal
  recurrente 44
Dolor de cabeza 46
Dolor de espalda 48
Dolor de garganta 50
Dolor de oídos 52
Dolor en el ano 54
Dolor en el brazo 56
Dolor en el pecho 58
Dolor en la rodilla 60
Dolor en las pantorrillas 62
Dolor en los testículos 64
Dolor en tobillo,
  pie o dedo gordo 66

Dolor en varias
  articulaciones 68
Erupción en la cara 70
Fatiga constante 72
Fiebre 74
Ganglios inflamados 76
Hemorragia anorrectal 78
Hormigueo
  y entumecimiento 80
Impotencia 82
Indigestión 84
Infertilidad 86
Inflamación de las mamas 88
Inflamación del escroto 90
Inflamación en la cara 92
Inflamación en las ingles 94
Mal aliento 96
Mareos 98
Nariz tapada 100
Ojos irritados 102
Palpitaciones 104
Pérdida de peso 106
Pérdida del apetito sexual 108
Pérdida del conocimiento 110
Problemas de la vista 112
Problemas en el pene 114
Problemas en las uñas 116

Problemas para deglutir 118
Problemas para orinar 120
Rigidez o dolor
  en el cuello 122
Ronquera 124
Ruidos en el oído 126
Salpullido 128
Sangre al escupir 130
Sangre en el esperma 132
Sangre en la orina 134
Secreciones por los oídos 136
Sordera 138
Temblores 140
Tensión emocional 142
Tobillos inflamados 144
Tos 146
Transpiración excesiva 148
Trastornos al evacuar 150
Trastornos de la conducta 152
Trastornos
  de la eyaculación 154
Trastornos del sueño 156
Úlceras en la boca 158
Úlceras o supuración
  del pene 160
Vómito 162
Vómito con sangre 164

Tercera parte	**Vive rápido y muere viejo** 167
	Índice analítico 173

Introducción

¿Son sanos los hombres?

¿Por qué otro libro sobre salud masculina? Porque éste es distinto. Este manual de autodiagnóstico evita al máximo los sermones y hace énfasis en la calidad —más que en la cantidad— de años, además incluye los síntomas más comunes. ¿Por qué debes comprarlo? Eso depende de si eres el hombre, su pareja o su mamá:

    el **hombre**: debes adquirirlo porque aborreces ir al doctor, o probablemente no quieras verlo; o tal vez intentes impresionar a tu pareja para que vea que por fin te preocupa tu salud.
    su **pareja**: cómpralo porque él nunca consulta al médico y sólo así traerás al doctor a tu casa para que lo examine, o para demostrarle que te importa, o también puedes regalárselo si no sabes qué darle en su cumpleaños, Navidad o San Valentín, o porque lleva siglos quejándose de algo pero no hace nada al respecto y tú simplemente estás hasta la coronilla.
    su **mamá**: llévale este libro porque no se cuida bien y ¡caramba! aún eres su madre.

Ya que lo adquiriste, te vamos a revelar dos importantes secretos de los médicos. Todos los doctores que escriben sobre salud masculina concuerdan en que, en comparación con las mujeres, los hombres, hasta los 50 años de edad, recurren menos a los servicios de salud, en particular los que brinda el médico familiar.

DIAGNOSTÍCATE/HOMBRES

Varias teorías ingeniosas han intentado explicar este fenómeno:

- las mujeres acuden al doctor por servicios como planificación familiar o para hacerse el Papanicolau
- las mujeres llevan a sus hijos al médico y, quizá por ello, es más probable que vigilen su propia salud
- los hombres se hacen los valientes e ignoran sus síntomas
- por tradición, los hombres son estoicos
- al hombre le preocupa perder su empleo si se ausenta por enfermedad o por acudir a consulta
- los servicios de salud no brindan atención adecuada a los trabajadores
- a los hombres simplemente no les gusta ir al médico

y muchas otras teorías. Pero nosotros creemos saber el motivo, y ése es nuestro primer secreto: *tal vez los hombres tengan toda la razón en no acudir al médico, porque no lo necesitan.*

Casi todos los síntomas —sobre todo entre los 15 y los 50 años de edad— no ameritan preocupación, pues desaparecen solos o son inofensivos. Quizá muchos lo sepan y por eso han decidido no perder el tiempo yendo al médico para que lo confirme. Por supuesto que pueden equivocarse y, con un poco de mala suerte, el bulto o el dolor que ignoraron puede volverse algo grave.

Por una parte, es posible que se eviten las consultas para ocultar el terror que tienen los hombres a las malas noticias que pueda darles el doctor. Tal vez sólo esperan, sin bases racionales, que la suerte les favorezca y sus problemas médicos sean de poca importancia y se resuelvan. Mientras tanto, se las arreglan para sobrellevar la preocupación que les provoca la incertidumbre.

Bastaría con un sencillo manual de autodiagnóstico para interpretar los síntomas y saber cuáles se pueden pasar por alto y cuáles ameritan ir al médico o al hospital. Pues bien, ya no tienes que preocuparte, ese manual está en tus manos. Porque —y éste es el segundo secreto— *con un poco de orientación solucionarás todos tus síntomas.* Los médicos saben que 90 por ciento de los datos que necesitan para realizar un diagnóstico proviene de la historia clínica; es decir, la información que tú les das. Contrario a la creencia popular, los exámenes aportan pocos indicios y las pruebas especiales aún menos. De hecho, la mayoría de revisiones físicas sirve para que el doctor confirme que algo anda mal, o para que el paciente note que se toma en serio su malestar. Por eso los médicos pueden diagnosticar muchos trastornos, con precisión, por teléfono.

Este manual aprovecha estos procedimientos y te brinda los datos que te llevarán, paso a paso, a elaborar un diagnóstico de forma sencilla, y luego te da una clara idea de qué debes hacer.

No pretendemos que acierte en todos los casos, pues las enfermedades no saben de libros y a veces son extrañas e impredecibles, así que siempre es posible que una de estas rarezas nos tome por sorpresa; por lo tanto, cuando tengas dudas, mejor consulta a tu médico. Pero si lees el texto con detenimiento, tendrás una idea clara de qué te sucede y qué hacer al respecto.

Dos comentarios finales: sabemos que hay médicos hombres y mujeres, pero preferimos usar el género masculino para evitar complicar las frases al intentar expresarnos sin herir susceptibilidades; y además, por lo general, los hombres consultan a médicos de su mismo género. Por último, aunque esta obra fue pensada para heterosexuales, sabemos que existen homosexuales y por ello resaltamos los temas en que un síntoma pueda ser de especial interés para ellos.

Keith Hopcroft
Alistair Moulds
Octubre de 1999

Nota: Los autores y editores de este libro no asumen las responsabilidades éticas ni legales por los posibles errores incluidos en el texto ni por la utilización o aplicación equivocada de su contenido.

Cómo usar este libro

La primera parte, *Cómo lograr una buena consulta*, aconseja cuándo debes solicitar asistencia médica y cómo aprovechar al máximo tus visitas al consultorio. En la tercera parte, *Vive rápido y muere viejo*, se analiza tu estilo de vida y sus repercusiones en tu salud. Preferimos no dar sermones en esta última sección porque: a) pensamos que la calidad de vida es tan importante como su duración; b) algunas actividades consideradas como negativas no son tan dañinas como se pensaba, y hasta resultan benéficas, y c) no queremos que arrojes este libro a la basura.

Entre la primera y la segunda parte se encuentra el *Manual de autodiagnóstico*, con los síntomas más comunes que te pueden aquejar. Con él te convertirás en tu propio médico.

Paso uno: *Verifica si el texto es adecuado para tu edad*. Este libro está dirigido sobre todo a hombres de 15 a 50 años. Cuanto mayor seas, más probable será que tus síntomas se deban a una enfermedad grave. Pero si tienes más de 50 años, por más útiles e interesantes que te parezcan los diagramas, será mejor que acudas pronto al médico.

Paso dos: *busca tu síntoma*; aparecen en orden alfabético. Si al hojear el texto no localizas algo, consulta el índice analítico.

Paso tres: *revisa el diagrama*. Hallarás una serie de preguntas directas (sólo responde sí o no) para llegar al diagnóstico, que comprende datos adicionales para que compruebes si estás en lo correcto. Con frecuencia encontrarás los signos ⚠ y ⚠. El primero indica que debes consultar pronto al doctor, y el segundo, que necesitas atención hospitalaria urgente. Además, sirven para destacar la información importante de manera clara y rápida, y embellecen las páginas.

Paso cuatro: *Comprueba qué tan acertado es tu diagnóstico y sus implicaciones*. La información anexa a cada diagrama detalla mejor tu problema e indica lo que debes hacer.

Nota: Si llegaste a un diagnóstico grave, puede ser que tengas un trastorno poco común o que hayas llegado a una conclusión errónea. En todo caso, valdría la pena repetir el cuestionario del diagrama.

Eso es todo, amigo, alíviate.

Primera parte

Cómo lograr una buena consulta

La visita al doctor es estresante, no sólo por lo que te pueda decir o hacer, pues hasta concertar una cita te pone nervioso. Por suerte, dispones de algunas alternativas.

El farmacéutico: debes consultarlo cuando tienes trastornos leves, como tos, resfriado o inflamación de vientre. Pero él no sólo vende jarabes para la tos, vitaminas y antidiarreicos, también puede surtir ciertos medicamentos que hasta hace poco sólo se vendían con receta médica, como ibuprofeno (antiinflamatorio para dolores y torceduras), hidrocortisona en crema a 1% (para eczema) y cimetidina (potente antiácido). Él puede ayudarte a encontrar el fármaco adecuado y, si así lo considera, te enviará con el médico.

Accidentes leves: ¿cómo saber si tu emergencia es grave o no? Simplemente recuerda que en los hospitales hay salas de urgencias y de traumatología. Así que pregúntate si realmente corres peligro. Si la respuesta es afirmativa, estás en el sitio correcto; si no, evita pasar una vergüenza y sal rápido y calladito. El recuadro que aparece más adelante te ayudará a salir de dudas.

Centros de enfermedades de transmisión sexual: se mencionan en varias partes del libro, y tienen otros nombres, como *de enfermedades venéreas*, *Departamento de genitourinario* y *clínicas especiales*; tratan a pacientes con enfermedades adquiridas por contacto sexual; en la mayoría de hospitales hay un centro de este tipo. Pero, ¿cómo saber si padeces una de estas enfermedades?

Problemas que ameritan sala de urgencias

Nota: Ésta es sólo una guía, si aún tienes dudas, consulta el diagrama correspondiente en este libro.

- lesiones importantes en tronco o extremidades (p. ej., posible fractura de hueso o una herida que requiera suturas)
- lesión en la cabeza (si por un golpe fuerte hay pérdida del conocimiento o la memoria, o sopor)
- lesiones en los ojos
- lesión en una rodilla con inflamación inmediata (en pocos minutos)
- quemaduras graves
- dolor intenso en el pecho
- mucha dificultad para respirar
- dolor constante e intenso en el abdomen
- dolor de cabeza intenso y repentino, con somnolencia y vómito
- vómito hemorrágico (a menos que haya unos cuantos hilillos de sangre)
- sobredosis (deliberada o accidental)
- envenenamiento
- pérdida del conocimiento (excepto por un desmayo o un ataque por epilepsia conocida y con recuperación inmediata)
- dolor intenso y repentino en los testículos
- incapacidad (total) para orinar
- depresión que induce al suicidio

Si te arde al orinar, tienes secreciones en el pene o ambas cosas, y además está ulcerado, encontrarás información al respecto en la sección *Úlceras o supuración del pene* (p.160). Llama al hospital más cercano, pregunta por el departamento de urología y concierta una cita urgente. Desde luego que puedes acudir a tu médico general, pero seguro que él te mandará a la clínica para hacerte unos análisis específicos, y es probable que solicite que tu pareja se haga una revisión.

La recepcionista del consultorio médico: en esta época en que se capacita al personal, se cuida la imagen corporativa y la satisfacción del cliente, es más probable que te saluden con una sonrisa fingida y un "¿puedo servirle en algo?", en vez del típico rugido. De todos modos, recuerda que la recepcionista, por lo regular, puede proveer mucha información y servicios médicos. Con una breve exposición de tu problema puedes obtener un folleto explicativo o que te envíen a la enfermería (para retirar puntadas o te apliquen vacunas de viajero); o bien, que te manden a un grupo cercano de autoayuda. Además, puede proporcionarte una guía impresa del personal médico, las instalaciones disponibles y los horarios de consulta.

El teléfono: en algunos países hay servicios telefónicos de orientación sobre problemas de salud. Algunos son de cobertura local, mientras otros son nacionales. Además, en el directorio telefónico hay listas de médicos y teléfonos de asesoría. Tanto en radio como en televisión, hay programas educativos sobre el cuidado de la salud en los que se dan recomendaciones generales y se proporcionan teléfonos para consultar trastornos específicos. Asimismo, por lo regular, los doctores te dan números para localizarlos y hacer consultas rápidas; seguramente tu médico tiene un límite para este tipo de llamadas. Otra posibilidad es hablar con la recepcionista y dejar un mensaje.

Este libro: los diagramas y sus explicaciones adjuntas te indicarán cuándo y cómo tratar tus propios trastornos y si es necesario consultar a un experto.

Como puedes ver, hay varias opciones de ayuda médica a tu alcance. Pero, ¿qué debes hacer cuando decidas "agarrar al toro por los cuernos" y visitar a tu doctor?, ¿cómo conseguir una cita con él? y, una vez ahí, ¿cómo aprovechar al máximo la consulta?

Cómo hacer cita con el médico

Si llegas y gritas "déjenme pasar, soy un paciente", lo más seguro es que te ignoren. Obtendrás mejores resultados si sabes cómo funciona el sistema de consultas. Actualmente, casi todos los médicos llevan una agenda para anotar las citas. De ser posible, no llames los lunes por la mañana porque suele saturarse el conmutador. Si resulta difícil la comunicación, tal vez lo mejor sea llegar directamente al consultorio y hablar con la recepcionista.

El trabajo de recepcionista es arduo. Por un lado, hay que responder las preguntas de los pacientes y, por el otro, el consultorio debe funcionar correctamente y sin interrupciones. Al mismo tiempo hay que contestar el teléfono, resolver dudas, llevar expedientes, etcétera. Si la recepcionista te hace algunas preguntas, recuerda que sólo recaba información suficiente para darte una respuesta adecuada. Si te avergüenza que otras personas oigan tus problemas, sólo di que prefieres tratar tus asuntos en privado.

Sea que telefonees o que vayas al consultorio, la rapidez con que te atienda el doctor dependerá de sus ocupaciones y de la urgencia de tu trastorno. Si no puedes esperar hasta el día de la cita, nada más dilo: todo sistema debe ser tan flexible como para dar cabida a casos urgentes. Si crees que no se da la prioridad requerida a tu caso, indícalo (con educación y firmeza, pero sin agredir). Tal vez la recepcionista no te haya escuchado bien, no comprenda lo apremiante del asunto o no se dé cuenta de tu preocupación; acláralo. Por lo regular, cuando los síntomas son realmente alarmantes, como dolor de pecho o dificultad para respirar, la recepcionista da prioridad a estos casos si son bien explicados.

Si tu doctor trabaja en un grupo médico, lo más fácil es que digas que no te importa cuál doctor te atienda. Es posible que alguno tenga menos pacientes y así será más rápida la atención. Esto sirve en casos aislados, pero si tienes una enfermedad crónica a la que tu médico da seguimiento, lo mejor será ir con él, pues conoce todos tus antecedentes.

Algunos consultorios ofrecen servicio sin cita; es decir, acudes y te atienden conforme llegues. En tal caso, no es necesario llamar a la recepcionista, pero tal vez sea necesario esperar una eternidad, así que lleva un buen libro o una revista de pasatiempos.

Puede que tengas suerte y encuentres a un doc amigable, que conceda citas por la noche o los sábados en la mañana, para atender a los pacientes que trabajan durante las horas de consulta. Si quieres averiguar qué clase de servicio brinda tu médico y su sistema de trabajo, hazte amigo de la recepcionista o echa un vistazo a los folletos del consultorio.

Si en general no te satisfacen los servicios que proporciona tu médico, tienes la posibilidad de buscar otro. Pide a tus amigos y vecinos que te recomienden alguno o acude a un hospital público, o bien consulta el directorio telefónico. A lo mejor prefieres cambiar de la atención en instituciones oficiales de salud a un consultorio particular. No obstante, piensa que ningún médico particular tiene el beneficio de contar con toda tu historia clínica y quizá no pueda proporcionarte la misma atención continua que las instituciones oficiales; además, cualquiera que sea tu problema, es probable que la cuenta por sus servicios te haga sentir más enfermo.

Algunas clínicas y hospitales hacen mucha propaganda de sus "exámenes médicos integrales". Eso suena muy bien en teoría, pero carece de valor, pues los análisis que realizan no tienen ningún sentido si estás bien de salud; además, no hay ninguna seguridad contra las enfermedades, como cuando tu automóvil se descompone después de llevarlo a una revisión mecánica. Realmente, dan ganas de darse un tiro cuando gastas una enorme suma, que ganaste con mucho esfuerzo, sólo para que un doctor que se pasa de listo te diga, en un lujoso consultorio, lo que ya sabías (digamos, que tienes exceso de grasa en el trasero o que bebes y fumas demasiado, aunque probablemente lo exprese con más tacto).

Cómo aprovechar al máximo la consulta

En promedio, los doctores dedican alrededor de nueve minutos a cada paciente y atienden unos dieciocho por turno. Tienen dos horarios de consulta al día, además de visitas a domicilio, papeleo, juntas, clases y otras actividades. Por lo tanto, si el médico se muestra presionado, es que en realidad lo está. Desde luego que no es tu problema, pero al menos entenderás por qué la consulta dura tan poco. Quizá sea pedir demasiado que escuche tus síntomas, preocupaciones y puntos de vista en tan breve tiempo, sobre todo si estás algo tenso, como la mayoría de personas que va al doctor. Anticiparse un poco a los acontecimientos, sin duda, te ayudará a sacar el máximo provecho de la visita. Tu médico, por lo regular, seguirá este esquema:

Lo que no debes decir a tu médico

- Como no lo visito muy seguido, le traje una lista
- Sólo quiero algún antibiótico
- Creo que tengo fatiga crónica
- Me duelen las muelas
- Necesito que me tomen una radiografía
- Tengo un dolor crónico en el plexo solar
- Sólo quiero un pase para ver al especialista
- En la TV/radio un conductor dijo.../en este recorte de periódico/revista dice...
- Ya que estoy aquí, doctor...

1. *Elaborará la historia clínica*; es decir, hará preguntas sobre tu malestar, así que recuerda todos los datos antes de verlo para que el proceso sea más eficaz y no parezca interrogatorio. Por ejemplo, si tienes algún dolor, menciona cuándo comenzó, qué tan a menudo ocurre, cómo lo sientes, si ya lo habías sufrido, qué lo alivia o empeora, etcétera; es muy probable que te pregunten eso.
2. *Quizá quiera examinarte* (al menos la zona afectada); así que debes prepararte y olvida la vergüenza.
3. *Tal vez te mande algunas pruebas;* como análisis de sangre y radiografías, aunque en la mayoría de casos no son necesarias. Si tu problema tiene que ver con la orina, lleva una muestra a la consulta, ya que puede servir para realizar una sencilla prueba con una tira de papel reactivo.
4. *Él tratará tu problema;* esto puede implicar que entre en más confianza, amplíe las explicaciones, te mande más análisis, te dé consejos sobre cómo cuidarte, una receta o la sugerencia de que visites a un especialista.

¿Qué sucede si se acaba la consulta y el doctor no menciona nada de lo que te preocupa o piensas que no se ha tomado en serio tu problema; o no te prescribió medicamentos ni análisis de sangre cuando tú crees que los necesitas? Si por cualquier razón no estás satisfecho, díselo. En este caso, hay que ser firme, no agresivo; aclara que no estás convencido del todo y la razón; después deja que el doctor explique cómo piensa tratar tu problema y juntos lleguen a un acuerdo. Por supuesto, lo que uno desea y lo que en verdad requiere no siempre coinciden; si ésa es la controversia, tu médico lo resolverá de forma satisfactoria para ambos.

A veces una frase inocente irrita al médico, porque quizá la perciba como una reclamación o ya ha escuchado lo mismo cientos de veces. Arriba presentamos y a continuación explicamos algunos ejemplos, no para disculpar a los médicos, sino para ilustrar cómo uno de estos comentarios puede arruinar la consulta. Recuerda que deseas que el doctor esté de tu lado. Si sabes por qué lo molestan estas frases podrás comprender cómo piensa y como prefiere hacer su trabajo.

Por tanto, ¿qué tienen de malo las frases del recuadro anterior?

Como no lo visito muy seguido, le traje una lista. Quizá tú consideres como una atención de tu parte no molestar al doctor con demasiada frecuencia y darle trabajo de vez en cuando. Pero él no lo verá así; seguramente se preguntará cómo podrá atender tu "lista de compras" en nueve minutos. La solución es sencilla: no hagas listas. En vez de ello, divide tus problemas para presentarlos en un par de consultas, si en verdad requieren atención todos esos trastornos; establece prioridades y deja que el doc se concentre en lo que más te preocupa, o sólo admite que tu problema real es de ansiedad, razón por la que de pronto desarrollaste el hábito de escribir listas de síntomas.

Sólo quiero algún antibiótico. Al médico le disgusta esta treta porque: a) por lo regular, el paciente no sabe juzgar cuándo son necesarios los antibióticos, y b) prevé una discusión con el paciente. Lo mejor es aceptar que el tiempo que el doctor pasó en la escuela de medicina sirvió de algo y dejar que él decida el mejor tratamiento para tu trastorno. Por supuesto, tienes todo el derecho de preguntar si te serviría tomar antibióticos; así obtendrás una explicación, aunque no una receta.

Creo que tengo fatiga crónica. Sin duda esta frase provocará que al doctor se le pongan los pelos de punta. Desde luego, tal vez tengas razón (especialmente si ya leíste *Fatiga constante*, p. 72), pero el camino hacia el diagnóstico (sin este libro) —sobre todo en áreas tan controvertidas como el agotamiento crónico— es un asunto resbaladizo. De nuevo, el doctor puede creer que tú menosprecias su opinión profesional. Deja que él haga su diagnóstico y, si no estás convencido, pídele que te explique por qué no cree que sufras fatiga crónica, o cualquier otra alteración que te preocupe.

Me duelen las muelas. Los médicos no son dentistas. Los odontólogos atienden problemas dentales, y los médicos generales casi todo lo demás. Por tanto, a él le disgustará tratar un simple dolor de muelas sólo porque es más barato (es decir, gratis) o más accesible que el dentista. La solución es que veas al odontólogo.

Necesito que me tomen una radiografía. Conlleva el mismo problema que el caso de los antibióticos antes descrito.

Tengo un dolor crónico en el plexo solar. La dificultad con este tipo de frase consiste en el lenguaje técnico; algunos pacientes utilizan términos y frases médicas incorrectas. En el mejor de los casos, esto provocará risa (p. ej., cuando alguien dice "mi hidroplaca está creciendo, doctor"; véase *hidrocele)* y, en el peor, creará una confusión peligrosa. En terminología médica, *dolor crónico* significa que dura mucho tiempo, no que sea intenso. Además, sólo Dios sabe qué es o dónde está el "plexo solar"; nosotros, no. Es mejor emplear palabras sencillas y evitar esos términos técnicos, a menos que estés completamente seguro de que son los correctos.

Sólo quiero un pase para ver al especialista. Esto es menospreciar una de las principales funciones del médico general, que consiste en dar acceso a los servicios especializados, y que es capaz de atender 90 por ciento de los problemas. Eso no significa que se niegue a los enfermos la atención especializada que necesitan, sino que se les protege contra pruebas innecesarias y tratamientos que resultan desagradables o peligrosos. De esta manera, se mantiene la lista de espera en un nivel razonable y con los casos que el servicio nacional de salud puede atender. Reiteramos, si en realidad crees que requieres los servicios de un especialista, infórmaselo a tu médico una vez que haya emitido su opinión. Así, juntos podrán analizar las circunstancias y ponerse de acuerdo sobre lo que es más conveniente.

En la TV/radio, un conductor dice.../en este recorte de periódico/revista dice... El objetivo de los medios masivos de comunicación es captar más audiencia o vender más diarios y revistas, y no proporcionar información médica precisa. A veces pierden toda perspectiva y hacen que aumenten los niveles de ansiedad y las expectativas del público, mientras los médicos "hacen bilis". Lo más conveniente es pedirle su opinión sobre algo que viste o leíste, en vez de pensar que lo dicho en los medios de comunicación es el evangelio.

Ya que estoy aquí, doctor... Este tipo de comentarios se conocen como consultas "con la mano en la perilla". Y esto es lo que sucede: el paciente acude con un problema trivial, como resfriado, y la conversación sobre el escurrimiento nasal consume los nueve minutos de la consulta. Cuando el enfermo está a punto de irse revela la verdadera razón de su visita (por lo regular algo que lo avergüenza, como la impotencia). Se dice que el problema insignificante (el resfriado) sirve como pasaporte porque es el que da acceso a la consulta. El verdadero síntoma se revela cuando el paciente pone la mano en la perilla porque en realidad utilizó la cita para juzgar si el doctor le cae bien y reunir el valor necesario para "soltar la sopa". ¿Cuál es el problema? Que el doctor debe empezar de nuevo con otro trastorno que le tomará tiempo, eso lo retrasará. La solución consiste en que afrontes tu verdadero problema desde el inicio; cualquiera que sea, puedes apostar que tu médico ha escuchado eso antes.

Por supuesto que sabemos que muchos doctores también tienen hábitos molestos, como culpar de todo a un virus (a menudo es así), usar términos complejos (en un intento por impresionar en vez de decir que "es un virus") o plantear preguntas aparentemente estúpidas, como ¿cuál cree *usted* que sea el problema? (la mayoría de veces esta pregunta permite al doctor conocer las posibles causas; no es que con ella pueda confirmar cuál es la enfermedad).

Supongamos que estás en consulta, ya diste la información necesaria, evitaste las frases prohibidas, pediste que te hiciera las aclaraciones pertinentes, pero aún no estás satisfecho. ¿Qué prosigue? Coméntaselo para que determines qué hacer. Notarás que el principal mensaje de las "frases incómodas" es que, aun cuando dejes que el médico haga deducciones a partir de tus síntomas, siempre es mejor que expreses las preocupaciones sobre tu problema y la manera de tratarlo. Él preferirá que hagas eso y no que salgas del consultorio totalmente decepcionado, o tal vez, el doc sólo tenga un mal día y lo mejor será que vuelvas en otra ocasión. Quizás ambos hicieron lo que estaba a su alcance, pero no llegaron a un acuerdo; en cuyo caso, es mejor preguntarle si puedes pedir una segunda opinión a otro médico o a un especialista. Desde luego que si nada de eso da resultado, al menos te queda consultar este libro.

Segunda parte

Manual de autodiagnóstico

Los siguientes diagramas fueron diseñados para guiarte en forma rápida y sencilla a fin de que llegues al diagnóstico más probable; en la gran mayoría de casos, podrás hacerlo. Sin embargo, no se puede confiar en que las enfermedades sigan siempre un mismo patrón, ya que te pueden afectar de una forma diferente o peor de lo normal.

Antes de usar la guía de autodiagnóstico lee *Cómo usar este libro*. Recuerda que los diagramas son de ayuda, pero no suplen tu sentido común ni tu buen juicio. Consulta al médico si tienes alguna duda, sobre todo si aparecen los signos ⚠ 🏥, o también cuando tus síntomas no correspondan al diagnóstico o sean más graves que los expuestos en el diagrama.

Recuerda que:
⚠ debes ver pronto al médico
🏥 acude de inmediato al hospital

Ampollas

¿Has estado haciendo algo que podría causarlas?
- no
- sí → **traumatismo o quemadura**
  - por fricción (p. ej., de los pies con zapatos nuevos, o en las manos por un trabajo repetido al que no estás acostumbrado)
  - quemaduras de la piel por calor o químicos, como las cremas para verrugas

¿Te dan comezón?
- no
- sí → **picaduras de insectos**
  - ronchas hinchadas y enrojecidas
  - si están en los pies o las piernas, pueden ser pulgas

  o salpullido (eczema)
  - si es intenso aparecen pequeñas ampollas que dan mucha comezón
  - los sitios más comunes son los dedos, las palmas de las manos o las plantas de los pies

¿Están alrededor de los labios?
- no
- sí → **herpes labial**
  - sientes hormigueo un día o dos antes de que aparezcan las ampollas
  - se inflama
  - dura de 7 a 10 días
  - se repiten las erupciones

¿Sólo aparecen en un área de la piel y duelen?
- no
- sí → **herpes zóster**
  - brota antes una erupción caliente
  - el área afectada duele mucho
  - ampollas como de varicela

¿Tuviste gripa y sentiste comezón donde salieron las ampollas?
- no
- sí → **varicela**
  - el brote de las ampollas dura unos 5 días
  - aparecen más en el tronco que en las extremidades
  - causan mucho malestar
  - por lo regular desaparecen en 2 o 3 semanas

sólo se omiten causas raras → **efecto secundario de medicamentos**

o enfermedades cutáneas raras

Ampollas

Clave: **Muy probables** **Posibles** **Poco probables**

Traumatismo Todos conocemos las ampollas que salen en los pies por los zapatos nuevos, una larga caminata o una carrera. La causa es la fricción, con la que se acumulan líquidos bajo la piel. También se forman ampollas similares cuando te quemas.

Tratamiento Las ampollas por fricción se curan pronto y sólo requieren un cambio de zapatos y una plantilla protectora. Las quemaduras tardan más en curarse; si estás preocupado, pide que te revise la enfermera de tu médico para asegurarte de que no necesitas protección especial ni antibióticos. Lo mejor es dejarlas en paz, en vez de reventarlas.

Picaduras de insectos Se habla de ellas y de su tratamiento en la sección *Comezón en la piel* (p. 35). Si tienes problemas con las picaduras de insectos, busca de dónde vienen (y elimínalos). Los sitios más comunes son mascotas (perros, gatos y aves), camas o muebles.

Herpes labial Consulta la sección *Erupción en la cara* (p. 70).

Salpullido También se llama eczema y cuando es de tipo pomfólix aparece como diminutas ampollas que dan comezón en la palma de la mano y los dedos. En los pies ocurre igual. Otras formas de salpullido también comprenden el desarrollo de ampollas cuando se irritan o infectan. En *Comezón en la piel*, p. 34 hay más datos sobre el eczema.

Tratamiento Para el pomfólix sirve un humectante e hidrocortisona en crema a 1%, que se consigue en la farmacia. Es importante evitar el contacto con irritantes de la piel, como detergentes y jabones fuertes. Sin embargo, muchas veces se requieren tratamientos más enérgicos, para los cuales debes ir al médico; también será necesario que lo veas si padeces otro tipo de eczema o brotó con tal intensidad que te creó ampollas.

Herpes zóster Si has padecido varicela, el virus que la causa nunca sale de tu organismo, sino que permanece latente en un lugar de la médula espinal. Más adelante, y sin razón aparente, se reactiva y provoca estas ampollas.

Tratamiento Las ampollas desaparecen al cabo de unas cuantas semanas: supuran un líquido, se vacían, forman costra y finalmente cicatrizan. Por lo regular, sólo hace falta tomar analgésicos y ponerse apósitos (remedios que se sujetan con vendajes) de los que se venden en la farmacia. Es importante que no te acerques a mujeres embarazadas (o que quieran estarlo) mientras tengas el brote, porque podrías contagiar la varicela a alguien que no la haya padecido y eso afecta al desarrollo del bebé; aunque el riesgo es muy leve.

Se cuentan muchas historias acerca del herpes zóster, pero no tienen sentido. Las únicas veces en que ataca en serio es cuando se debilita tu sistema inmunológico (por tomar altas dosis de esteroides o recibir quimioterapia contra el cáncer) o cuando el herpes afecta la zona de alrededor de los ojos (si invade el área ocular hay complicaciones). En cualquiera de estos casos, ve al médico con urgencia.

Hay doctores que prescriben algunos medicamentos para el herpes zóster, pero sólo sirven en ancianos o en los casos especiales indicados antes (sólo funcionan si se aplican en cuanto aparecen los primeros brotes). A veces, el dolor del herpes continúa aun cuando ya no tienes la erupción, lo que se conoce como neuralgia postherpética, que con frecuencia sólo afecta a los ancianos, aunque hay tratamientos muy eficaces; por tanto, si crees tener este problema, coméntalo con tu médico.

Varicela Los virus pueden causar erupciones (y otros síntomas típicos, como fiebre y dolor de garganta); a veces también provocan la formación de ampollas; el ejemplo más conocido es la varicela.

Tratamiento Por lo regular, no se requiere más que paracetamol y muchos líquidos, lo que normalmente usas para los resfriados. Con la varicela, puedes llegar a sentirte muy mal; reposa y aplícate loción de calamina para aliviar la comezón. Consulta al médico si tu sistema inmunológico está débil (véase *Herpes zóster*) o si las cosas empeoran, sobre todo cuando sufres mucha tos o dificultad para respirar (el virus a veces ataca los pulmones). En este caso tampoco te acerques a embarazadas.

Efecto secundario de medicamentos Algunos tratamientos prescritos generan ampollas como efecto colateral, aunque es poco probable que estés tomando alguno de ellos.

Tratamiento Si crees que las ampollas se deben a una medicina, coméntalo con quien te la haya recetado.

Trastornos cutáneos raros Algunas enfermedades de la piel muy raras causan ampollas inexplicables, que reaparecen luego de algún tiempo.

Tratamiento Consulta a tu médico y si cree que tienes una enfermedad cutánea rara, te enviará con un dermatólogo (especialista de la piel).

Aumento de peso

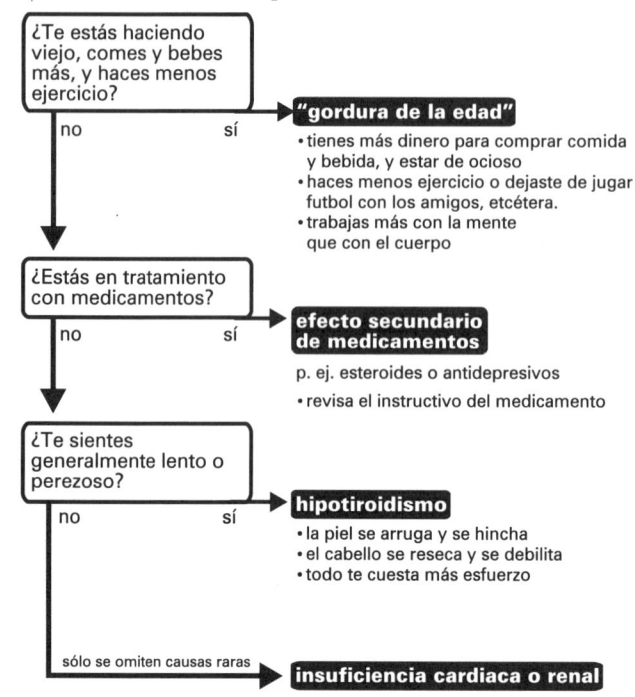

¿Te estás haciendo viejo, comes y bebes más, y haces menos ejercicio?
— no / sí →

"gordura de la edad"
- tienes más dinero para comprar comida y bebida, y estar de ocioso
- haces menos ejercicio o dejaste de jugar futbol con los amigos, etcétera.
- trabajas más con la mente que con el cuerpo

o consumo excesivo de alcohol
- el alcohol tiene calorías y además reduce tu fuerza de voluntad, de modo que probablemente te consientas más

¿Estás en tratamiento con medicamentos?
— no / sí →

efecto secundario de medicamentos
p. ej. esteroides o antidepresivos
- revisa el instructivo del medicamento

¿Te sientes generalmente lento o perezoso?
— no / sí →

hipotiroidismo
- la piel se arruga y se hincha
- el cabello se reseca y se debilita
- todo te cuesta más esfuerzo

sólo se omiten causas raras →

insuficiencia cardiaca o renal

Clave: **Muy probables** **Posibles** **Poco probables**

Aumento de peso

"Gordura de la edad" Por mucho, la causa más frecuente del aumento de peso es un estilo de vida relajado que te hace engordar. Un gran porcentaje de hombres está pasado de peso. No hay complicación alguna en explicar cómo y por qué se aumenta de peso. Si introduces al cuerpo más combustible (comida y bebida) del que "quemas" (en ejercicio), el excedente se almacena en forma de grasa. Al avanzar la edad, tu metabolismo —la velocidad con la que quemas el combustible— se vuelve más lento. Por lo tanto, para conservar el mismo peso, necesitas comer menos o ejercitarte más. Generalmente sucede lo contrario y se desarrolla la espantosa "gordura de la edad".

Tratamiento No hay una solución fácil, aunque se anuncian miles; la mayoría de curas mágicas sólo da resultados a corto plazo. La única manera eficaz de lograr resultados duraderos es modificar tu estilo de vida; lo que significa comer de forma más saludable y hacer más ejercicio. No necesitas someterte a una dieta cruel. Alimentarse sanamente significa comer mucha fruta, verduras frescas, fibra de trigo y pescado, y menos comida "rápida", "chatarra", carnes rojas, pasteles, etc.; consejo que seguramente has oído antes. En la farmacia y el consultorio del doctor puedes conseguir con facilidad folletos sobre la buena alimentación. La meta es lograr una pérdida de peso permanente y, si tienes problemas para deshacerte de tu gordura, únete a un grupo de autoayuda. Haz ejercicio con regularidad y aumenta gradualmente el esfuerzo; aplica el sentido común y no quieras "matarte" desde el primer día, porque el ejercicio repentino o excesivo puede hacer daño a un cuerpo en mala condición física. No vale la pena pedir remedios mágicos al doctor, porque los tratamientos farmacológicos no constituyen un medio razonable ni eficaz para adelgazar. Sin embargo, un médico puede orientarte sobre una buena dieta o un grupo de autoayuda para adelgazar y tal vez te recomiende hacer ejercicio. Si tienes poco sobrepeso, no te obsesiones por ello pues puede que no sea tan perjudicial, y es mejor que disfrutes de la vida.

Consumo excesivo de alcohol Los licores contienen muchas calorías; por tanto, si leíste el apartado *Gordura de la edad* (al principio de esta sección) sabrás por qué tomar en exceso engorda. Si tienes problemas con el alcohol, puedes enfermar gravemente y retener mucho líquido, lo que también te hará subir de peso.

Tratamiento Toma menos y, si crees que tienes un problema grave, consulta a tu médico porque necesitas una revisión minuciosa, consejos para dejar de beber y, tal vez, la ayuda de un especialista.

Efecto secundario de medicamentos Algunas medicinas (p. ej., antidepresivos, medicamentos contra la migraña y esteroides) pueden provocar aumento de peso como efecto colateral. Los esteroides anabólicos —que usan algunos fisicoculturistas— pueden ocasionar el mismo problema.

Tratamiento Revisa el instructivo de tu medicamento para ver si produce aumento de peso como efecto secundario. De ser así, coméntaselo al doctor.

Hipotiroidismo La glándula tiroides está ubicada en la parte frontal del cuello y produce una hormona —tiroxina— que regula el metabolismo; si funciona de manera deficiente, deja de secretar tiroxina y el metabolismo se hace más lento. El efecto es que aumentes de peso.

Tratamiento Consulta a tu médico; él te ordenará análisis de sangre si cree que padeces hipotiroidismo. El tratamiento es sencillo: tabletas que deberás tomar el resto de tu vida.

Otros trastornos médicos Hay algunos muy poco frecuentes, pero que pueden hacer que engordes, como problemas hormonales e insuficiencia cardiaca o renal.

Tratamiento Es casi nula la probabilidad de que estos problemas se manifiesten primero por aumento de peso y, seguramente, el médico te lo dirá cuando lo visites; por supuesto, si tiene alguna duda te hará algunos exámenes.

Bultos en el ano

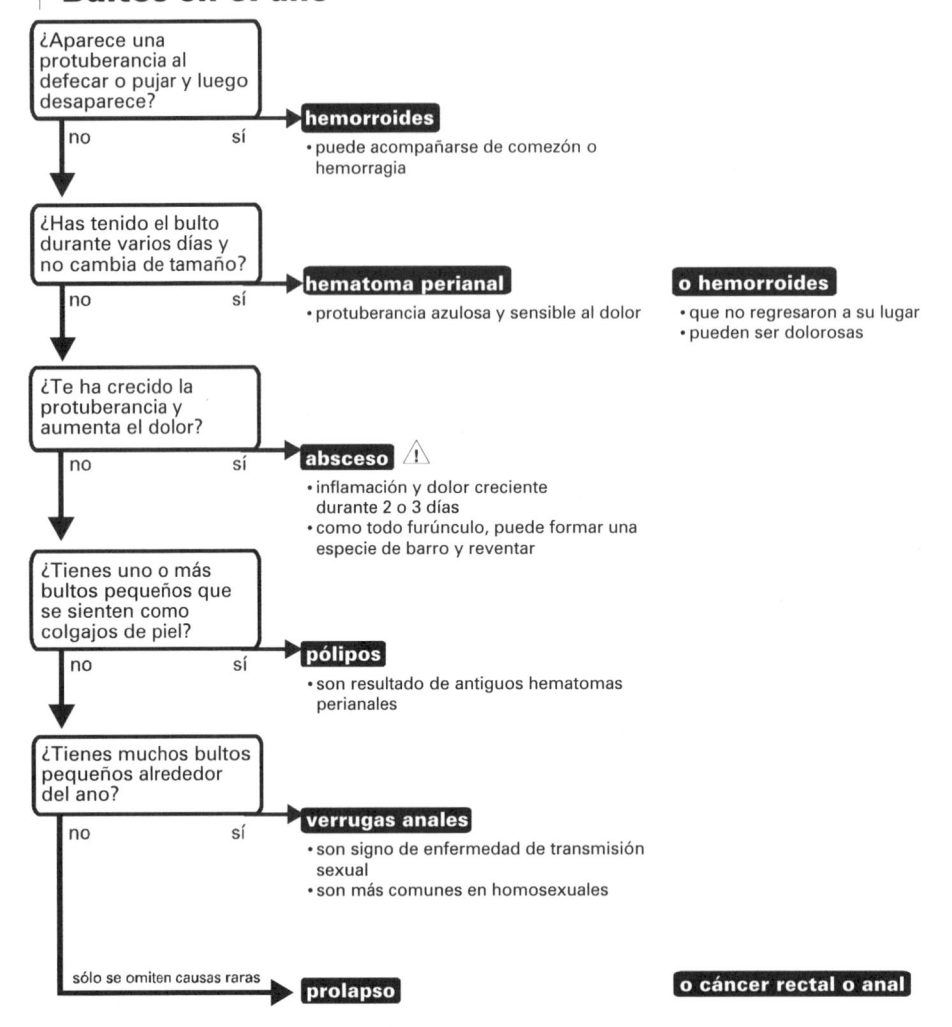

¿Aparece una protuberancia al defecar o pujar y luego desaparece?

- no →
- sí → **hemorroides**
  - puede acompañarse de comezón o hemorragia

¿Has tenido el bulto durante varios días y no cambia de tamaño?

- no →
- sí → **hematoma perianal**
  - protuberancia azulosa y sensible al dolor

o hemorroides
- que no regresaron a su lugar
- pueden ser dolorosas

¿Te ha crecido la protuberancia y aumenta el dolor?

- no →
- sí → **absceso** ⚠
  - inflamación y dolor creciente durante 2 o 3 días
  - como todo furúnculo, puede formar una especie de barro y reventar

¿Tienes uno o más bultos pequeños que se sienten como colgajos de piel?

- no →
- sí → **pólipos**
  - son resultado de antiguos hematomas perianales

¿Tienes muchos bultos pequeños alrededor del ano?

- no →
- sí → **verrugas anales**
  - son signo de enfermedad de transmisión sexual
  - son más comunes en homosexuales

sólo se omiten causas raras → **prolapso**

o cáncer rectal o anal

Recuerda que: ⚠ debes ver pronto al médico; /H\ acude de inmediato al hospital.

Clave: **Muy probables** **Posibles** **Poco probables**

Bultos en el ano

Hematoma perianal Se explica este trastorno en la sección *Dolor en el ano* (p. 55), donde también se dice cómo tratarlo.

Hemorroides Son venas varicosas (vasos sanguíneos hinchados) en la región anorrectal. Por lo regular se deben a estreñimiento que te obliga a pujar demasiado cuando vas al baño, lo cual fuerza la sangre hacia las venas; cuando éstas aumentan de tamaño, forman protuberancias que sobresalen de tu orificio anal al sentarte en la taza. A veces regresan por sí solas a su posición normal, pero en ocasiones hay que empujarlas con un dedo para acomodarlas. En algunos casos permanecen fuera siempre y, si son aprisionadas (estranguladas) por el esfínter (músculo anular) anal, causan mucho dolor (consulta el apartado *Prolapso de hemorroides* en la sección *Dolor en el ano*, p. 79). A veces estas venas sangran, por rotura del vaso sanguíneo (consulta la sección *Hemorragia anorrectal*, p. 79).
Tratamiento Se explica ampliamente en la sección *Hemorragia anorrectal* (p. 78).

Pólipos anales Son *"souvenirs"* de hematomas perianales pasados (consulta el apartado anterior). La sangre que hay dentro de estas protuberancias sale poco a poco, pero antes distiende la piel en torno al ano; por tanto, queda un pequeño colgajo, o sea un pólipo anal.
Tratamiento Estos pólipos son completamente inocuos y por lo regular no causan problema alguno, de modo que se debe dejarlos en paz.

Abscesos En la sección *Dolor en el ano* (p. 55) se explica qué son y cómo se tratan. Casi siempre, el dolor aparece antes de que se pueda sentir una masa.

Verrugas anales Son causadas por un virus y generalmente se transmiten por vía sexual; es más probable que surjan en la región anal de homosexuales. Pueden ser como la punta de un alfiler o tan grandes como una cereza.
Tratamiento Lo mejor que puedes hacer es ir a una clínica especializada, conocidas popularmente como "departamento de medicina genitourinaria", "clínica de enfermedades de transmisión sexual" o "clínica de enfermedades venéreas". En la mayoría de hospitales se brindan estos servicios y por lo regular no necesitas recomendación de tu médico para obtener una cita; basta que telefonees y preguntes cuándo te pueden recibir. Allí aplican muchos tratamientos distintos para eliminar las verrugas (como tintas especiales o congelamiento) y también te hacen un examen general para ver si sufres alguna otra enfermedad venérea; esto es importante porque si tienes este tipo de verrugas hay una probabilidad de 25% de que padezcas otra infección que, de no ser por éstas, no habrías descubierto. Si eres homosexual, en el hospital también te indicarán cómo puedes evitar las verrugas en el futuro (como hacer que tu pareja use un condón adecuado) y, si lo necesitas, te darán información sobre sexo seguro.

Otras causas raras Por ejemplo, prolapso rectal o cáncer anorrectal. Un prolapso es cuando algo "se sale"; en este caso, las paredes del conducto anorrectal. Casi siempre se debe a esfuerzo excesivo por estreñimiento y es muy raro en menores de 50 años de edad. Por fortuna, el cáncer anorrectal también es muy poco frecuente.
Tratamiento Para evitar que el prolapso empeore, debes eliminar el estreñimiento. Para ello se requiere mayor consumo de alimentos con fibra y muchos líquidos, así como hacer más ejercicio. Si estás desesperado, toma los laxantes que te surtan en la farmacia, pero sólo por una o dos semanas. En sí, el prolapso no es dañino, pero puede resultar muy molesto y causar irritación o hemorragia. Únicamente se cura con cirugía, por lo que deberás comentar tu caso con el médico si el problema aumenta. Si te preocupa la posibilidad de tener cáncer, obviamente deberá examinarte el doctor, aunque es mucho más probable que te tranquilice o te diagnostique un trastorno benigno, como hemorroides, en vez de darte malas noticias o decir que debes ver con urgencia a un especialista en trastornos anorrectales.

Bultos y manchas en la piel

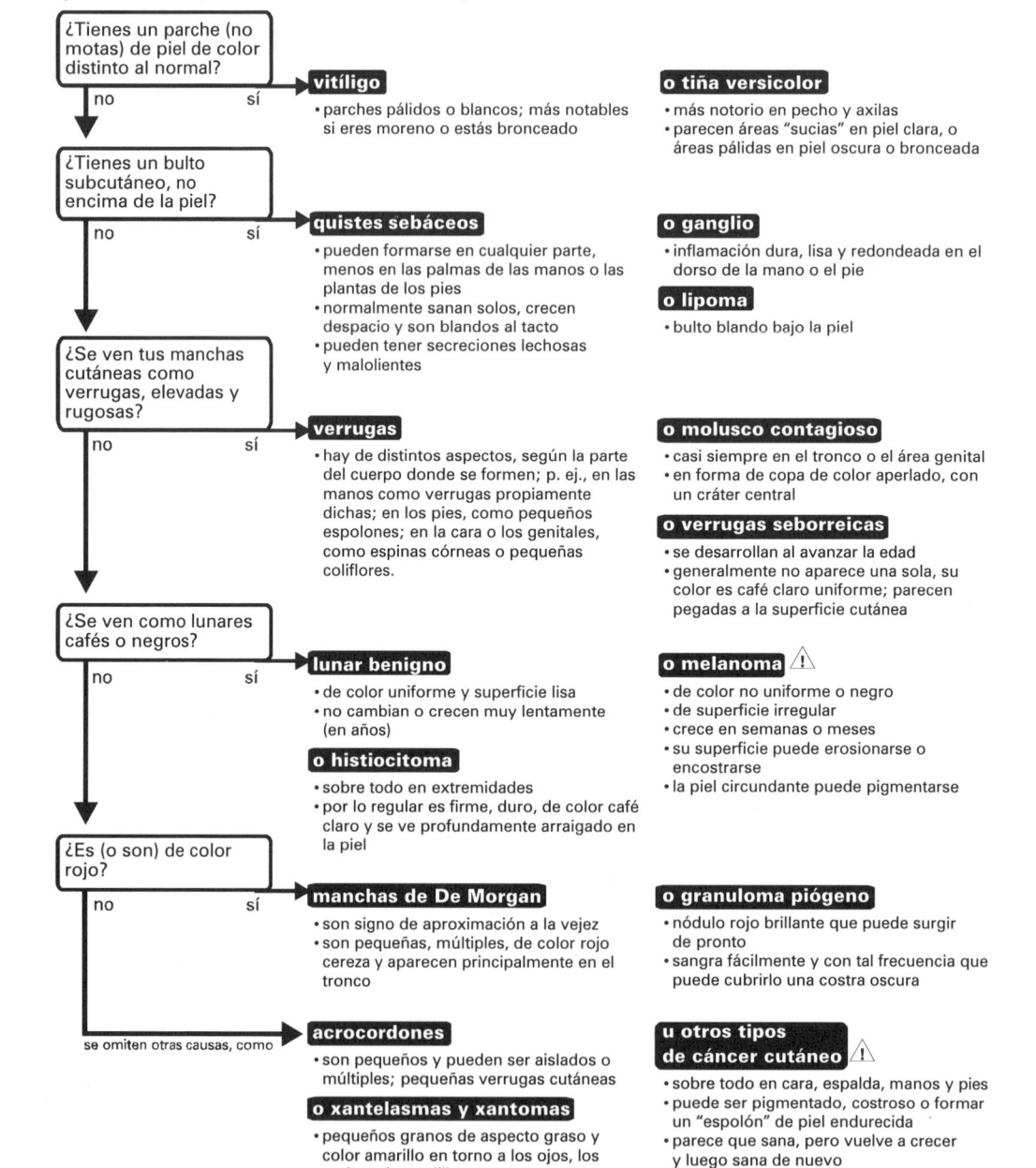

¿Tienes un parche (no motas) de piel de color distinto al normal?
no / sí →

vitíligo
- parches pálidos o blancos; más notables si eres moreno o estás bronceado

o tiña versicolor
- más notorio en pecho y axilas
- parecen áreas "sucias" en piel clara, o áreas pálidas en piel oscura o bronceada

¿Tienes un bulto subcutáneo, no encima de la piel?
no / sí →

quistes sebáceos
- pueden formarse en cualquier parte, menos en las palmas de las manos o las plantas de los pies
- normalmente sanan solos, crecen despacio y son blandos al tacto
- pueden tener secreciones lechosas y malolientes

o ganglio
- inflamación dura, lisa y redondeada en el dorso de la mano o el pie

o lipoma
- bulto blando bajo la piel

¿Se ven tus manchas cutáneas como verrugas, elevadas y rugosas?
no / sí →

verrugas
- hay de distintos aspectos, según la parte del cuerpo donde se formen; p. ej., en las manos como verrugas propiamente dichas; en los pies, como pequeños espolones; en la cara o los genitales, como espinas córneas o pequeñas coliflores.

o molusco contagioso
- casi siempre en el tronco o el área genital
- en forma de copa de color aperlado, con un cráter central

o verrugas seborreicas
- se desarrollan al avanzar la edad
- generalmente no aparece una sola, su color es café claro uniforme; parecen pegadas a la superficie cutánea

¿Se ven como lunares cafés o negros?
no / sí →

lunar benigno
- de color uniforme y superficie lisa
- no cambian o crecen muy lentamente (en años)

o histiocitoma
- sobre todo en extremidades
- por lo regular es firme, duro, de color café claro y se ve profundamente arraigado en la piel

o melanoma ⚠
- de color no uniforme o negro
- de superficie irregular
- crece en semanas o meses
- su superficie puede erosionarse o encostrarse
- la piel circundante puede pigmentarse

¿Es (o son) de color rojo?
no / sí →

manchas de De Morgan
- son signo de aproximación a la vejez
- son pequeñas, múltiples, de color rojo cereza y aparecen principalmente en el tronco

o granuloma piógeno
- nódulo rojo brillante que puede surgir de pronto
- sangra fácilmente y con tal frecuencia que puede cubrirlo una costra oscura

se omiten otras causas, como

acrocordones
- son pequeños y pueden ser aislados o múltiples; pequeñas verrugas cutáneas

o xantelasmas y xantomas
- pequeños granos de aspecto graso y color amarillo en torno a los ojos, los codos o las rodillas

u otros tipos de cáncer cutáneo ⚠
- sobre todo en cara, espalda, manos y pies
- puede ser pigmentado, costroso o formar un "espolón" de piel endurecida
- parece que sana, pero vuelve a crecer y luego sana de nuevo

⚠ Es necesario que el médico revise toda mancha que cambie de color o de tamaño, y que sangre con facilidad.

Clave: **Muy probables** **Posibles** **Poco probables**

Bultos y manchas en la piel

Lunares benignos Pequeños cúmulos de células cutáneas productoras de pigmento.
Tratamiento Puedes dejarlos, pero hay que distinguirlos de los melanomas (consulta el diagrama).

Verrugas y molusco contagioso (Nota: si buscas información sobre verrugas en el pene, lee la sección *Problemas en el pene*, p. 114.) Las verrugas son causadas por un virus y pueden formarse en cualquier parte del cuerpo, sobre todo en manos y pies. El molusco contagioso es parecido a las verrugas y también viral. Las que aparecen en la región genital o bajo vientre pueden contagiarse por contacto sexual.
Tratamiento Por lo regular, las verrugas desaparecen por sí solas, aunque pueden tardar años. Si quieres quitártelas, compra en la farmacia una loción para ablandar la piel, ponla en la verruga y talla con piedra pómez, aunque puede tomarte semanas de trabajo. Si te desesperan, ve al doctor, quien puede ordenar la erradicación por congelamiento. Las verrugas en la zona genital —o en la región anal, que se transmiten por vía sexual en homosexuales— requieren valoración y tratamiento especiales. El molusco contagioso desaparecerá finalmente por sí solo, pero se puede acelerar el proceso punzando la lesión con una aguja esterilizada; también puedes ir al doctor para que la elimine por congelamiento.

Acrocordones Son pequeños abultamientos de piel, cuya causa precisa es desconocida.
Tratamiento Se pueden dejar, pero si quieres deshacerte de ellos, consulta a tu médico.

Quistes sebáceos Cuando se bloquea una de las glándulas productoras de sebo cutáneo, la grasa queda atrapada y forma una masa, conocida como quiste sebáceo.
Tratamiento Son lesiones inocuas y no requieren tratamiento alguno. Si un quiste te resulta molesto, es posible extirparlo; ve al médico, quien puede quitártelo (mediante una operación muy sencilla).

Manchas de De Morgan Numerosas máculas rojo cereza que se forman a finales del tercer decenio de la vida o principios del cuarto.
Tratamiento No se requiere ninguno porque son completamente normales.

Vitíligo Consiste en una aglomeración de células cutáneas productoras de pigmento; se desconoce cuál es la causa, pero a veces es mal de familia.
Tratamiento Desafortunadamente, la mayoría de los que padecen vitíligo no podrá librarse de él. Se han probado muchos tratamientos, sin grandes resultados; sin embargo, tal vez quieras discutir el tema con el médico. Es importante usar filtros solares en verano, pues se verá peor si tu piel sana se broncea. Si te causa problemas de apariencia, te servirá usar cosméticos para ocultarlo.

Ganglio Es una masa dura llena de líquido que se forma sobre una articulación. Se desconoce la causa.
Tratamiento No hay problema si lo dejas. Se puede extirpar, pero la operación no es sencilla y el ganglio puede reaparecer.

Lipoma Es una acumulación de grasa bajo la piel; se desconoce la causa.
Tratamiento Puedes dejarlo sin problemas.

Queratosis seborreica Es un crecimiento verrugoso de la piel. Es mucho más común en ancianos, pero también puede afectar a hombres jóvenes.
Tratamiento Es totalmente inocua, pero si las lesiones te molestan se puede congelarlas.

Xantelasmas y xantomas Son acumulaciones de grasa (los xantelasmas alrededor de los ojos y los xantomas en codos o rodillas). A veces se deben a concentraciones elevadas de colesterol en la sangre.
Tratamiento No se requiere ninguno, pero vale la pena que revisen tus niveles de colesterol.

Granuloma piógeno Pequeña masa cutánea, probablemente causada por alguna lesión muy pequeña.
Tratamiento Ve al doctor para que te revise el granuloma y, si es necesario, lo extirpe.

Histiocitoma Diminuta masa cutánea que tal vez se deba a una picadura de insecto.
Tratamiento No se requiere ninguno.

Tiña versicolor Infección causada por un hongo.
Tratamiento Casi siempre, el problema se resuelve con cremas de antibióticos que conseguirás en la farmacia, pero puede tardar algunas semanas. También sirven los champús de sulfuro de selenio (que se venden sin receta). Durante 8 semanas, aplica el medicamento una vez por semana y lávate algunas horas después. También ponte medicamento en el cabello, pues el hongo puede estar allí y reinfectar la piel. Estas erupciones pueden ocasionar adelgazamiento cutáneo en parches, lo que tal vez tarde meses en sanar, aun con tratamiento.

Melanoma Es un cáncer de la piel que se desarrolla a partir de las células productoras de pigmento. A veces se deriva de un lunar. En hombres aparece entre los 30 y 50 años de edad, generalmente en la espalda. Se cree que lo causa la exposición a la luz solar (sobre todo quemaduras solares graves en la niñez).
Tratamiento Ve de inmediato al doctor. Si él cree que tienes un melanoma te enviará con un dermatólogo (especialista en piel).

Otros cánceres cutáneos Son raros en hombres jóvenes y es probable que se deban a exposición al sol.
Tratamiento Acude a tu médico, quien te enviará con un dermatólogo.

Caída del cabello

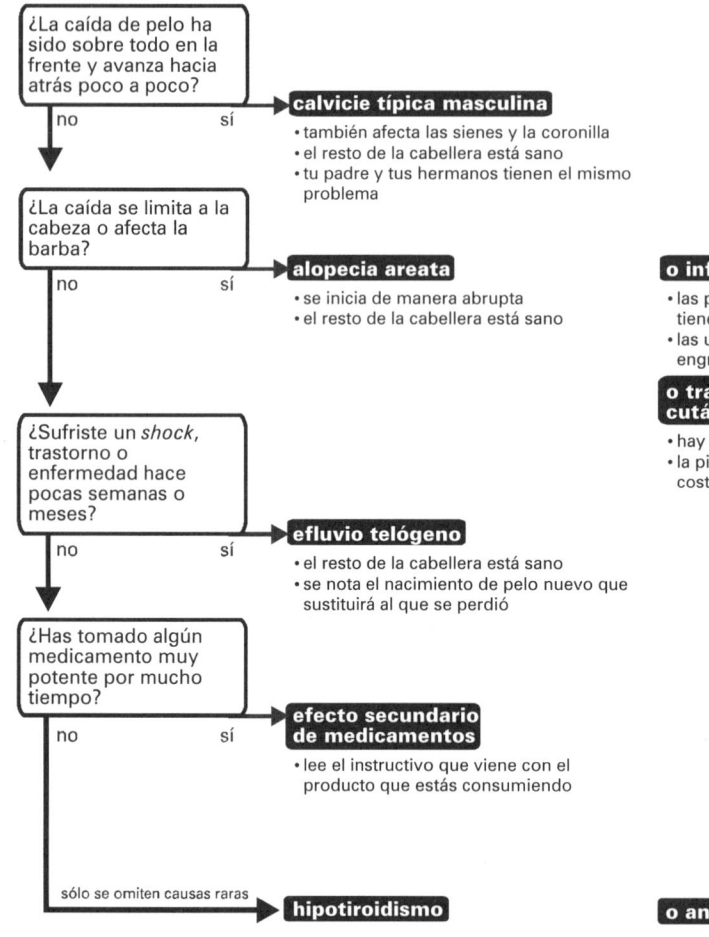

¿La caída de pelo ha sido sobre todo en la frente y avanza hacia atrás poco a poco?

no / sí →

calvicie típica masculina
- también afecta las sienes y la coronilla
- el resto de la cabellera está sano
- tu padre y tus hermanos tienen el mismo problema

¿La caída se limita a la cabeza o afecta la barba?

no / sí →

alopecia areata
- se inicia de manera abrupta
- el resto de la cabellera está sano

o infección por hongos
- las partes afectadas no se ven bien o tienen costras
- las uñas pueden estar carcomidas o engrosadas y ser amarillentas

o trastorno de cicatrización cutánea
- hay problemas en la piel de otras partes
- la piel de las partes calvas puede tener costras

¿Sufriste un *shock*, trastorno o enfermedad hace pocas semanas o meses?

no / sí →

efluvio telógeno
- el resto de la cabellera está sano
- se nota el nacimiento de pelo nuevo que sustituirá al que se perdió

¿Has tomado algún medicamento muy potente por mucho tiempo?

no / sí →

efecto secundario de medicamentos
- lee el instructivo que viene con el producto que estás consumiendo

sólo se omiten causas raras →

hipotiroidismo

o anemia

Clave: **Muy probables** **Posibles** **Poco probables**

Caída del cabello

Calvicie típica masculina Una de las desventajas de ser varón es saber que, tarde o temprano, tiene uno la probabilidad de quedarse calvo: 5% de los hombres empieza a perder pelo hacia los 20 años de edad; este porcentaje se eleva hasta 80% a los 70 años. El patrón típico de la calvicie afecta la frente, las sienes y la coronilla. El culpable de todo es el padre: en la mayoría de los hombres, la caída del cabello es heredada por línea paterna.

Tratamiento Ten cuidado, hay muchas supuestas curas para la calvicie. Difícilmente alguna puede servir. El minoxidil (una crema que puedes conseguir en la farmacia) resulta útil para algunas personas. Puede detener la caída masiva del pelo, pero sólo genera el nacimiento de nuevo cabello en una minoría. Es un producto muy caro, tarda meses en hacer efecto y si uno interrumpe el tratamiento, todo el pelo nuevo que tenga se le puede caer. Fuera de esto, los únicos tratamientos eficaces son quirúrgicos, como el trasplante de cuero cabelludo (una especialidad cara de la medicina privada).

Alopecia areata Es una calvicie por "parches" en una cabellera de aspecto normal; también puede afectar el área de la barba. Se desconoce si en algunos casos es mal de familia. En raras ocasiones provoca calvicie completa; más aún, en casos extremos, causa la pérdida de todo el pelo corporal y problemas en las uñas.

Tratamiento Lo bueno es que normalmente el problema se resuelve solo, con el tiempo; por lo general en cosa de un año. Lo malo es que, si no lo hace, los tratamientos no sirven de mucho. Es posible que te envíen con un dermatólogo, pero más con esperanza que con seguridad; con frecuencia se usan tratamientos a base de cremas e inyecciones en el cuero cabelludo, pero sus efectos suelen ser muy desalentadores. En determinados casos, la alopecia dura más de lo normal o empeora; a estas personas les aparecen muchos parches calvos, pierden cejas y pestañas, han tenido antes el trastorno y se les cae el pelo de la nuca.

Efluvio telógeno Es la forma humana de mudar el pelo. Por lo regular lo causa algún "acontecimiento" ocurrido tres meses antes, como una enfermedad grave o un trastorno psicológico. Con frecuencia no se logra relacionar el trastorno causal con la caída del cabello, debido a la diferencia de meses entre uno y otro suceso.

Tratamiento No gastes tu dinero ni tu tiempo en nada: tu cabello volverá a ser normal después de unos tres meses de muda.

Efecto secundario de medicamentos Algunos tratamientos pueden ocasionar caída del pelo. La mayoría de las personas sabe que los potentes medicamentos que se dan contra el cáncer (quimioterapia) generalmente ocasionan calvicie, pero no es probable que tú padezcas este problema en particular. Hay otros fármacos, como los anticoagulantes o los antitiroideos que pueden tener el mismo efecto.

Tratamiento Si crees que el medicamento que estás tomando es la causa de la caída de tu cabello, coméntalo con quien te lo haya prescrito, tu médico particular o un especialista.

Infección por hongos Ciertos hongos microscópicos pueden llegar a la cabeza y afectar la cabellera. Este trastorno se conoce como *tiña*, y es una infección que causa calvicie en "parches". Es mucho más común en niños que en adultos.

Tratamiento Ve al doctor, quien te dará tratamiento con antimicóticos.

Causas médicas Hay diversos trastornos médicos (como la anemia o el hipotiroidismo) que pueden causar caída del cabello. Sin embargo, la posibilidad de diagnosticar tales trastornos a partir de la calvicie es remota.

Tratamiento Si tu doctor sospecha que hay un problema médico, ordenará los análisis de sangre necesarios y te dará tratamiento según los resultados.

Trastornos cutáneos con cicatrices Algunas enfermedades de la piel que producen cicatrices pueden provocar caída del cabello en "parches", porque éste no crecerá donde estén las cicatrices. Tales trastornos son muy raros.

Tratamiento Con toda seguridad, el médico te enviará con un dermatólogo (especialista en piel) para que te ponga un tratamiento.

Comezón en el cuero cabelludo

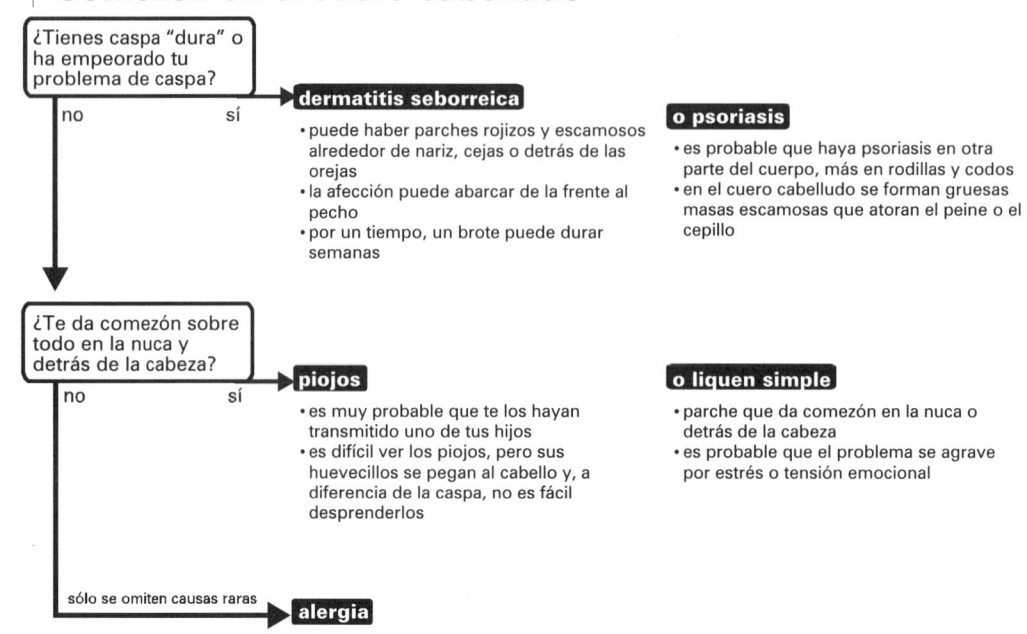

¿Tienes caspa "dura" o ha empeorado tu problema de caspa?

no → sí →

dermatitis seborreica
- puede haber parches rojizos y escamosos alrededor de nariz, cejas o detrás de las orejas
- la afección puede abarcar de la frente al pecho
- por un tiempo, un brote puede durar semanas

o psoriasis
- es probable que haya psoriasis en otra parte del cuerpo, más en rodillas y codos
- en el cuero cabelludo se forman gruesas masas escamosas que atoran el peine o el cepillo

¿Te da comezón sobre todo en la nuca y detrás de la cabeza?

no → sí →

piojos
- es muy probable que te los hayan transmitido uno de tus hijos
- es difícil ver los piojos, pero sus huevecillos se pegan al cabello y, a diferencia de la caspa, no es fácil desprenderlos

o liquen simple
- parche que da comezón en la nuca o detrás de la cabeza
- es probable que el problema se agrave por estrés o tensión emocional

sólo se omiten causas raras → **alergia**

Clave: **Muy probables**
Posibles **Poco probables**

Comezón en el cuero cabelludo

Dermatitis seborreica Es un tipo de eczema en la cabeza debido a infección por un hongo, que causa sequedad, descamación y a veces dolor en el cuero cabelludo. Este trastorno es el causante de la caspa; cuando es leve puede provocar un poco de descamación del cuero cabelludo, pero causará sólo poco dolor o ninguno.

Tratamiento Si tu problema de caspa es leve, deberá resolverse si te lavas la cabeza con algún producto contra la caspa o champú contra hongos. Los champús a base de alquitrán son buenos contra la comezón, pero no te libran del trastorno que la causa. Si padeces muchos problemas de caspa e irritación ve con tu médico, quien te podrá prescribir otro champú o una loción eficaz contra la comezón y los hongos. Es posible que la dermatitis seborreica te ataque de nuevo, de modo que deberás repetir el tratamiento de vez en cuando.

Psoriasis Puede afectar varias partes del cuerpo, incluso el cuero cabelludo, y provoca una erupción escamosa en parches que a veces dan comezón. En la cabeza, la piel se engruesa mucho y se arruga causando caspa "dura". Se desconoce la causa del trastorno, pero a veces es mal de familia.

Tratamiento Pueden servirte los champús de alquitrán potentes (que pueden conseguirse en la farmacia). Si no te ayudan, tendrás que comentarlo con tu doctor, quien te recomendará distintos champús o lociones para aliviar el problema. Es posible que se dificulte hallar la solución y debas probar diferentes productos hasta que tengas suerte. Como la dermatitis seborreica, este trastorno puede repetirse. Si tu problema de psoriasis es muy grande y no parece que nada te sirva, tu médico podrá enviarte con un dermatólogo (especialista en la piel).

Piojos Son pequeños insectos que pueden vivir en tu cuero cabelludo y dan mucha comezón debido a que te pican para chupar sangre. El problema es mucho más frecuente en niños, pero a veces también afecta a mayores y puede transmitirse por contacto cercano o a través de cepillos y peines que se compartan. Otro tipo de piojo prefiere la región púbica (comúnmente conocido como ladilla); por lo general, éste se transmite durante la relación sexual con una pareja infectada.

Tratamiento Compra en la farmacia un peine escarmenador y una loción contra piojos y sigue las instrucciones. Revisa también a las personas que viven junto a ti para verificar que no tengan estos animalitos, porque te pueden volver a contagiar (busca liendres, que son los huevecillos que se adhieren a la base del pelo, sobre todo detrás de las orejas; puedes distinguirlas de la caspa porque cuesta trabajo despegarlas del cabello). Si te pegaron ladillas, aplícate una loción para pelo púbico que puedes conseguir en la farmacia; además, revisa otras áreas con pelo porque estos animalillos pueden diseminarse, incluso a las cejas y las pestañas. Por supuesto, deberás investigar con delicadeza si tu pareja ha notado algo de vida "silvestre" en su "selva" púbica.

Liquen simple Se forma una especie de parche que da comezón en el cuero cabelludo de la nuca. Es probable que se deba a estrés, pues cuando estás nervioso te rascas atrás de la cabeza, lo cual ocasiona inflamación cutánea que, a su vez, provoca comezón y que te rasques más y así sucesivamente.

Tratamiento Es probable que te ayude algún champú de alquitrán o crema con hidrocortisona a 1%, que puedes conseguir en la farmacia; pero tal vez necesites que el médico te recete algo más potente. Sin embargo, no lograrás la curación si no dejas de rascarte o tallarte el área afectada. Trata de resolver el motivo del estrés y prueba algunas de las medidas de relajación tratadas en la sección *Tensión emocional* (p. 142).

Alergias En alguna ocasión se te puede inflamar el cuero cabelludo a causa del contacto con algo que te hallas puesto. Los que más provocan esto son los tintes para cabello (si tú utilizas esas cosas) y ciertos champús.

Tratamiento El problema se resolverá por sí solo en un par de días. Asegúrate de no usar en el futuro lo que te causa el trastorno.

Comezón en la piel

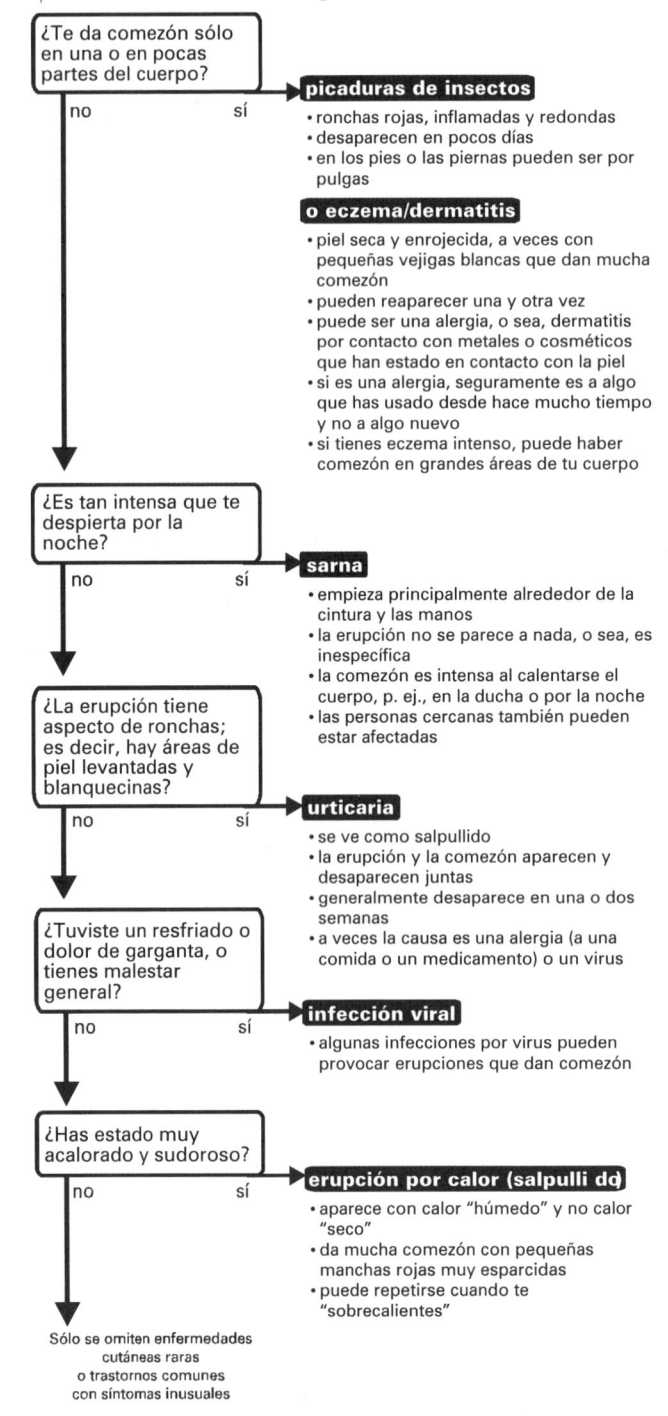

¿Te da comezón sólo en una o en pocas partes del cuerpo?

- no → (sigue abajo)
- sí →

picaduras de insectos
- ronchas rojas, inflamadas y redondas
- desaparecen en pocos días
- en los pies o las piernas pueden ser por pulgas

o eczema/dermatitis
- piel seca y enrojecida, a veces con pequeñas vejigas blancas que dan mucha comezón
- pueden reaparecer una y otra vez
- puede ser una alergia, o sea, dermatitis por contacto con metales o cosméticos que han estado en contacto con la piel
- si es una alergia, seguramente es a algo que has usado desde hace mucho tiempo y no a algo nuevo
- si tienes eczema intenso, puede haber comezón en grandes áreas de tu cuerpo

o infección por hongos
- puede estar bajo la axila, en el cuerpo (tiña), en las ingles o en los pies (pie de atleta)
- piel seca y enrojecida, con rubor más notable en las orillas del área infectada, aunque en las ingles o entre los dedos de los pies puede ser húmeda y con la piel abierta

o psoriasis
- placas cutáneas escamosas, rojas y gruesas; más en codos, rodillas y cuero cabelludo
- las placas pueden dar comezón (leve por lo general)

¿Es tan intensa que te despierta por la noche?

- no → (sigue abajo)
- sí →

sarna
- empieza principalmente alrededor de la cintura y las manos
- la erupción no se parece a nada, o sea, es inespecífica
- la comezón es intensa al calentarse el cuerpo, p. ej., en la ducha o por la noche
- las personas cercanas también pueden estar afectadas

¿La erupción tiene aspecto de ronchas; es decir, hay áreas de piel levantadas y blanquecinas?

- no → (sigue abajo)
- sí →

urticaria
- se ve como salpullido
- la erupción y la comezón aparecen y desaparecen juntas
- generalmente desaparece en una o dos semanas
- a veces la causa es una alergia (a una comida o un medicamento) o un virus

¿Tuviste un resfriado o dolor de garganta, o tienes malestar general?

- no → (sigue abajo)
- sí →

infección viral
- algunas infecciones por virus pueden provocar erupciones que dan comezón

¿Has estado muy acalorado y sudoroso?

- no → (sigue abajo)
- sí →

erupción por calor (salpullido)
- aparece con calor "húmedo" y no calor "seco"
- da mucha comezón con pequeñas manchas rojas muy esparcidas
- puede repetirse cuando te "sobrecalientes"

Sólo se omiten enfermedades cutáneas raras o trastornos comunes con síntomas inusuales

Comezón en la piel

Clave: **Muy probables** **Posibles** **Poco probables**

Picaduras de insectos Estas picaduras provocan un exantema característico.
Tratamiento El trastorno se alivia con loción de calamina y antihistamínicos (mira más adelante). Si tienes un perro en casa, revisa si tiene pulgas.

Eczema y dermatitis Estos términos significan inflamación de la piel, que enrojece, da comezón y se reseca o supura líquido. Estos trastornos pueden ser de distintas clases, cada una con patrones característicos. En la mayoría de casos, la causa es desconocida, pero a veces se debe a una alergia (p. ej., al níquel que tiene la hebilla de tus *jeans* o al metal del extensible de tu reloj, pero casi nunca a cosas que hayas comido). Algunas veces el trastorno comienza en la niñez (sobre todo cuando está relacionado con fiebre del heno o asma) y otras a mayor edad.
Tratamiento Es prácticamente igual para cualquier tipo de eczema que padezcas. Primero que todo, cuídate la piel: lávate con regularidad, pero evita jabones perfumados o baños de espuma y, si tienes la afección en las manos, no las metas en detergentes; si tienes que lavar tu ropa, usa guantes de goma (comprueba que tengan cubierta interna de algodón, porque el hule puede agravar el problema). Es importante que uses humectantes cuando tengas seca la piel; puedes conseguir productos de diversos tipos en la farmacia (como las cremas hidratantes), que algunas personas emplean como sustitutos del jabón. También sirve utilizar una crema suave con esteroides, como las de hidrocortisona a 1% que se puede comprar sin receta médica y aplicar con toda seguridad, incluso en la cara. Recuerda que estos productos sólo alivian, pero no curan el trastorno; por desgracia, el eczema puede volver y se requiere repetir el tratamiento siempre que reaparezca. No estropees tu dieta, porque casi nunca sirve de nada. Si el patrón de tu eczema es indicativo de alergia, tendrás que evitar lo que creas que puede provocarlo. Y si has intentado de todo sin resultado, consulta a tu médico para que te recomiende un tratamiento que resuelva el problema.

Sarna Es causada por un gusano microscópico que hace surcos en la piel. La comezón que causa se debe a los excrementos del insecto y puede ser terrible. Se transmite por contacto físico directo, pero puede tardar algunas semanas en manifestarse.
Tratamiento Puedes conseguir lociones contra la sarna en la farmacia. Es imprescindible que leas con cuidado las instrucciones y la apliques exactamente como se indica o no te funcionará. Asegúrate de que las personas que viven cerca de ti (la familia y tu pareja) también reciban tratamiento. La comezón puede tardar algunas semanas en desaparecer. No cometas el error de creer que el tratamiento no sirvió, pues si aplicas la loción más de lo que debes sólo empeorarás la irritación de la piel.

Virus Este problema se trata en la sección *Salpullido* (p. 129). Algunos virus, en especial la varicela, pueden ocasionar exantema que da mucha comezón.

Urticaria Es una erupción cutánea, generalmente causada por alergia a una cosa que hayas comido (como nueces, moluscos o fresas) o a un medicamento (como los antibióticos). También pueden ocasionarla ciertos virus y algunas enfermedades raras. La irritación de la piel o el contacto prolongado con agua llegan a causar otro tipo de urticaria, que puede repetirse una y otra vez.
Tratamiento Aplícate loción de calamina y toma antihistamínicos (como los que se usan contra la fiebre del heno y que puedes adquirir en la farmacia). Si resultas alérgico, en el futuro evita la comida o el medicamento que te hagan daño.

Infección por hongos El pie de atleta es una infección por hongos. Hay otras similares que pueden afectar diferentes áreas de la piel, sobre todo donde está más húmeda, como las axilas o las ingles.
Tratamiento Mantén limpias y secas las áreas afectadas y compra una crema antimicótica en la farmacia.

Erupción por calor Es una erupción que puede causar mucha comezón y brota en las áreas del cuerpo expuestas al sol. Se desconoce su causa, pero es común que reaparezca durante unos cuantos años cuando te asoleas, antes de que finalmente desaparezca.
Tratamiento Pueden ayudar la conocida loción de calamina y un antihistamínico. Evita exponerte al sol todo lo posible, consérvate fresco y lávate la piel con regularidad.

Psoriasis En la sección *Salpullido* (p. 128) se explica este trastorno y la forma de tratarlo; a veces causa comezón.

Por otras causas menos comunes Entre ellas están enfermedades de la piel (como liquen plano; lee la sección *Salpullido*, p. 128); ciertos trastornos (como diabetes y enfermedades renales) pueden provocar comezón en la piel sin erupción; problemas psicológicos (el estrés puede generar un círculo vicioso de rascado, irritación de la piel, comezón, más rascado y mayor irritación), y efectos secundarios de medicamentos.
Tratamiento Si crees que tu problema es de estos tipos, coméntaselo a tu médico.

Desánimo

¿Hay algo que te tenga harto?
- no
- sí → **infelicidad "normal"/reacción por cosas que te pasan**
  - cambia tu estado de ánimo durante un periodo corto
  - hay días o momentos en que te sientes bien
  - todavía tienes ganas de disfrutar y sientes interés por cosas nuevas
  - te resulta difícil conciliar el sueño, pero cuando lo logras, duermes bien

¿Le has estado dando duro al chupe?
- no
- sí → **alcoholismo**
  - cruda constante
  - recuerda que el alcohol aumenta tu percepción, así que si estás hasta la coronilla no te va a poner de buenas

¿Te has sentido decaído durante semanas o meses?
- no
- sí → **depresión** ⚠
  - siempre estás triste, pero más en la mañana y menos a medida que transcurre el día
  - no disfrutas realmente de nada, ni nada te hace ilusión
  - no duermes bien o te despiertas temprano (p. ej., a las 3 o 4 a. m.) y no puedes volver a dormir, o duermes más tiempo, pero el sueño no es reparador
  - no tienes ganas de comer ni de sexo
  - si es grave, puede que pienses en el suicidio

¿Te sientes más bien tenso o irritable en vez de deprimido o decaído?
- no
- sí → **tensión emocional**
  - si la ansiedad y el estrés duran mucho tiempo, te sientes decaído
  - dificultad para despertar o no descansas; tu sueño es fragmentado y despiertas preocupado en las noches
  - te enojas fácilmente

sólo se omiten causas raras → **problemas de drogas**
- por el consumo de sustancias ilícitas como marihuana o anfetaminas

Recuerda que: ⚠ debes ver pronto al médico; 🏥 acude de inmediato al hospital.

Desánimo

Clave: **Muy probables** **Posibles** **Poco probables**

Infelicidad "normal"/reacción a los sucesos de la vida

Los cambios de carácter sin motivo aparente por periodos breves son muy normales, unos días no aguantas nada y otros caminas lleno de brío. Es normal que las crisis de la vida te depriman, pero el desánimo que causan suele desaparecer en poco tiempo.

Tratamiento Lo que más ayuda es dar tiempo al tiempo y el apoyo de tus amigos y familiares. No intentes refugiarte en el alcohol o las drogas, pues lo empeoran. Si tienes dificultades para resolver tus problemas, consulta a tu médico, él puede recomendarte un terapeuta para que hables sobre tus problemas y emociones con alguien capacitado para escuchar.

Alcoholismo

Irse de juerga muy seguido puede deprimir de dos formas: produce un efecto químico en el cerebro e, indirectamente, te provoca sufrimiento a través de las catástrofes sociales que acarrea, como problemas en tus relaciones personales o la pérdida de tu licencia de manejo.

Tratamiento Disminuye las borracheras o mejor aún, olvídalas. Si te cuesta trabajo, comunícate con los centros para alcohólicos (busca en el directorio telefónico o pregunta en el consultorio de tu doctor); también puedes contarle a tu médico sobre tu problema.

Depresión

Es una sensación de desánimo que dura semanas y que no se te quita. Por lo regular se acompaña de otros síntomas (mira el diagrama de la página anterior). A veces, se debe a sucesos desagradables de la vida, aunque te puede dar sin ningún motivo aparente. Es muy frecuente; los cálculos varían, pero aproximadamente uno de cada 20 hombres sufre depresión en algún momento. Se desconoce la causa precisa, pero muchos médicos la relacionan con la carencia de ciertas sustancias químicas en el cerebro. Cuando es muy fuerte, puede hacer que te enfermes gravemente e incluso que te suicides.

Tratamiento Platica tus problemas con la persona más cercana y querida para ti y sigue los consejos que se dan en el apartado tensión emocional (el siguiente). Pero si no te sientes mejor, consulta a tu médico. Él te puede aconsejar o recetar antidepresivos; no resulta adictivo, y este tratamiento realmente ayuda y no provoca efectos secundarios graves. Siempre será mejor que sentirse como una basura todo el tiempo. Si has tenido ideas suicidas, recurre al médico de inmediato o permite que quienes se preocupan por ti hagan una cita con el doctor, si es que tú no eres capaz de darte cuenta de tu problema.

Tensión emocional

Sensación constante de opresión, que por lo regular se debe al estrés.

Tratamiento Trata de resolver lo que te está provocando tensión e intenta sortear la sensación estresante. En Estilo de vida y estrés de la sección *Tensión emocional* (p. 143) encontrarás más detalles al respecto.

Problema causado por drogas

El consumo de drogas ilícitas ocasiona depresión. Como ocurre con el alcohol, el efecto puede ser directo (fumar marihuana por mucho tiempo causa apatía, mientras que interrumpir el consumo regular de anfetaminas suele producir síntomas depresivos) o indirecto, por una vida muy desordenada.

Tratamiento Se trata igual que los problemas de alcoholismo (consulta el apartado anterior).

Diarrea

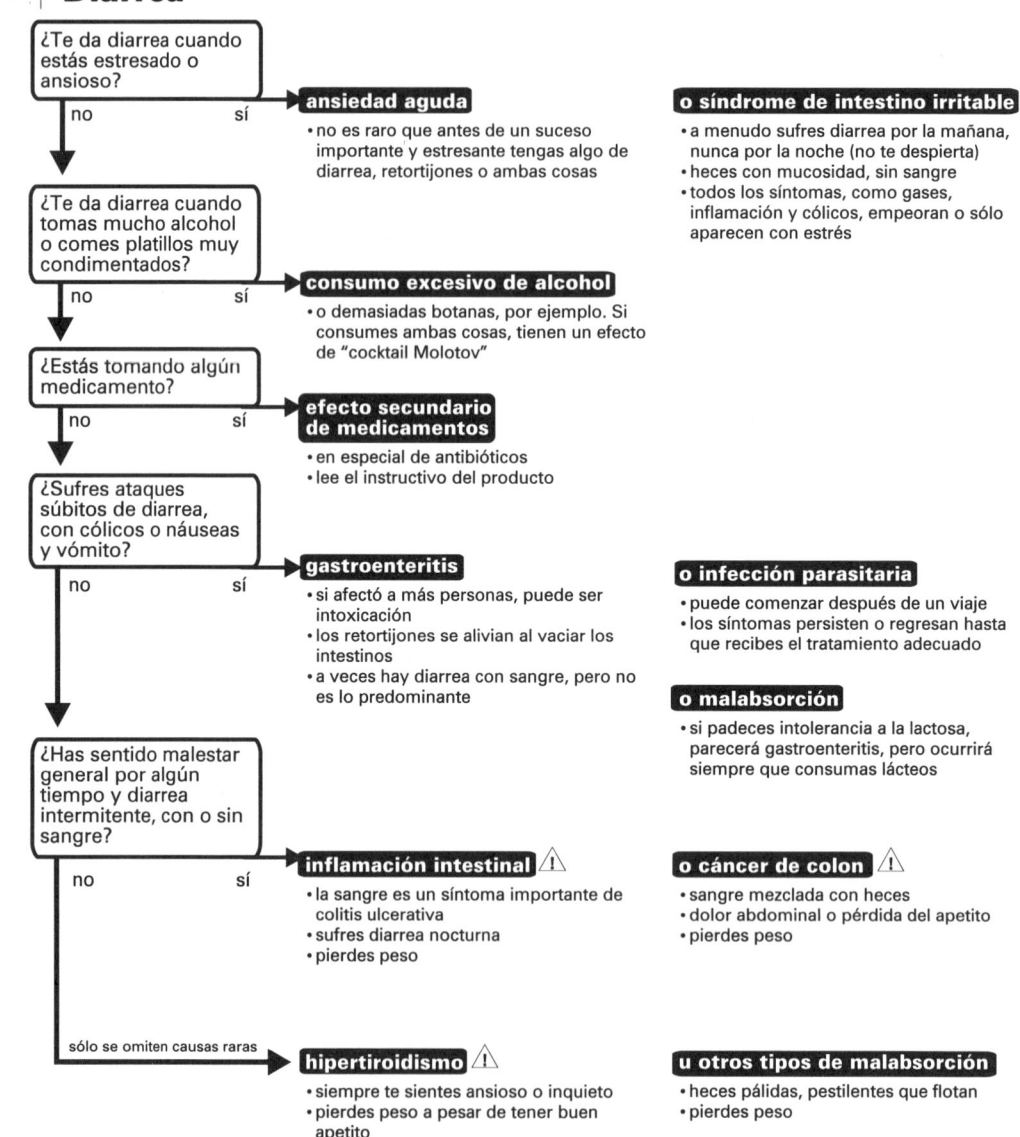

¿Te da diarrea cuando estás estresado o ansioso?

no → / sí →**ansiedad aguda**
- no es raro que antes de un suceso importante y estresante tengas algo de diarrea, retortijones o ambas cosas

o síndrome de intestino irritable
- a menudo sufres diarrea por la mañana, nunca por la noche (no te despierta)
- heces con mucosidad, sin sangre
- todos los síntomas, como gases, inflamación y cólicos, empeoran o sólo aparecen con estrés

¿Te da diarrea cuando tomas mucho alcohol o comes platillos muy condimentados?

no → / sí → **consumo excesivo de alcohol**
- o demasiadas botanas, por ejemplo. Si consumes ambas cosas, tienen un efecto de "cocktail Molotov"

¿Estás tomando algún medicamento?

no → / sí → **efecto secundario de medicamentos**
- en especial de antibióticos
- lee el instructivo del producto

¿Sufres ataques súbitos de diarrea, con cólicos o náuseas y vómito?

no → / sí → **gastroenteritis**
- si afectó a más personas, puede ser intoxicación
- los retortijones se alivian al vaciar los intestinos
- a veces hay diarrea con sangre, pero no es lo predominante

o infección parasitaria
- puede comenzar después de un viaje
- los síntomas persisten o regresan hasta que recibes el tratamiento adecuado

o malabsorción
- si padeces intolerancia a la lactosa, parecerá gastroenteritis, pero ocurrirá siempre que consumas lácteos

¿Has sentido malestar general por algún tiempo y diarrea intermitente, con o sin sangre?

no → / sí → **inflamación intestinal** ⚠
- la sangre es un síntoma importante de colitis ulcerativa
- sufres diarrea nocturna
- pierdes peso

o cáncer de colon ⚠
- sangre mezclada con heces
- dolor abdominal o pérdida del apetito
- pierdes peso

sólo se omiten causas raras

hipertiroidismo ⚠
- siempre te sientes ansioso o inquieto
- pierdes peso a pesar de tener buen apetito

u otros tipos de malabsorción
- heces pálidas, pestilentes que flotan
- pierdes peso

Clave: **Muy probables** **Posibles** **Poco probables**   **Diarrea**

Ansiedad aguda Los sucesos importantes en tu vida, como exámenes, pruebas de manejo, bodas, comparecencias ante tribunales y otros, pueden provocar que se vacíen tus intestinos, sobre todo al despertar por la mañana.
Tratamiento Esto es completamente normal, de modo que no requieres tomar nada.

Excesivo consumo de alcohol Con frecuencia, las grandes borracheras causan diarrea. Unas veces es resultado del exceso de alcohol; otras, de que padeces síndrome de intestino irritable leve, que se agrava con estas bebidas. Por otra parte, el consumo de alcohol se relaciona con el de otros irritantes, como las botanas.
Tratamiento No bebas alcohol y evita las borracheras.

Gastroenteritis Causada por microbios en el intestino por algo que comiste, también se llama intoxicación por alimentos.
Tratamiento Se describe en la sección *Dolor abdominal aislado* (p. 43).

Síndrome de intestino irritable El intestino es un largo tubo muscular. Cuando está "irritable" se contrae demasiado, muy poco o sin coordinación, lo que genera los síntomas típicos del síndrome.
Tratamiento Casi todo se explica en la sección *Dolor abdominal recurrente* (p. 45). Si la diarrea es el síntoma principal, te puede servir un medicamento de la farmacia, como loperamida, aunque se sugiere consumir esos fármacos lo menos posible. También ayuda consumir menos fibra; sin embargo, también te puede dar problemas si el síndrome te ocasiona estreñimiento.

Efecto secundario de medicamentos Casi cualquier medicina (de venta libre o con receta) puede causar diarrea. Tal vez, los más dañinos sean los antibióticos y los antiinflamatorios, como el ibuprofeno.
Tratamiento Intenta sonreír y aguantar cuando el tratamiento dure poco; por ejemplo, si tomas antibióticos contra una infección. Si te parece imposible, busca otra medicina; el farmacéutico o tu médico te ayudarán a encontrarlo. Cuando creas que la diarrea se debe a un medicamento a largo plazo, coméntalo con él; tal vez te interrumpa el tratamiento o quizá te prescriba otro.

Malabsorción Algunas enfermedades intestinales impiden que la comida o que tu organismo absorba los nutrimentos adecuadamente, lo que ocasiona diarrea, a esto se llama malabsorción. Dos de sus causas más frecuentes son enfermedad celiaca, que no te permite absorber el gluten (que contienen el trigo, el centeno, la cebada y la avena), así como la intolerancia a la lactosa (un azúcar que hay en la leche).
Tratamiento Tendrás que acudir a tu médico, que ordenará algunas pruebas especiales o te enviará con un dietista, quien restringirá algunos alimentos de tu dieta para ayudar al médico a determinar el problema. Por supuesto la participación del dietista también ayuda al tratamiento, pues en muchos casos la cura depende de saber qué alimentos evitar. Otros tipos de malabsorción requieren un especialista.

Infecciones parasitarias Algunas infecciones intestinales son causadas por parásitos (organismos que viven a costa de otros). Estos microbios viven en las paredes intestinales y causan diarrea, entre otros síntomas. Por lo regular, aunque no siempre, entran al organismo por el agua que se bebe.
Tratamiento Si crees que tu problema es de este tipo, consulta al médico. Tendrán que hacerte análisis y, si confirman el diagnóstico, recetarte antibióticos.

Inflamación intestinal La enfermedad de Crohn y la colitis ulcerosa pertenecen a este grupo de trastornos que inflama la cubierta intestinal y provoca diarrea, la cual puede contener sangre, además de otros síntomas, como pérdida de peso. Aún se desconoce la causa precisa.
Tratamiento Ve con el doctor. Él ordenará análisis y probablemente te envíe con un especialista. La prescripción dependerá del tipo de parásito que tengas y puede incluir medicamentos ingeribles (a veces de por vida) y enemas (líquidos que se introducen a presión por vía anal).

Hipertiroidismo La glándula tiroides está en el centro de la cara anterior del cuello, en torno a la manzana de Adán. Produce la hormona tiroidea, que regula las actividades corporales. Cuando se elevan los niveles de esta hormona (hipertiroidismo) uno de los efectos es la diarrea persistente.
Tratamiento Se explica en la sección *Transpiración excesiva* (p. 149).

Cáncer de colon El colon es el intestino grueso (el último segmento que termina en el recto y el ano). Este cáncer es raro en menores de 40 años. Sin embargo, el riesgo es mayor si tienes pólipos (pequeñas formaciones benignas) en el colon (o si hay familiares que lo padecieron) o si has padecido colitis ulcerativa por años.
Tratamiento Consulta a tu médico, quien ordenará los estudios necesarios y te enviará con un especialista.

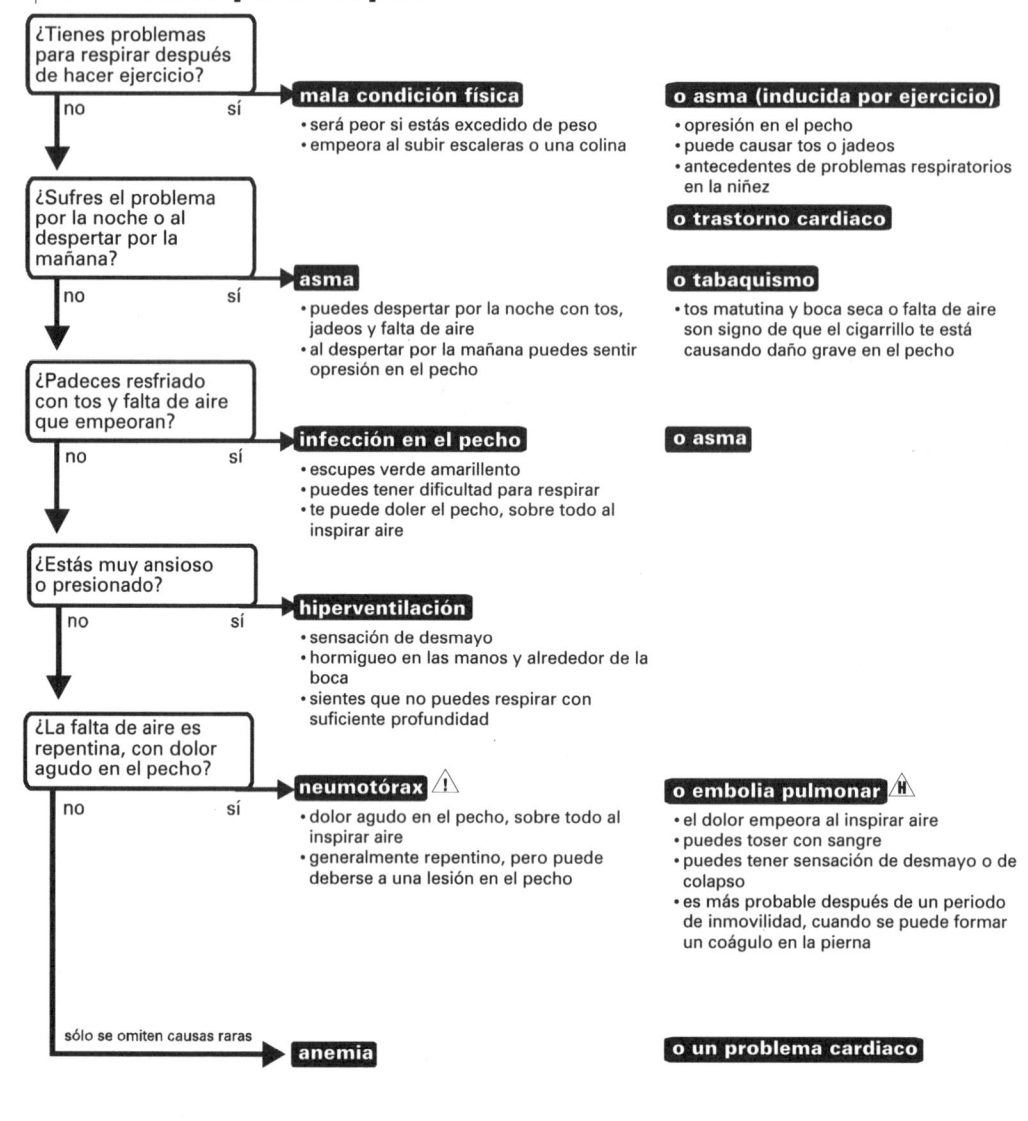

Dificultad para respirar

¿Tienes problemas para respirar después de hacer ejercicio?
no → / sí →

mala condición física
- será peor si estás excedido de peso
- empeora al subir escaleras o una colina

o asma (inducida por ejercicio)
- opresión en el pecho
- puede causar tos o jadeos
- antecedentes de problemas respiratorios en la niñez

o trastorno cardiaco

¿Sufres el problema por la noche o al despertar por la mañana?
no → / sí →

asma
- puedes despertar por la noche con tos, jadeos y falta de aire
- al despertar por la mañana puedes sentir opresión en el pecho

o tabaquismo
- tos matutina y boca seca o falta de aire son signo de que el cigarrillo te está causando daño grave en el pecho

¿Padeces resfriado con tos y falta de aire que empeoran?
no → / sí →

infección en el pecho
- escupes verde amarillento
- puedes tener dificultad para respirar
- te puede doler el pecho, sobre todo al inspirar aire

o asma

¿Estás muy ansioso o presionado?
no → / sí →

hiperventilación
- sensación de desmayo
- hormigueo en las manos y alrededor de la boca
- sientes que no puedes respirar con suficiente profundidad

¿La falta de aire es repentina, con dolor agudo en el pecho?
no → / sí →

neumotórax ⚠
- dolor agudo en el pecho, sobre todo al inspirar aire
- generalmente repentino, pero puede deberse a una lesión en el pecho

o embolia pulmonar ⚠
- el dolor empeora al inspirar aire
- puedes toser con sangre
- puedes tener sensación de desmayo o de colapso
- es más probable después de un periodo de inmovilidad, cuando se puede formar un coágulo en la pierna

sólo se omiten causas raras

anemia

o un problema cardiaco

Clave: **Muy probables** **Posibles** **Poco probables**

Dificultad para respirar | 41

Mala condición física y peso corporal excesivo Si no estás en forma, después de correr o subir escaleras sentirás más dificultad respiratoria de lo normal. Lo notarás más si también estás excedido de peso, sencillamente porque todo el tiempo vas cargando equipaje.

Tratamiento Levanta el trasero del sillón y ve al gimnasio. Recupera tu forma, pero poco a poco; si desde el principio te esfuerzas hasta "perder el pellejo" correrás peligro de lesionarte o enfermar. Mejora gradualmente tu condición física mediante unas tres sesiones semanales de ejercicio de más o menos media hora cada una (lo suficiente para que sudes). Esto te ayudará a deshacerte de los "kilos de más", junto con modificaciones en tu dieta.

Tabaquismo Todo mundo sabe que el humo del cigarrillo puede causar lesiones permanentes en los pulmones y agravar otros trastornos pulmonares (como el asma; consulta el siguiente apartado); además, reduce la concentración de nitrógeno en la sangre, causa constricción de las vías respiratorias y disminuye el volumen pulmonar.

Tratamiento Deja de fumar, de preferencia, de manera definitiva. Haz esto sólo si en verdad te sientes motivado, porque de otra manera no lo lograrás y nunca serás capaz de hacerlo. Consigue todas las ayudas que puedas; lee algún folleto o libro sobre cómo dejarlo, convence a tu pareja de que tampoco fume y deshazte de todos los cigarrillos y ceniceros que haya en tu casa. Para dar el gran paso, elige un día de una temporada en que no estés muy estresado y, simplemente deja de fumar; no intentes dejarlo poco a poco. El verdadero secreto es mantener la abstinencia. Para ello, evita circunstancias que te induzcan a fumar y, si te mueres por un cigarrillo, considera la posibilidad de emplear sustitutos de la nicotina (que puedes hallar en la farmacia, como goma de mascar, parches o *spray* nasal). Si lo primero que haces al despertar es fumar un cigarrillo o consumes más de 20 al día, es muy probable que necesites tratamiento nicotínico; el farmacéutico te puede explicar cómo hacerlo. No te preocupes si aumentas de peso, pues podrás atacar ese problema después de resolver el del tabaco. A la mayoría de hombres que desea dejar el hábito le bastará un simple consejo, pero puede recurrir al tratamiento de remplazo de nicotina. Algunos aplican otras medidas, como la hipnoterapia, pero es posible que considerar a fondo por qué no has logrado dejarlo y corregir el problema te convenga más que gastar tu dinero en una "cura milagrosa". Si no deseas abandonar el hábito, ningún tratamiento en el mundo te servirá para dejarlo.

Asma En la sección *Tos* (p. 147) se explica este trastorno y la manera de tratarlo.

Infección en el pecho Lee la sección *Tos* (p. 147).

Hiperventilación Si sientes que no introduces suficiente aire a tus pulmones, tratarás de respirar más profundo o con mayor rapidez; esto causa hiperventilación. Por lo regular, la causa es ansiedad, pues las presiones hacen que se tensen los músculos de la caja torácica, por lo cual sentirás que tu pecho no se expande lo suficiente. Entonces se forma un círculo vicioso, porque la sensación de falta de aire crea más ansiedad, que aumenta la tensión muscular. Si el trastorno es intenso y repentino, se dice que es un "ataque de pánico".

Tratamiento Trata de llegar a la raíz del problema mediante la solución de las principales causas de estrés en tu vida. Te puede servir el tratamiento de relajación (no importa cuál sea la causa del trastorno); el ejercicio físico también te permitirá "quemar" algo de energía nerviosa. En caso de ataque de pánico, te ayudará estar seguro de que quienes te rodean sepan qué te sucede (de otra manera, también entrarán en pánico y te harán sentir peor); trata de permanecer calmado y respira dentro de una bolsa de papel. Si no aprecias ninguna mejoría, consulta a tu médico, quien podrá resolver el problema mediante sesiones para tratar la ansiedad. En raros casos se requieren medicamentos, sobre todo cuando la hiperventilación es parte de un estado depresivo (consulta la sección *Desánimo*, p. 36).

Neumotórax Se trata de un colapso pulmonar; se produce cuando, de pronto, el aire escapa hacia el espacio que hay entre los pulmones y las costillas, de modo que un pulmón se desinfla. Por lo regular no hay una causa determinada. El trastorno es unas cinco veces más probable en hombres (en especial altos y delgados) que en mujeres y es más frecuente en asmáticos. También lo puede ocasionar una lesión, como la fractura de una costilla o una herida con objeto punzocortante.

Tratamiento Si crees que padeces neumotórax, lo mejor que puedes hacer es ir de inmediato a un servicio de urgencias.

Otros trastornos médicos Hay muchas enfermedades que pueden provocar dificultad para respirar. Algunos ejemplos son: anemia, trastornos de válvulas cardiacas, bronquitis crónica, angina de pecho y embolia pulmonar (un coágulo de sangre en un pulmón). Por fortuna, es muy improbable que padezcas alguno de estos males.

Tratamiento Si la falta de aire te ocurre de pronto y es intensa, ve directo al hospital; también puedes pedir una cita con tu médico.

Dolor abdominal aislado

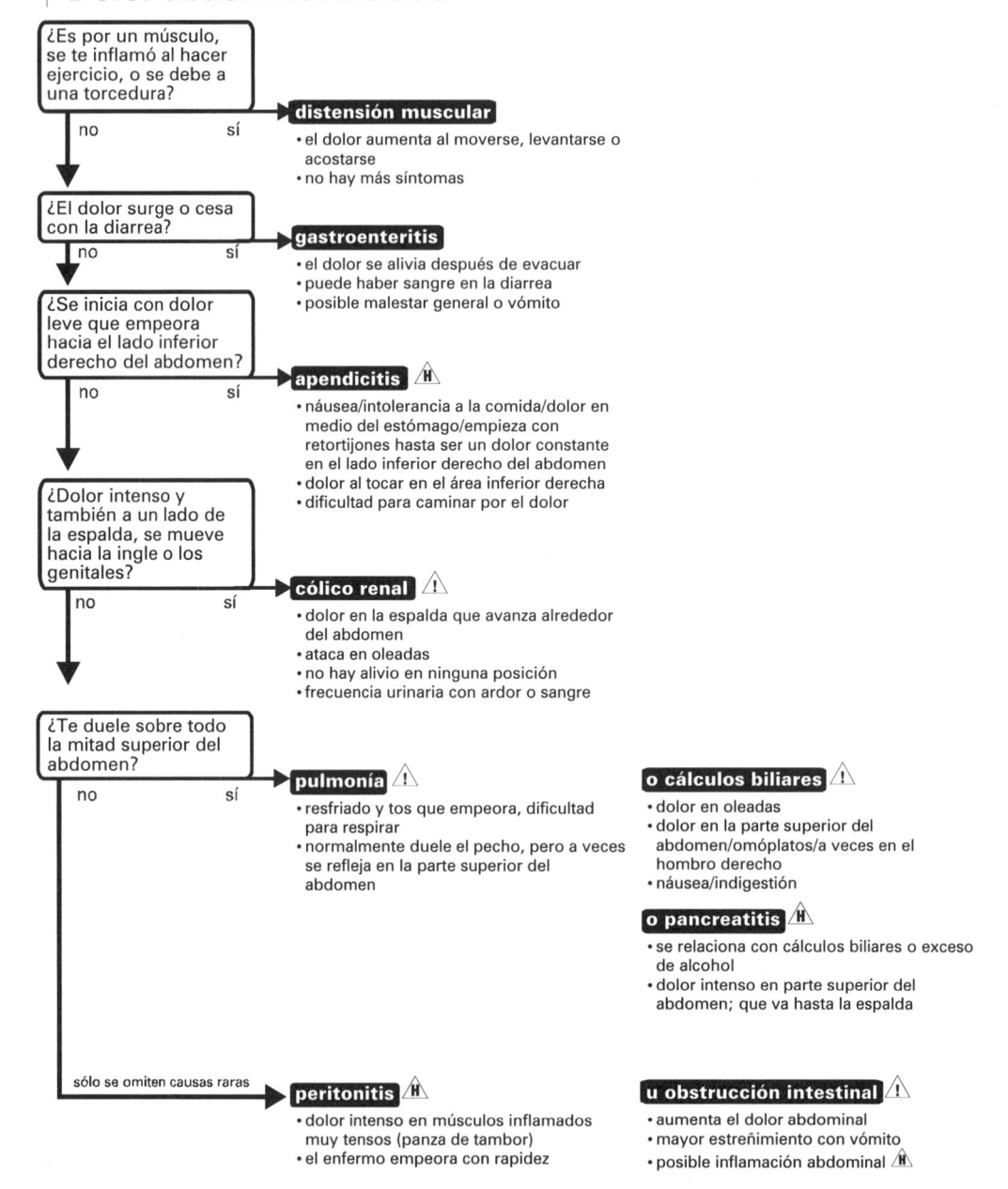

¿Es por un músculo, se te inflamó al hacer ejercicio, o se debe a una torcedura?
- no → (continúa)
- sí → **distensión muscular**
  - el dolor aumenta al moverse, levantarse o acostarse
  - no hay más síntomas

¿El dolor surge o cesa con la diarrea?
- no → (continúa)
- sí → **gastroenteritis**
  - el dolor se alivia después de evacuar
  - puede haber sangre en la diarrea
  - posible malestar general o vómito

¿Se inicia con dolor leve que empeora hacia el lado inferior derecho del abdomen?
- no → (continúa)
- sí → **apendicitis** ⚠
  - náusea/intolerancia a la comida/dolor en medio del estómago/empieza con retortijones hasta ser un dolor constante en el lado inferior derecho del abdomen
  - dolor al tocar en el área inferior derecha
  - dificultad para caminar por el dolor

¿Dolor intenso y también a un lado de la espalda, se mueve hacia la ingle o los genitales?
- no → (continúa)
- sí → **cólico renal** ⚠
  - dolor en la espalda que avanza alrededor del abdomen
  - ataca en oleadas
  - no hay alivio en ninguna posición
  - frecuencia urinaria con ardor o sangre

¿Te duele sobre todo la mitad superior del abdomen?
- no → (continúa)
- sí →
  - **pulmonía** ⚠
    - resfriado y tos que empeora, dificultad para respirar
    - normalmente duele el pecho, pero a veces se refleja en la parte superior del abdomen
  - **o cálculos biliares** ⚠
    - dolor en oleadas
    - dolor en la parte superior del abdomen/omóplatos/a veces en el hombro derecho
    - náusea/indigestión
  - **o pancreatitis** ⚠
    - se relaciona con cálculos biliares o exceso de alcohol
    - dolor intenso en parte superior del abdomen; que va hasta la espalda

sólo se omiten causas raras

- **peritonitis** ⚠
  - dolor intenso en músculos inflamados muy tensos (panza de tambor)
  - el enfermo empeora con rapidez
- **u obstrucción intestinal** ⚠
  - aumenta el dolor abdominal
  - mayor estreñimiento con vómito
  - posible inflamación abdominal ⚠

⚠ Si el dolor abdominal es tan intenso que te hace sentir muy mal o desmayarte, no importa el diagnóstico real, la causa puede ser grave y debes buscar atención médica inmediata.

Clave: **Muy probables** **Posibles** **Poco probables**

Dolor abdominal aislado

Gastroenteritis Bacterias en el intestino, en general por algo que comiste; también se llama *intoxicación por alimentos*.

Tratamiento El problema se resuelve, pero tarda de algunas horas a diez días. Necesitas beber muchos líquidos y una dieta ligera cuando ya no vomites (la diarrea dura más). Si ésta es muy intensa, estarás tentado a tomar alguna medicina que la controle, pero es mejor dejar salir las bacterias. Toma agua caliente con paracetamol para aliviar los retortijones. Si pasados diez días no cede la diarrea y tiene rastros de sangre, o recién regresaste de un lugar tropical, llama al doctor. Si manipulas alimentos, no vuelvas al trabajo sino hasta 48 horas después de que haya desaparecido la diarrea; y no olvides lavarte muy bien las manos.

Distensión muscular En los músculos abdominales puede ocasionar dolor leve.

Tratamiento Sólo necesitas un analgésico y compresas calientes; no hagas deporte durante una o dos semanas y, en adelante, haz ejercicios de calentamiento; así sanarás pronto.

Apendicitis El apéndice es una pequeña prolongación delgada y hueca del intestino. Cuando se inflama provoca un intenso dolor de vientre.

Tratamiento Generalmente hay que ir al hospital para que lo extraigan mediante cirugía.

Cólico renal Se debe a cálculos (pequeñas piedrecillas de grava) que se hallan en el conducto muscular que va del riñón a la vejiga, el cual es muy delgado y debe contraerse mucho para expulsar la piedrita, lo que causa un dolor horrible. Algunas personas tienden a producir cálculos y sufren ataques repetidos.

Tratamiento Depende de adónde acudas: al hospital o al consultorio de tu doctor. Sentirás tal dolor que no importará quien te atienda; sólo desearás que todo termine pronto. Se requieren analgésicos muy potentes, generalmente inyectados, y tomar mucha agua. Si te atiende tu médico, de todas maneras te enviará al hospital si el cálculo no pasa rápido, sobre todo si es tu primer ataque. Seguramente necesites hacerte más estudios.

Cálculos biliares Son piedras en la vesícula biliar, otra parte poco útil de la anatomía (es una pequeña bolsa ubicada bajo el hígado). Nadie sabe qué los ocasiona, pero suele ser mal de familia. Causan repetidos ataques de dolor intenso en el vientre.

Tratamiento Durante los ataques de dolor (*cólicos biliares*) necesitarás que el médico te aplique analgésicos potentes o ir al hospital. Si los episodios son frecuentes y muy dolorosos la única cura es la cirugía para extirpar la vesícula biliar. Luego debes seguir una dieta baja en grasas.

Pulmonía Es una infección grave en los pulmones, con inflamación de su cubierta (pleura), llamada *pleuresía*. Da dolor reflejo (dolor que se origina en un lugar y se siente en otro) en el abdomen.

Tratamiento Ve pronto al doctor porque necesitas antibióticos. La enfermedad puede agravarse a tal grado que requieras hospitalización.

Pancreatitis y peritonitis Inflamación del páncreas y la cubierta de los intestinos, respectivamente. La pancreatitis puede deberse a un virus, a exceso de alcohol y cálculos biliares, entre otras cosas. Por lo regular, la peritonitis es un orificio (perforación) del intestino a causa de, por ejemplo, apendicitis o úlcera duodenal.

Tratamiento Atención hospitalaria urgente.

Obstrucción intestinal Cuando algo bloquea el intestino, sus paredes musculares se contraen para expulsarlo. Esto provoca intenso dolor en el vientre, entre otros signos. Es un trastorno muy raro, pero hay distintas razones por las que se obstruye el intestino; las más comunes son las adherencias (algunas porciones del intestino son pegajosas y se adhieren entre sí después de una cirugía, por ejemplo, de apendicitis).

Tratamiento Si el médico cree que tienes obstrucción te enviará al hospital.

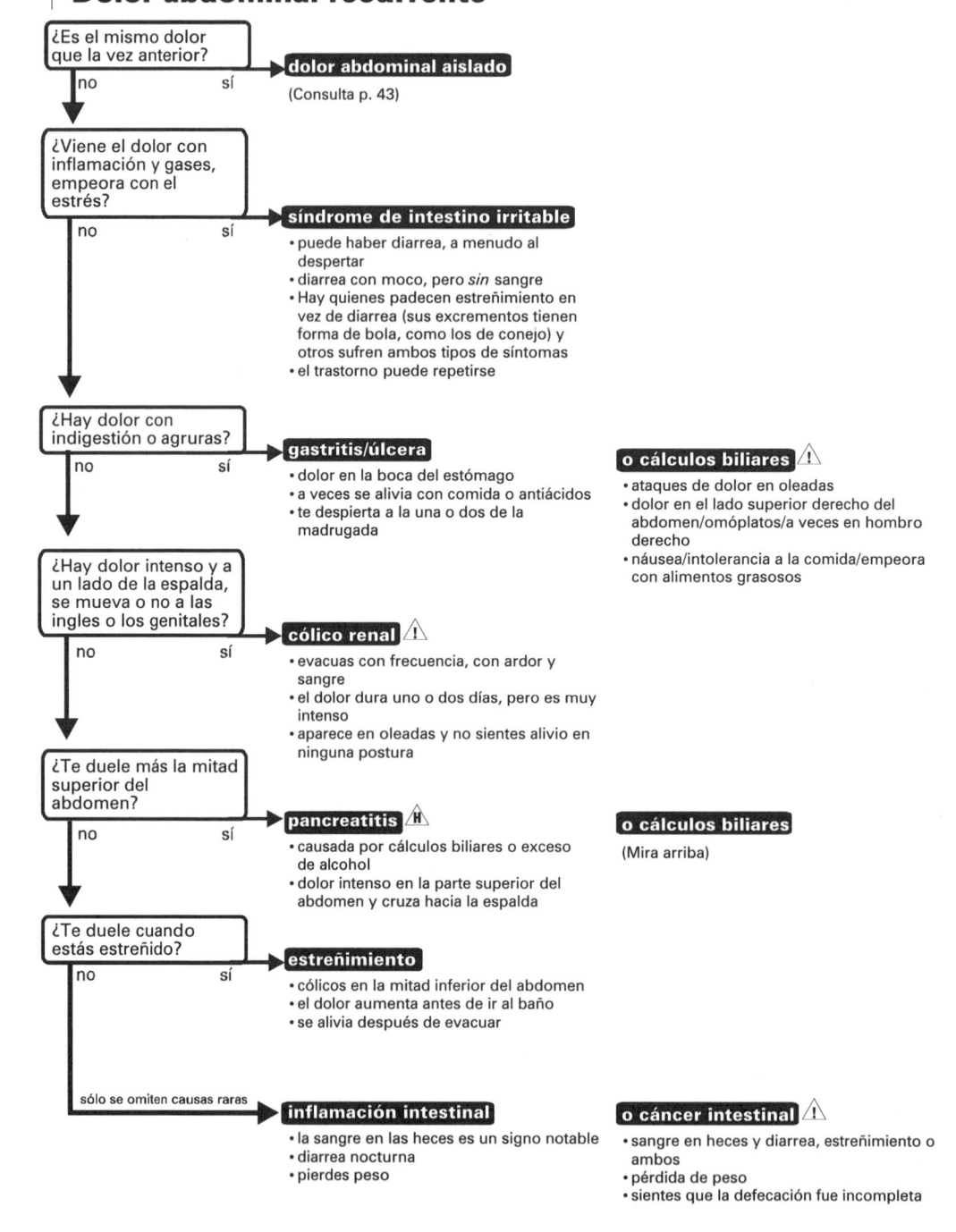

Dolor abdominal recurrente

¿Es el mismo dolor que la vez anterior?
- no
- sí → **dolor abdominal aislado**
  (Consulta p. 43)

¿Viene el dolor con inflamación y gases, empeora con el estrés?
- no
- sí → **síndrome de intestino irritable**
  - puede haber diarrea, a menudo al despertar
  - diarrea con moco, pero *sin* sangre
  - Hay quienes padecen estreñimiento en vez de diarrea (sus excrementos tienen forma de bola, como los de conejo) y otros sufren ambos tipos de síntomas
  - el trastorno puede repetirse

¿Hay dolor con indigestión o agruras?
- no
- sí → **gastritis/úlcera**
  - dolor en la boca del estómago
  - a veces se alivia con comida o antiácidos
  - te despierta a la una o dos de la madrugada

  o cálculos biliares ⚠
  - ataques de dolor en oleadas
  - dolor en el lado superior derecho del abdomen/omóplatos/a veces en hombro derecho
  - náusea/intolerancia a la comida/empeora con alimentos grasosos

¿Hay dolor intenso y a un lado de la espalda, se mueva o no a las ingles o los genitales?
- no
- sí → **cólico renal** ⚠
  - evacuas con frecuencia, con ardor y sangre
  - el dolor dura uno o dos días, pero es muy intenso
  - aparece en oleadas y no sientes alivio en ninguna postura

¿Te duele más la mitad superior del abdomen?
- no
- sí → **pancreatitis** ⚠
  - causada por cálculos biliares o exceso de alcohol
  - dolor intenso en la parte superior del abdomen y cruza hacia la espalda

  o cálculos biliares
  (Mira arriba)

¿Te duele cuando estás estreñido?
- no
- sí → **estreñimiento**
  - cólicos en la mitad inferior del abdomen
  - el dolor aumenta antes de ir al baño
  - se alivia después de evacuar

sólo se omiten causas raras → **inflamación intestinal**
- la sangre en las heces es un signo notable
- diarrea nocturna
- pierdes peso

o cáncer intestinal ⚠
- sangre en heces y diarrea, estreñimiento o ambos
- pérdida de peso
- sientes que la defecación fue incompleta

Clave: **Muy probables** **Posibles** **Poco probables**

Dolor abdominal recurrente | 45

Síndrome de intestino irritable El intestino es sencillamente un tubo muscular largo; cuando está "irritable" se contrae demasiado, muy poco o sin coordinación, lo que origina los síntomas típicos del síndrome.

Tratamiento Nadie sabe con certeza qué lo causa, pero es muy común y afecta a uno de cada cinco hombres; aunque es molesto, no resulta peligroso. Evita los alimentos que te hagan sentir peor; si sufres estreñimiento, consume más fibra, pero ingiere menos si se te inflama el vientre. Conviene no fumar, ni ingerir alcohol ni bebidas con cafeína (café, té y refrescos de cola). Haz ejercicio físico y de relajación para reducir el estrés. Si el dolor es intenso, podrás sentir alivio con antiespasmódicos que se venden en la farmacia, pero si es muy fuerte o te deprime, díselo a tu médico, él podrá prescribir otros tratamientos, aunque recuerda que no hay soluciones mágicas.

Gastritis/úlcera El estómago produce ácido para digerir los alimentos, pero a veces el ácido inflama la cubierta estomacal (gastritis), esto causa molestias similares a la indigestión. A veces, las quemaduras por ácido abren pequeños cráteres en la cubierta estomacal, es decir, una úlcera duodenal. También puede ser un mal de familia. Lo causan o lo agravan: el alcohol, los medicamentos ácidos (como aspirina o ibuprofeno) y las dietas inadecuadas. Las úlceras gástricas son parecidas, pero las estomacales son más frecuentes en personas mayores de 40 años, mientras que las de duodeno afectan entre los 20 y los 50 años.

Tratamiento Si tienes problemas leves de acidez, revisa tu dieta y estilo de vida. Evita alimentos condimentados, come en horario regular y suprime los cigarrillos y el alcohol. Tampoco tomes analgésicos ácidos, como aspirina e ibuprofeno; mejor usa paracetamol. El farmacéutico podrá darte un antiácido que te alivie, pero si persiste el problema o tienes síntomas de úlcera, ve con tu médico, quien te prescribirá algo más potente para eliminar la acidez y, en algunos casos, tratamientos que te curen de una vez por todas.

Cólico renal Se describe en *Dolor abdominal aislado*, p. 43. Algunas personas tienden a formar cálculos y, en consecuencia, sufren cólicos renales repetidos.

Tratamiento En la sección *Dolor abdominal aislado*, p. 43, puedes ver cómo se trata un ataque de este tipo. Si los episodios se repiten, tu médico deberá examinarte para ver cuál es la causa de que formes piedras. Es importante que bebas mucha agua y tal vez requieras una dieta especial o alguna medicina para evitar mayores problemas.

Estreñimiento Cuando tu intestino está sobrecargado porque no funciona bien, se siente una vaga molestia casi todo el tiempo y cólicos cuando el intestino se contrae para expulsar las heces.

Tratamiento Consume más fibra (frutas, verduras, salvado) y líquidos. Hacer ejercicio también ayuda. Algunos fármacos (en especial los analgésicos) estriñen, así que si los tomas a menudo, pregunta al médico para ver si son la causa; y de paso, si todo lo demás no ha funcionado, solicita alguno de los muchos laxantes en venta (tómalo sólo unos días) para que active tus intestinos.

Cálculos biliares Se describieron en *Dolor abdominal aislado*, p. 43. La molestia puede volver, sobre todo después de comer alimentos grasosos, mientras el problema no se haya atacado de raíz.

Tratamiento Lee *Dolor abdominal aislado*, p. 43. Si hay ataques frecuentes y muchas molestias, la única cura es operar para extraer la vesícula biliar.

Pancreatitis Es la inflamación del páncreas, una víscera ubicada detrás de la boca del estómago y que ayuda a digerir la comida. Suele inflamarse por cálculos biliares o exceso de alcohol.

Tratamiento No dudes acerca de qué hacer durante un ataque (el dolor es intenso y te sientes muy enfermo), así que el hospital es la única opción. La prevención de los ataques recurrentes dependerá de la causa; puede implicar la extracción de los cálculos o que dejes de beber por completo.

Otros trastornos Pocas veces los dolores repetidos en el vientre se deben a otras causas, como inflamación renal, inflamación intestinal (p. 39), efecto secundario de medicamentos o cáncer intestinal (raro en menores de 50 años).

Tratamiento Si crees que tienes uno de estos trastornos, consulta a tu médico; él ordenará los estudios necesarios.

Dolor de cabeza

¿Recientemente te has sentido tenso, bajo mucha presión o has realizado mucho trabajo que requiere de concentración?

- no
- sí → **tensión**
  - se siente una presión o como una banda alrededor de la cabeza
  - dolor constante que empeora al avanzar el día
  - dolores similares en el pasado en momentos de estrés

  o cansancio ocular
  - sobre todo si tienes que "darle duro" al trabajo en libros o en pantalla
  - duele sobre todo en la frente y alrededor de los ojos

¿Has tenido algún síntoma de gripe, dolor de garganta o catarro?

- no
- sí → **virus**
  - dolor sordo en toda la cabeza
  - es intermitente
  - hay fiebre y debes permanecer en cama

  o sinusitis
  - moco nasal verdoso o amarillento
  - frente y mejillas sensibles al dolor
  - empeora al doblarte por la cintura y en la mañana

¿Le has estado dando al chupe últimamente?

- no
- sí → **resaca**

¿Tienes dolor de cabeza en un solo lado y es pulsante?

- no
- sí → **migraña**

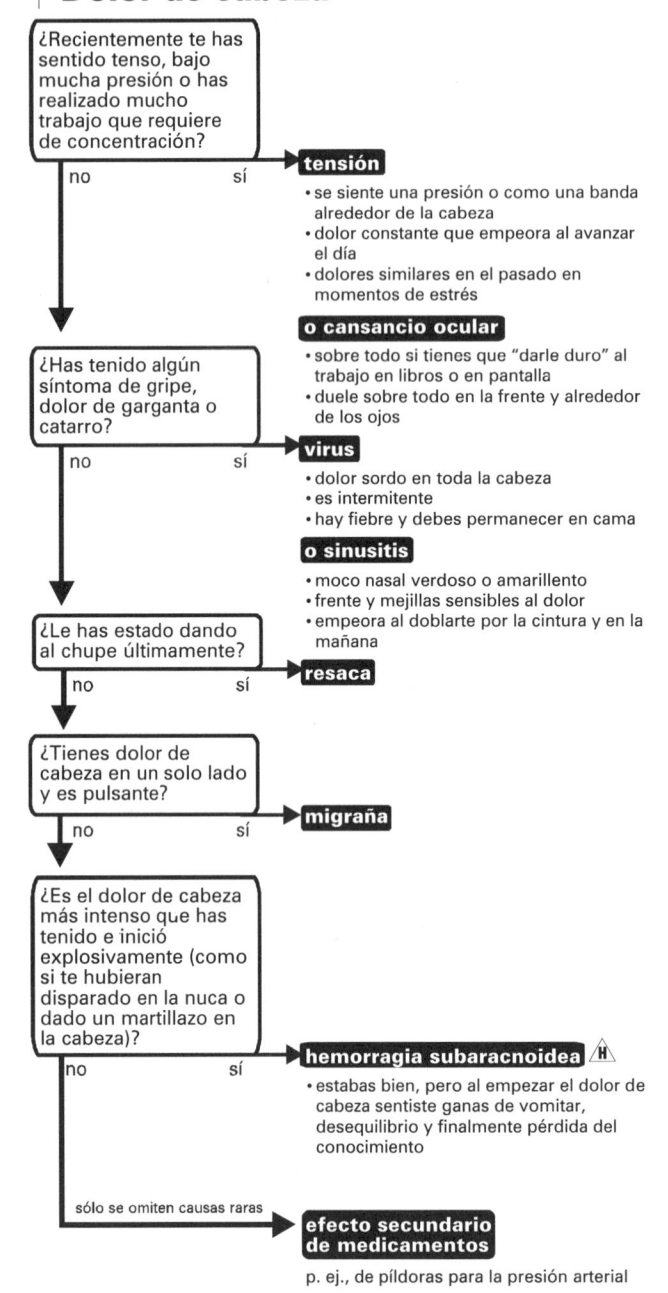

o migraña
- dolor de cabeza normalmente unilateral y, pulsante
- puede haber un problema de visión precedente (luces o líneas en zigzag) o entumecimiento y hormigueo
- puede haber malestar general o vómito
- es muy posible que haya antecedentes familiares de migraña
- por lo general los ataques se repiten

o meningitis /H\
- dolor que aumenta de intensidad y rigidez en el cuello
- puede haber vómito y no soportas la luz brillante
- puede haber erupción puntiforme roja
- te sientes muy enfermo

¿Es el dolor de cabeza más intenso que has tenido e inició explosivamente (como si te hubieran disparado en la nuca o dado un martillazo en la cabeza)?

- no
- sí → **hemorragia subaracnoidea** /H\
  - estabas bien, pero al empezar el dolor de cabeza sentiste ganas de vomitar, desequilibrio y finalmente pérdida del conocimiento

sólo se omiten causas raras

efecto secundario de medicamentos
p. ej., de píldoras para la presión arterial

o cefaleas repetitivas
- despiertas por la noche con dolor de cabeza
- te duele encima de un ojo y éste llora
- te dará todas las noches durante algunas semanas, a menos que te trates

/H\ Si sientes un dolor de cabeza repentino o muy fuerte en la nuca, o el dolor de cabeza va en aumento y te ocasiona rigidez en el cuello, recurre a un médico de inmediato para que vea si padeces hemorragia subaracnoidea o meningitis.

Dolor de cabeza

Clave: **Muy probables** **Posibles** **Poco probables**

Virus Es un germen que causa fiebre o catarro. El dolor de cabeza sólo es parte del malestar general que ocasionan los virus.
Tratamiento Toma paracetamol o aspirina a intervalos regulares y muchos líquidos.

Cefalea por tensión La tensión ocasiona que los músculos se tensen, sobre todo en la frente o el cuello. Los músculos se vuelven sensibles y causan dolor de cabeza.
Tratamiento Ayudan los masajes, la relajación y el ejercicio físico (lee también la sección *Tensión emocional*, p. 143). Si es posible evita los analgésicos, porque pueden empeorarte.

Resaca No hay que ser Einstein para deducir por qué tienes un fuerte dolor de cabeza (junto con otros síntomas) a la mañana siguiente de una buena juerga.
Tratamiento Toma líquidos (de preferencia jugo de fruta) y analgésicos; además, puedes tomar antiácidos si sufres acidez estomacal. Las principales medidas preventivas para el futuro son evitar las borracheras y tomar mucha agua antes del desastre.

Migraña Se debe a la dilatación excesiva de los vasos sanguíneos cerebrales; la sangre bombeada a través de ellos causa un dolor martilleante. Se desconoce la causa, pero en muchos casos es mal de familia y los ataques pueden relacionarse con la dieta, el estrés o el agotamiento.
Tratamiento Cuando se sufre un ataque de migraña se necesita reposo y tranquilidad, además de analgésicos potentes, como una combinación de paracetamol y codeína (que puedes conseguir en la farmacia sin receta médica). Generalmente, los preparados solubles son eficaces y actúan más rápido. Si sufres ataques repetidos, intenta descubrir qué los provoca y evítalo. Por lo regular resulta obvio cuando se trata de algo en tu dieta (como queso, chocolate o vino tinto). Recuerda que omitir una comida también puede causar un ataque, por tanto trata de comer a horas regulares. Conviene que veas al doctor si los analgésicos indicados no te ayudan o si sufres ataques con mucha frecuencia (más de una vez a la quincena); en ambos casos, el médico te podrá prescribir algo que te ayude.

Sinusitis Es una infección de los senos paranasales, que son los huecos que hay entre la frente y las mejillas. La infección causa aumento de presión que provoca dolor sobre el seno afectado. Si sufres de nariz tapada la mayor parte del tiempo, es probable que sufras ataques de sinusitis.
Tratamiento Toma analgésicos e inhalaciones de vapor; si no mejoras en pocos días, ve a ver al doctor porque tal vez debas tomar antibióticos. Si continúan los ataques, también necesitarás un tratamiento para llmpiar la nariz; la congestión nasal constante tiende a bloquear los senos paranasales y, por tanto, causar repetidas infecciones. Se puede tratar este trastorno con *sprays* nasales o cirugía.

Cansancio ocular Cuando no puedes ver con claridad, tiendes a torcer los ojos hacia arriba. Esto causa dolor en los músculos que rodean a los ojos y provoca dolor de cabeza.
Tratamiento Consulta a un oculista.

Cefalea en racimo Este es un tipo raro de migraña que afecta principalmente a hombres de 35 a 45 años de edad.
Tratamiento Pregunta a tu médico qué puedes tomar durante los ataques y si hay tratamiento preventivo.

Efecto secundario de medicamentos Algunos fármacos recetados, como las píldoras para la presión arterial, pueden ocasionar dolor de cabeza. Resulta irónico que también puedan hacerlo los analgésicos (incluso los que se venden sin receta) cuando se consumen con regularidad.
Tratamiento Si crees que un medicamento prescrito es la causa de tus dolores de cabeza, infórmalo al médico. No abuses de los analgésicos.

Hemorragia subaracnoidea La causa es la rotura de un vaso sanguíneo en el cerebro. Es un trastorno muy grave y muy raro.
Tratamiento Ve directamente al hospital.

Meningitis Es una infección de la cubierta cerebral. También es grave, pero menos frecuente de lo que pudieras pensar, considerando que se trata de una membrana muy protegida.
Tratamiento Requiere atención inmediata. Ve con tu médico o al hospital, lo que sea más rápido.

Otros problemas médicos raros Los dolores de cabeza pueden deberse a problemas muy poco frecuentes, como tumores cerebrales o presión arterial en extremo alta.
Tratamiento Por fortuna, los tumores cerebrales son muy poco frecuentes, aunque son lo que más preocupa cuando uno consulta al doctor. Por tanto, cuando vayas al médico, lo más normal será que te tranquilice en vez de que te mande hacer radiografías del cerebro.

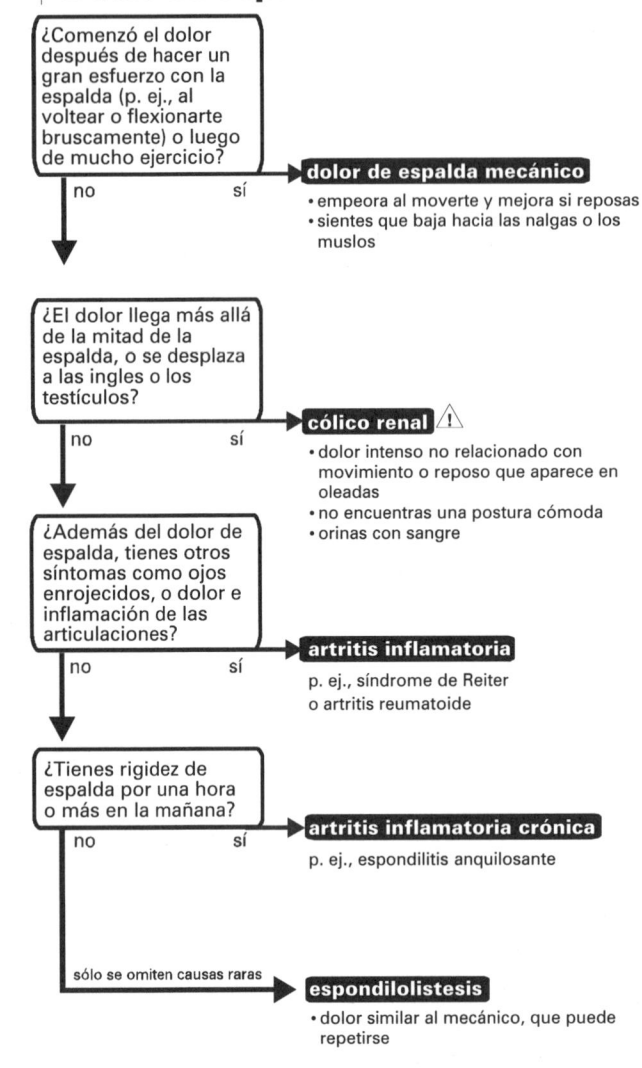

Dolor de espalda

¿Comenzó el dolor después de hacer un gran esfuerzo con la espalda (p. ej., al voltear o flexionarte bruscamente) o luego de mucho ejercicio?

- no / sí

dolor de espalda mecánico
- empeora al moverte y mejora si reposas
- sientes que baja hacia las nalgas o los muslos

o ciática
- el dolor desciende a la pierna y llega hasta el pie
- sientes hormigueo, entumecimiento en la pierna o el pie
- si te afecta ambas piernas o tienes algún problema para orinar, ve pronto al doctor porque puede deberse a un disco vertebral que comprime la médula espinal ⚠

¿El dolor llega más allá de la mitad de la espalda, o se desplaza a las ingles o los testículos?

- no / sí

cólico renal ⚠
- dolor intenso no relacionado con movimiento o reposo que aparece en oleadas
- no encuentras una postura cómoda
- orinas con sangre

o pielonefritis ⚠
- dolor leve y constante
- no cesa el dolor con el movimiento
- te sientes enfermo, con fiebre y dolores
- tal vez orines más seguido o con sensación de ardor

¿Además del dolor de espalda, tienes otros síntomas como ojos enrojecidos, o dolor e inflamación de las articulaciones?

- no / sí

artritis inflamatoria
p. ej., síndrome de Reiter o artritis reumatoide

¿Tienes rigidez de espalda por una hora o más en la mañana?

- no / sí

artritis inflamatoria crónica
p. ej., espondilitis anquilosante

sólo se omiten causas raras

espondilolistesis
- dolor similar al mecánico, que puede repetirse

o cáncer o tuberculosis ⚠
- dolor de espalda tan intenso que te despierta en la noche
- pierdes peso

Recuerda que: ⚠ debes ver pronto al médico; 🏥 acude de inmediato al hospital.

Clave: **Muy probables** **Posibles** **Poco probables**

Dolor de espalda

Dolor de espalda mecánico La espalda tiene tantas partes interconectadas (músculos, huesos, articulaciones, discos vertebrales, ligamentos y tendones) que al doctor le resulta imposible decir con certeza cuál está distendida o inflamada. Pero esto no importa tanto porque el tratamiento es casi el mismo y, por ello, estas lesiones se clasifican como dolor de espalda mecánico.

Tratamiento Los días de guardar reposo absoluto quedaron atrás. Ahora se debe prestar atención a dos aspectos. El primero: el alivio del dolor; el farmacéutico puede sugerirte analgésicos, antiinflamatorios (ibuprofeno) o mezclas de paracetamol y codeína. La aplicación de calor y los masajes también ayudan a reducir el dolor, sobre todo si hay muchos espasmos (contracciones tipo calambre) en los músculos dorsales. El segundo aspecto es mover la espalda. Si evitas cargar cosas pesadas, torceduras y otros riesgos, levantarte y voltear a los lados te ayudará a sanar, aunque sientas un poco de molestia al iniciar estos movimientos; la natación es lo ideal. Además, sé optimista: cualquiera que sea el tratamiento, tienes de 80 a 90% de probabilidades de estar mejor en seis u ocho semanas. Es importante que vuelvas al trabajo lo más pronto posible, aunque no te hayas recuperado por completo. Si en una o dos semanas no sientes mejoría, acude con un osteópata para que acelere tu recuperación con manipulaciones. No esperes que el doctor ordene radiografías, pues no son de mucha ayuda.

Si sufres episodios repetidos de dolor mecánico, toma medidas preventivas; por ejemplo: haz dieta, si tienes sobrepeso; ejercicios leves para la espalda y natación de manera regular; cuida tu postura, no levantes objetos pesados y duerme sobre un colchón firme.

Ciática En cada hueso de la columna hay amortiguadores de golpes llamados discos vertebrales; si alguno se sale de su lugar (protrusión) o hay derrame de líquido, puede afectar un nervio cercano (casi siempre el ciático que corre hacia abajo por el dorso de la pierna) y se produce *ciática* o *protrusión discal*.

Tratamiento Es muy parecido al de dolor mecánico. Sin embargo, la sensación puede ser muy intensa y el doctor tendrá que prescribirte un medicamento, porque las medicinas de venta libre no son tan potentes. En pocos casos, la molestia persiste y el nervio ciático está muy dañado; por tanto, es probable que el médico te envíe con un cirujano ortopedista (especialista en huesos) para ver si te puede ayudar la cirugía. Muy rara vez, el disco desplazado presiona la médula espinal, ocasiona dolor en ambas piernas y dificultad para orinar. Cuando esto ocurre se requiere hospitalización urgente.

Cólico renal Lo causa un cálculo (una piedrecilla) alojado en el conducto que une el riñón con la vejiga, un tubo muscular muy delgado, el cual se contrae con fuerza para expulsar la piedra; esto causa un dolor horrendo.

Tratamiento Depende de adónde acudas primero, al hospital o con el médico. Te dolerá tanto que no te importará quién te vea, sólo querrás alivio inmediato. Se requieren analgésicos potentes, casi siempre inyectados, y tomar muchos líquidos. Si el primero que te atiende es tu doctor y no consigue una mejoría inmediata, de todos modos te enviará al hospital. Cuando sufres la molestia por primera vez, tienes que hacerte exámenes.

Artritis crónica inflamatoria Es cuando hay desgaste e inflamación de las articulaciones. Los niños o jóvenes ocasionalmente sufren un tipo de artritis que se manifiesta con distintos patrones de dolor en ciertas articulaciones (incluso de la espalda) y ocasiona problemas en otras partes (ojos y piel). Esta enfermedad tiene diversas formas, como artritis reumatoide, síndrome de Reiter y espondilitis anquilosante, cada una de ellas tiene causas y efectos distintos. En *Dolor en varias articulaciones* (p. 69) hay más información al respecto.

Tratamiento Lo más probable es que tu médico te remita al reumatólogo (especialista en articulaciones) porque es casi seguro que necesites tratamiento especializado. Es muy importante que te mantengas tan activo como puedas y sigas los consejos antes expuestos para aliviar el dolor de espalda mecánico.

Pielonefritis Es una infección de los riñones.

Tratamiento Toma mucho líquido y ve con tu médico; necesitarás antibióticos. Este trastorno es muy raro en jóvenes y quizá requieras algunos estudios de riñón para encontrar la causa de la infección; tu doctor puede hacerlos o enviarte a un hospital.

Espondilolistesis Es el desplazamiento de una vértebra con respecto a la que está debajo.

Tratamiento Casi siempre se requieren analgésicos y seguir las indicaciones que dimos para el dolor de espalda. Si el desplazamiento es muy grande y el dolor persistente e intenso, quizá la única solución sea la cirugía.

Causas graves infrecuentes El dolor de espalda puede deberse a cientos de factores, como cánceres o infecciones óseas. Por fortuna, tales casos son muy raros.

Tratamiento Si después de consultar el diagrama crees que tu dolor es por una de estas causas, ve con un doctor. Si él concuerda contigo —lo que es muy difícil— ordenará algunos estudios o pedirá la opinión de un especialista.

Dolor de garganta

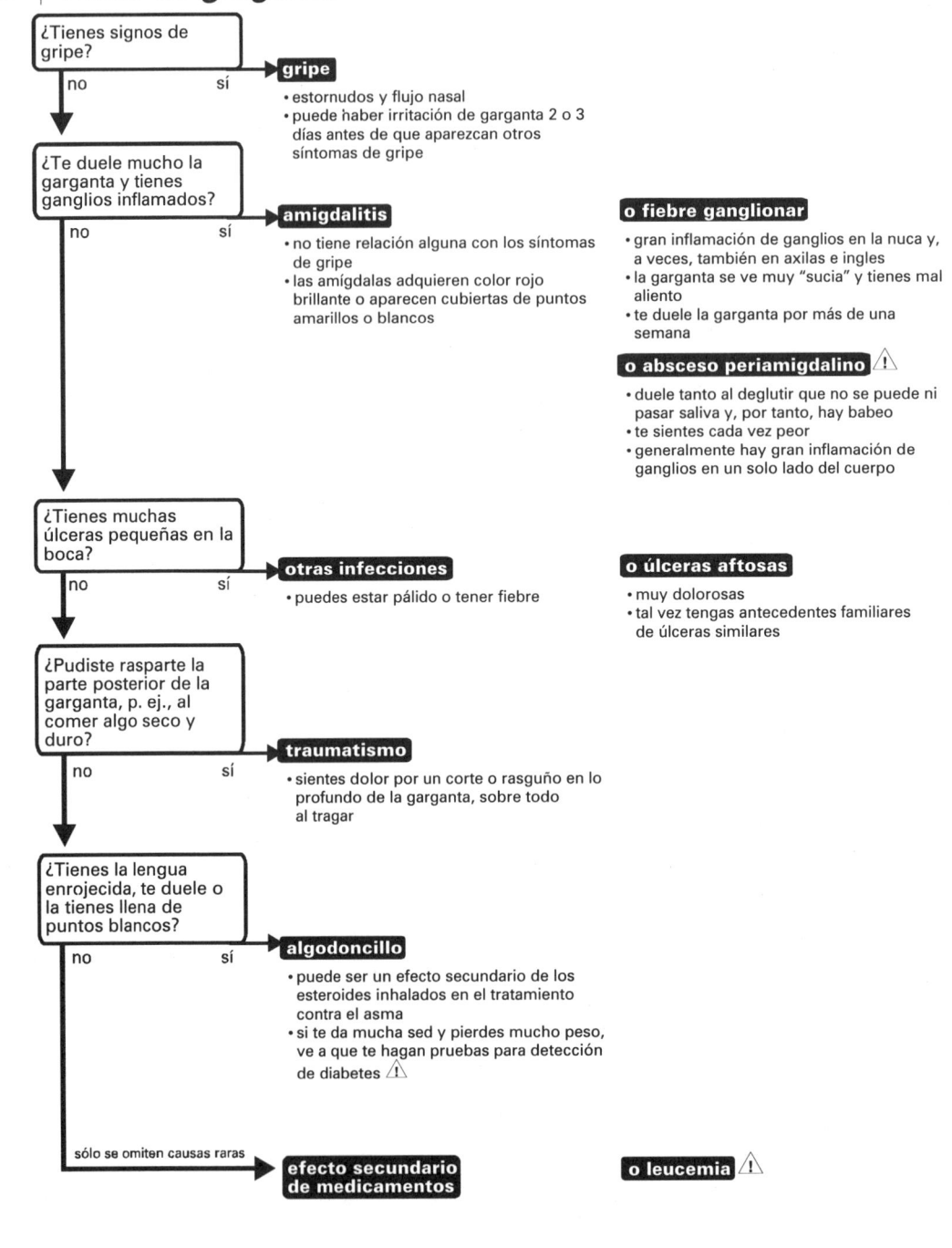

¿Tienes signos de gripe?
no / sí

→ **gripe**
- estornudos y flujo nasal
- puede haber irritación de garganta 2 o 3 días antes de que aparezcan otros síntomas de gripe

¿Te duele mucho la garganta y tienes ganglios inflamados?
no / sí

→ **amigdalitis**
- no tiene relación alguna con los síntomas de gripe
- las amígdalas adquieren color rojo brillante o aparecen cubiertas de puntos amarillos o blancos

o fiebre ganglionar
- gran inflamación de ganglios en la nuca y, a veces, también en axilas e ingles
- la garganta se ve muy "sucia" y tienes mal aliento
- te duele la garganta por más de una semana

o absceso periamigdalino ⚠
- duele tanto al deglutir que no se puede ni pasar saliva y, por tanto, hay babeo
- te sientes cada vez peor
- generalmente hay gran inflamación de ganglios en un solo lado del cuerpo

¿Tienes muchas úlceras pequeñas en la boca?
no / sí

→ **otras infecciones**
- puedes estar pálido o tener fiebre

o úlceras aftosas
- muy dolorosas
- tal vez tengas antecedentes familiares de úlceras similares

¿Pudiste rasparte la parte posterior de la garganta, p. ej., al comer algo seco y duro?
no / sí

→ **traumatismo**
- sientes dolor por un corte o rasguño en lo profundo de la garganta, sobre todo al tragar

¿Tienes la lengua enrojecida, te duele o la tienes llena de puntos blancos?
no / sí

→ **algodoncillo**
- puede ser un efecto secundario de los esteroides inhalados en el tratamiento contra el asma
- si te da mucha sed y pierdes mucho peso, ve a que te hagan pruebas para detección de diabetes ⚠

sólo se omiten causas raras

→ **efecto secundario de medicamentos**

o leucemia ⚠

Dolor de garganta

Clave: **Muy probables** **Posibles** **Poco probables**

Gripe Este trastorno es una infección viral que irrita la porción superior de las vías respiratorias, que abarcan oídos, nariz y garganta.
Tratamiento No hay cura para la gripe, de modo que no tiene caso ir al doctor. En este caso, los antibióticos no ayudan. Los síntomas desaparecen solos en pocos días. Lo que puede ayudar a tu garganta es aspirina soluble o paracetamol y tomar mucha agua.

Amigdalitis Las amígdalas son dos masas de tejido linfoide que forman parte del sistema inmunológico y están localizadas en la garganta, una a cada lado de la campanilla (o *úvula*). Al infectarse con bacterias, se hinchan, duelen y adquieren color rojo fresa o quedan cubiertas de pus.
Tratamiento Ni los médicos se ponen de acuerdo en esto. Algunos siempre recetan antibióticos, otros nunca los prescriben, pero la mayoría toma una decisión específica para cada caso. Los investigadores han demostrado que los antibióticos, si es que ayudan, todo lo que hacen es que la recuperación tarde uno o dos días menos. Si el trastorno es leve y te sientes más o menos bien, prueba las medidas de autoayuda mencionadas en el apartado anterior (gripe), pero si te duele mucho la garganta, tienes fiebre y te sientes muy mal, conviene que llames al doctor.

Fiebre ganglionar Se debe a un virus que generalmente se transmite por cercanía estrecha y provoca síntomas similares a los de la amigdalitis. En algunos casos, la garganta duele mucho, se te dificulta la deglución y puedes sentirte "fuera de combate" por algunas semanas, aun después de desaparecer la irritación.
Tratamiento Algunos médicos ordenan análisis de sangre para confirmar que padeces fiebre ganglionar; sin embargo, no siempre es necesario, pues el doctor puede hacer su diagnóstico a partir de lo que ve en tu garganta e informarte que sólo se trata de un virus que persiste un poco más que la mayoría. También es posible que tu enfermedad sea tan leve que no tengas que visitar al médico. Además, no hay tratamiento específico contra este trastorno aparte de las sencillas medidas ya indicadas. Por tanto, saber que padeces fiebre ganglionar no servirá de mucho, además de saber por qué el dolor de garganta o tu malestar son peores que de costumbre. Por supuesto que si no puedes tragar y te sientes realmente mal debes ir al médico.

Traumatismo Un hueso o algo difícil de masticar (como frituras o tostadas) pueden lastimar el fondo de la garganta al tragarlos, causando dolor.
Tratamiento Si hace falta, toma analgésicos, bebe mucho líquido y mastica cuidadosamente la comida, para no agravar la lesión, que sanará en pocos días.

Absceso periamigdalino Es uno que se forma en torno a las amígdalas; constituye una rara complicación de la amigdalitis.
Tratamiento Ve al doctor. Al principio, se puede curar con antibióticos, pero si está plenamente desarrollado, tendrás que ir al hospital para que lo traten con una punción, bajo anestesia.

Otras infecciones Hay muchos otros patógenos (sobre todo virus) que pueden causar dolor de garganta. Muchos de ellos producen numerosas úlceras pequeñas que duelen y también pueden aparecer en labios, encías y lengua.
Tratamiento Normalmente, todo lo que se requiere es tratamiento común con aspirina o paracetamol y tomar mucho líquido fresco. Sólo vale la pena consultar al médico cuando te sientas muy mal o se te dificulte tomar líquidos a causa del dolor.

Algodoncillo Es una infección por hongos. Generalmente, dichos hongos causan infecciones vaginales en la mujer, que les provocan mucha comezón y secreciones, pero también pueden afectar la garganta, tanto en hombres como en mujeres.
Tratamiento Ve al doctor para que te prescriba algún medicamento antimicótico. Este problema es raro en adultos menores de 45 años (en quienes lo más común es que se deba a un efecto secundario de inhaladores para asmáticos). Los inhaladores de esteroides propician el crecimiento de los hongos del algodoncillo en la garganta. Si eres asmático y empleas estos dispositivos, procura mejorar tu técnica de inhalación (revisa el instructivo del producto) y toma un poco de agua después de cada dosis. Es probable que el médico te prescriba un dispositivo que se adhiere al inhalador y dirige el *spray* para que llegue a los pulmones y no al fondo de la garganta. En raros casos, para la gente que no utiliza inhaladores, esta infección por hongos en la garganta constituye un signo de diabetes o problemas del sistema inmunológico; el doctor podrá analizar estas posibilidades.

Úlceras aftosas En la sección *Úlceras en la boca* (p. 158) se explica este trastorno. Estas úlceras se forman en cualquier parte de la cavidad bucal, de modo que a veces crean una zona dolorosa en la garganta.
Tratamiento No hay manera de curarlas, aunques en la farmacia puedes conseguir diversos geles y pastas que, usados a tiempo, ayudan a concluir el ataque, pero puede resultar riesgosa su aplicación en la garganta, ya que frecuentemente hacen vomitar.

Rarezas médicas Hay algunas enfermedades poco frecuentes que pueden causar dolor de garganta persistente e intenso; las más graves son los trastornos de la sangre y efectos secundarios de algunos medicamentos (como algunos fármacos antitiroideos y antiepilépticos).
Tratamiento Si crees que padeces algo de esto, lo cual es muy improbable, consulta a tu médico para que revise tu problema.

Dolor de oídos

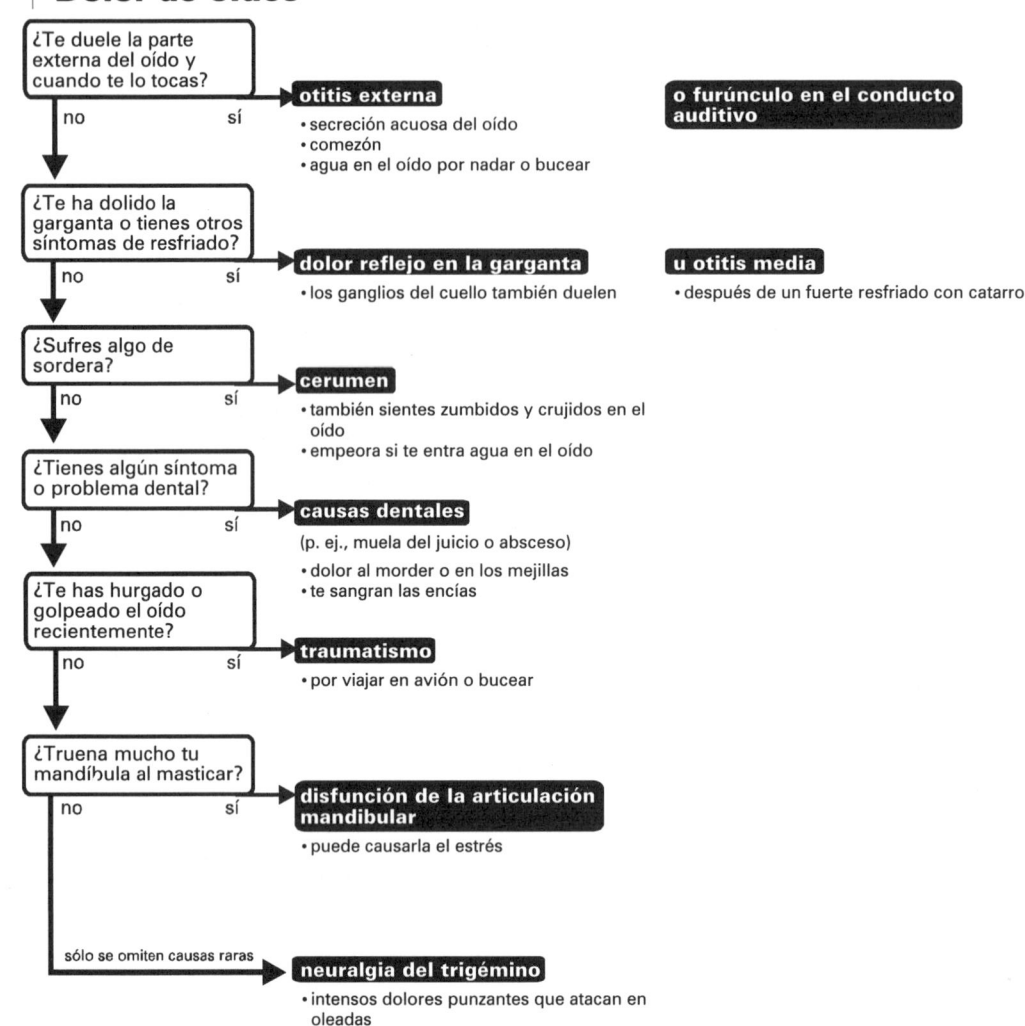

¿Te duele la parte externa del oído y cuando te lo tocas?
- no
- sí → **otitis externa**
  - secreción acuosa del oído
  - comezón
  - agua en el oído por nadar o bucear

o furúnculo en el conducto auditivo

¿Te ha dolido la garganta o tienes otros síntomas de resfriado?
- no
- sí → **dolor reflejo en la garganta**
  - los ganglios del cuello también duelen

u otitis media
- después de un fuerte resfriado con catarro

¿Sufres algo de sordera?
- no
- sí → **cerumen**
  - también sientes zumbidos y crujidos en el oído
  - empeora si te entra agua en el oído

¿Tienes algún síntoma o problema dental?
- no
- sí → **causas dentales**
  - (p. ej., muela del juicio o absceso)
  - dolor al morder o en los mejillas
  - te sangran las encías

¿Te has hurgado o golpeado el oído recientemente?
- no
- sí → **traumatismo**
  - por viajar en avión o bucear

¿Truena mucho tu mandíbula al masticar?
- no
- sí → **disfunción de la articulación mandibular**
  - puede causarla el estrés

sólo se omiten causas raras → **neuralgia del trigémino**
- intensos dolores punzantes que atacan en oleadas

Dolor de oídos

Clave: **Muy probables** **Posibles** **Poco probables**

Otitis externa Es una infección del conducto auditivo externo (el hueco donde puedes introducir tu dedo meñique).
Tratamiento El problema se cura solo si evitas que entre agua en tus oídos y dejas de introducirte hisopos o cotonetes de algodón. Practica siempre estas medidas para evitar que se repitan los ataques. El conducto auditivo no requiere tu ayuda para limpiarse; si deseas impedir que se te meta el agua, usa tapones (p. ej., algodón con vaselina) al lavar tu pelo o nadar. Si tienes algo grave, necesitarás que tu médico te recete gotas o un atomizador. Si además te da eczema en el conducto auditivo, aplica hidrocortisona en crema a 1%, que consigues en la farmacia.

Furúnculos Los del canal auditivo son como los que brotan en cualquier parte del cuerpo; se trata de infecciones cutáneas que se convierten en un bulto lleno de pus. La diferencia es que, por hallarse dentro del conducto auditivo, causan un dolor terrible.
Tratamiento Toma analgésicos y cruza los dedos para que desaparezca pronto; pero si empeora, el doctor te prescribirá antibióticos.

Cerumen Mucha gente quiere extraerlo atacando sus oídos con hisopos de algodón, lo cual empeora las cosas, pues al empujar tan adentro y comprimirlo contra el tímpano, sólo consiguen mucho dolor.
Tratamiento Primero olvídate de los cotonetes y luego ponte gotas para los oídos (que compras en la farmacia) para ablandar el cerumen. Con esto resolverás el problema, pero si disminuye tu audición, acude con una enfermera para que extraiga el tapón con una jeringa.

Otitis media Es una infección del tímpano; normalmente se debe a un resfriado. Es la causa más común de dolor de oídos en niños.
Tratamiento Toma durante 24 horas algún analgésico. Si no mejoras, llama a tu médico; tal vez requieras antibióticos.

Dolor reflejo Los trastornos en otras áreas pueden "enviar" el dolor al oído. Las infecciones de garganta, así como el deterioro y fractura de huesos en el cuello producen un dolor que se siente en el oído.
Tratamiento Averigua dónde se origina el dolor, busca la sección adecuada en esta guía y, listo, problema resuelto.

Causas dentales El tipo de problemas, como el brote de la muela del juicio o los abscesos, suele ocasionar dolor de oído.
Tratamiento Ármate de valor y acude al dentista.

Traumatismo Si hurgas tus oídos puedes lesionarlos; tal vez sólo te rasguñes el conducto, pero si lo haces con mucha fuerza puedes desgarrar tu tímpano. Un ruido muy fuerte o un golpe al lado de la cabeza (como el que ocurre con un clavado mal ejecutado en la piscina) también puede causar una lesión dolorosa. Además, los cambios de presión (*barotraumas*) que sientes cuando vuelas o buceas también causan dolor de oídos.
Tratamiento Los dolores repentinos luego de un traumatismo, sobre todo si hay sordera, no son buenas noticias, pues tal vez sufriste una lesión importante. Ve de inmediato con tu doctor o a urgencias. Por lo regular, el dolor por barotrauma se alivia pronto, aunque no oigas bien durante una o dos semanas.

Disfunción de la articulación mandibular Es un problema en las uniones laterales entre la mandíbula y el cráneo, junto al oído. Si tu mordida está algo desviada o aprietas los dientes por hábito, esta articulación mandibular puede inflamarse y doler.
Tratamiento Toma analgésicos contra el dolor, pero conviene ir con el dentista.

Neuralgia del trigémino Las neuralgias son dolores agudos que se originan en un nervio; en este caso el trigémino, que da sensibilidad al oído.
Tratamiento Espera que el problema desaparezca solo en poco tiempo. Si no es así, comenta la situación con tu médico.

Dolor en el ano

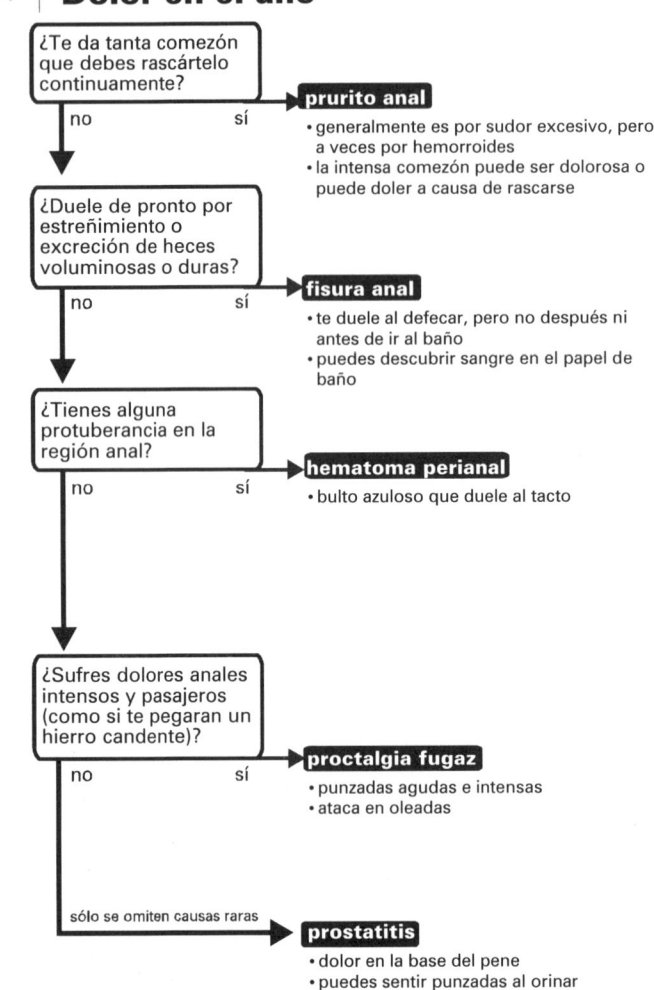

¿Te da tanta comezón que debes rascártelo continuamente?
- no
- sí → **prurito anal**
  - generalmente es por sudor excesivo, pero a veces por hemorroides
  - la intensa comezón puede ser dolorosa o puede doler a causa de rascarse

¿Duele de pronto por estreñimiento o excreción de heces voluminosas o duras?
- no
- sí → **fisura anal**
  - te duele al defecar, pero no después ni antes de ir al baño
  - puedes descubrir sangre en el papel de baño

¿Tienes alguna protuberancia en la región anal?
- no
- sí → **hematoma perianal**
  - bulto azuloso que duele al tacto

  o prolapso de hemorroides
  - la inflamación aparece al defecar y desaparece al terminar
  - se acompaña de comezón y hemorragia

  o absceso ⚠
  - inflamación y dolor que aumenta durante 2 o 3 días
  - como todo furúnculo, puede formar una especie de barro y romperse

¿Sufres dolores anales intensos y pasajeros (como si te pegaran un hierro candente)?
- no
- sí → **proctalgia fugaz**
  - punzadas agudas e intensas
  - ataca en oleadas

sólo se omiten causas raras → **prostatitis**
- dolor en la base del pene
- puedes sentir punzadas al orinar

Recuerda que: ⚠ debes ver pronto al médico; 🏥 acude de inmediato al hospital.

Clave: **Muy probables** **Posibles** **Poco probables**   # Dolor en el ano

Prurito anal Comezón alrededor del ano. Puede provocar mucho dolor, sobre todo si te rascas demasiado. Existen varias cosas que pueden ocasionarlo de inmediato, como sudor o eczema, pero es el rascado lo que provoca la comezón al hacer que se inflame la piel sensible.

Tratamiento Hay dos acciones clave para resolver este problema. La primera es mantener el área limpia y seca (la manera más fácil de hacerlo es limpiarte bien después de defecar) y la segunda es dejar de rascarte (si te rascas, no permitirás la cicatrización porque te desgarrarás la piel). También puedes conseguir en la farmacia crema de hidrocortisona a 1% y aplicarte pequeñas cantidades dos veces al día, con lo que se alivia la comezón. Si todo esto falla, coméntalo al doctor, pues puede que necesites una crema que sólo se venda con receta, u otro tratamiento, para resolver el problema.

Hematoma perianal Se debe a rotura de un vaso sanguíneo próximo al ano. La sangre se derrama hacia la piel y la distiende, con lo que se forma una masa sensible al dolor, de color morado y del tamaño de una cereza (en términos técnicos, un hematoma). Generalmente lo causa el pujar cuando uno esta estreñido o un ataque de diarrea.

Tratamiento El trastorno desaparece por sí solo en unos cinco días. Pero te quedará una pequeña protuberancia suave (un pólipo anal) que no hace daño y se puede ignorar. El hematoma es doloroso y, por ende, estarás tentado a no ir al baño con regularidad, aunque debes hacerlo porque, de otro modo, te estreñirás y al hacer más esfuerzo para evacuar se corre el riesgo de que se forme otro hematoma. Si el dolor es insoportable, puedes ir a un servicio de urgencias, donde pueden abrir el hematoma para que salga la sangre y disminuya la presión. Por otro lado, tal vez quieras soportar el dolor con los dientes apretados, por algunos días. Vale la pena que consumas más fibra en el futuro para anular la posibilidad de otros problemas.

Fisura anal Es una pequeña grieta en la región anal. La causa lo mismo que provoca hematoma perianal (consulta el apartado anterior).

Tratamiento Por lo regular, este trastorno se resuelve por sí solo, aunque puede tardar una o dos semanas. También es importante que no te abstengas de defecar por el dolor, para que no te estriñas (el esfuerzo a la excreción de heces muy grandes abrirán la fístula otra vez). De ser posible, siempre que termines de evacuar, sumerge el trasero en agua, porque así se calmará el dolor y podrás conservar limpia el área. También te puedes aplicar crema o gel de linocaína (un anestésico) que puedes adquirir en la farmacia; frota la crema o gel en el área dolorida, durante una media hora antes de defecar y poco después de hacerlo. En raras ocasiones, la fístula no cierra; por tanto, si dura semanas sin mejoría, ve al doctor, quien tal vez deba enviarte con un especialista para una pequeña operación.

Prolapso de hemorroides Las hemorroides (o almorranas) sólo son venas varicosas (vasos sanguíneos inflamados) en la región anorrectal (consulta la sección *Bultos en el ano*, p. 26). Generalmente no duelen, pero si salen de su lugar y sobresalen del ano (es decir, se prolapsan) pueden volverse dolorosas.

Tratamiento Si las venas vuelven a su lugar después de que hayas defecado, lo más seguro es que no te causen problemas; sólo debes evitar el estreñimiento (como ya se dijo). Si permanecen fuera, es más probable que te duela y haya hemorragia. Cualquiera de las cremas que puedes comprar en la farmacia te aliviará el dolor, pero es muy probable que necesites otro tratamiento (quizás una operación sencilla), por lo que deberás ir al doctor. Muy raras veces, las hemorroides prolapsadas se *estrangulan* (son atrapadas por el músculo anal), lo que causa intenso dolor, y tendrás que ir a un hospital.

Absceso Es una infección cutánea que forma una acumulación de pus, caliente y dolorosa.

Tratamiento En el mejor de los casos, se requiere tratamiento con antibióticos; en el peor, deberás ir al hospital para que lo perforen. Por tanto, ve al doctor; con urgencia si el absceso es grande, muy doloroso, te sientes mal y tienes fiebre.

Proctalgia fugaz Dolor anorrectal intenso y pasajero. Lo malo es que nadie sabe qué lo provoca; lo bueno, que no es dañino.

Tratamiento Es muy difícil. No tiene cura y no hay tratamiento eficaz. En algunos casos sirven los baños calientes; en otros, las compresas de hielo, y en unos más, los masajes alrededor del ano detienen el ataque. Si esto no te ayuda, necesitarás tomar un analgésico potente o visitar al doctor para que te prescriba un medicamento que sólo se venda con receta. Algunos médicos descubrieron que los ungüentos utilizados para tratar angina de pecho también sirven contra la proctalgia cuando son aplicados en la región anal (pero no preguntes cómo lo descubrieron).

Prostatitis Es infección de la próstata por un microbio; por lo general, éste penetra por el pene y llega hasta la glándula, que tiene el tamaño de una nuez y está ubicada justo debajo de la vejiga. La infección de la glándula prostática produce diversos síntomas, incluso dolor en el ano.

Tratamiento Consulta a tu médico. Tal vez quiera hacerte unos exámenes (la consabida introducción de su dedo en tu trasero) y, si confirma que sufres prostatitis, lo más probable es que te prescriba un largo tratamiento con antibióticos.

Dolor en el brazo

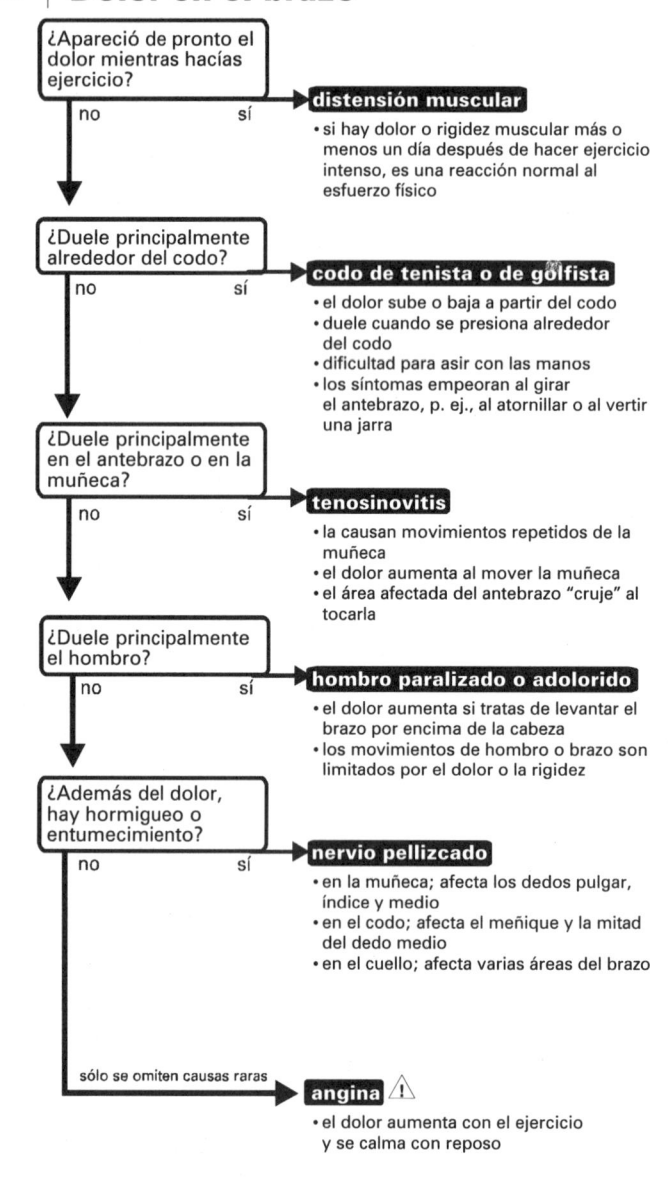

¿Apareció de pronto el dolor mientras hacías ejercicio?
no / sí →

distensión muscular
- si hay dolor o rigidez muscular más o menos un día después de hacer ejercicio intenso, es una reacción normal al esfuerzo físico

¿Duele principalmente alrededor del codo?
no / sí →

codo de tenista o de golfista
- el dolor sube o baja a partir del codo
- duele cuando se presiona alrededor del codo
- dificultad para asir con las manos
- los síntomas empeoran al girar el antebrazo, p. ej., al atornillar o al vertir una jarra

¿Duele principalmente en el antebrazo o en la muñeca?
no / sí →

tenosinovitis
- la causan movimientos repetidos de la muñeca
- el dolor aumenta al mover la muñeca
- el área afectada del antebrazo "cruje" al tocarla

¿Duele principalmente el hombro?
no / sí →

hombro paralizado o adolorido
- el dolor aumenta si tratas de levantar el brazo por encima de la cabeza
- los movimientos de hombro o brazo son limitados por el dolor o la rigidez

¿Además del dolor, hay hormigueo o entumecimiento?
no / sí →

nervio pellizcado
- en la muñeca; afecta los dedos pulgar, índice y medio
- en el codo; afecta el meñique y la mitad del dedo medio
- en el cuello; afecta varias áreas del brazo

sólo se omiten causas raras →

angina ⚠
- el dolor aumenta con el ejercicio y se calma con reposo

Recuerda que: ⚠ debes ver pronto al médico; 🄷 acude de inmediato al hospital.

Clave: **Muy probables** **Posibles** **Poco probables**   ## Dolor en el brazo | 57

Distensión muscular En el brazo hay diversos músculos que se lesionan fácilmente por tensión (por estiramiento); por ejemplo, al levantar objetos pesados o al practicar deporte.

Tratamiento No es necesario si la lesión es leve, ya que sanará en uno o dos días. Cuando es más grave, se requiere reposo por más tiempo, compresas de hielo sobre la parte afectada y algunos analgésicos o antiinflamatorios (como ibuprofeno, que se vende sin receta médica).

Codo de tenista o de golfista La mano y la muñeca emplean muchos músculos para moverse; varios de ellos están unidos al codo (los que levantan el brazo están unidos al lado externo del codo y los que lo bajan al lado interno). Las uniones entre dichos músculos y el hueso se pueden inflamar —a veces sin motivo, pero otras por lesión o esfuerzo repetido en el deporte— (codo de tenista, en lado externo, y de golfista, en el lado interno). No es necesario practicar estos deportes para sufrir este problema.

Tratamiento La lesión se cura con el tiempo, aunque puede tardar meses. También ayuda la aplicación de calor (frascos con agua caliente o una lámpara de rayos infrarrojos), el masaje suave, vendaje de soporte y antiinflamatorios (ibuprofeno). Si no mejoras y sientes mucha molestia, una inyección de cortisona te aliviará (te la puede aplicar tu médico o un especialista). Si juegas tenis, pide asesoría en cuanto a tu técnica y al grosor del mango de la raqueta; con estos pequeños cambios se puede resolver el problema.

Tenosinovitis Los tendones son unas ligas resistentes que unen los músculos al hueso. Estas fibras están envueltas por una envoltura que les permite deslizarse unas sobre otras. La repetición de movimientos o ejercicios a los que no estás acostumbrado hace que la cubierta se inflame y ejerza fricción, lo que causa dolor. Esto es la tenosinovitis, que casi siempre ocurre en la muñeca.

Tratamiento Si ocurre por hacer un ejercicio al que no estás acostumbrado, sanará sola en pocos días. El problema es más complicado si se debe a movimientos repetitivos. Usar muñequeras, compresas calientes y antiinflamatorios, como en el caso anterior, puede ser de ayuda. También da buen resultado inyectar cortisona dentro de la cubierta tendinosa, aunque es mejor que lo realice un especialista. Hay que eliminar la causa, cualquiera que sea. Por ejemplo, el trabajo mecánico repetitivo o largas horas de captura o mecanografía en postura inadecuada pueden impedir que sane la inflamación. Para resolver el problema, debes cambiar tu postura habitual al trabajar o comentárselo a tu jefe.

Hombro paralizado o adolorido Cuando mueves el brazo, usas diversos músculos que, si se inflaman (no se sabe bien por qué), provocan dolor en el hombro y sus movimientos se ven limitados. A esto se le llama hombro adolorido. En los casos más graves, hay tanta molestia que no se puede mover el hombro y se dice que está "congelado".

Tratamiento Los cuidados que se indican para otros trastornos de los brazos también sirven en este caso, como aplicar calor o tomar los antiinflamatorios disponibles en la farmacia. Es muy importante mover el hombro para que no se ponga demasiado rígido. Un ejercicio sencillo consiste en levantar el brazo, suavemente, balancearlo como péndulo e incrementar cada día los movimientos. El hombro adolorido o paralizado tarda varios meses —incluso uno o dos años— en sanar. También en este caso son útiles las inyecciones de cortisona (consulta a tu médico). En los casos graves se emplea la fisioterapia o la cirugía; por tanto, si no sientes mejoría acude con el doctor.

Nervio pellizcado Los nervios salen de la médula espinal, pasan a través de varios huesos del cuello y cruzan varios rincones y huecos antes de extenderse por los brazos. Pueden quedar atrapados en cualquier punto de su trayecto, aunque esto ocurre casi siempre en el cuello, el codo o las muñecas, lo que ocasiona dolor, hormigueo o entumecimiento.

Tratamiento En casi todos los casos, los nervios pellizcados se liberan en dos o tres días. Si la molestia persiste, toma antiinflamatorios y haz ejercicio ligero; si continúa, es grave o empeora con rapidez, ve con el médico. El tratamiento varía según el sitio exacto del nervio atrapado, pero casi siempre se usan antiinflamatorios, férulas, cortisona inyectada y masajes; y en los casos más graves, cirugía.

Angina En la sección *Dolor en el pecho* (p. 58) se aborda este trastorno. En ocasiones duele el brazo izquierdo y también el pecho. Pero recuerda que es muy poco probable que cause dolor en el brazo antes de los 45 años.

Tratamiento Consulta la sección *Dolor en el pecho* (p. 58).

Dolor en el pecho

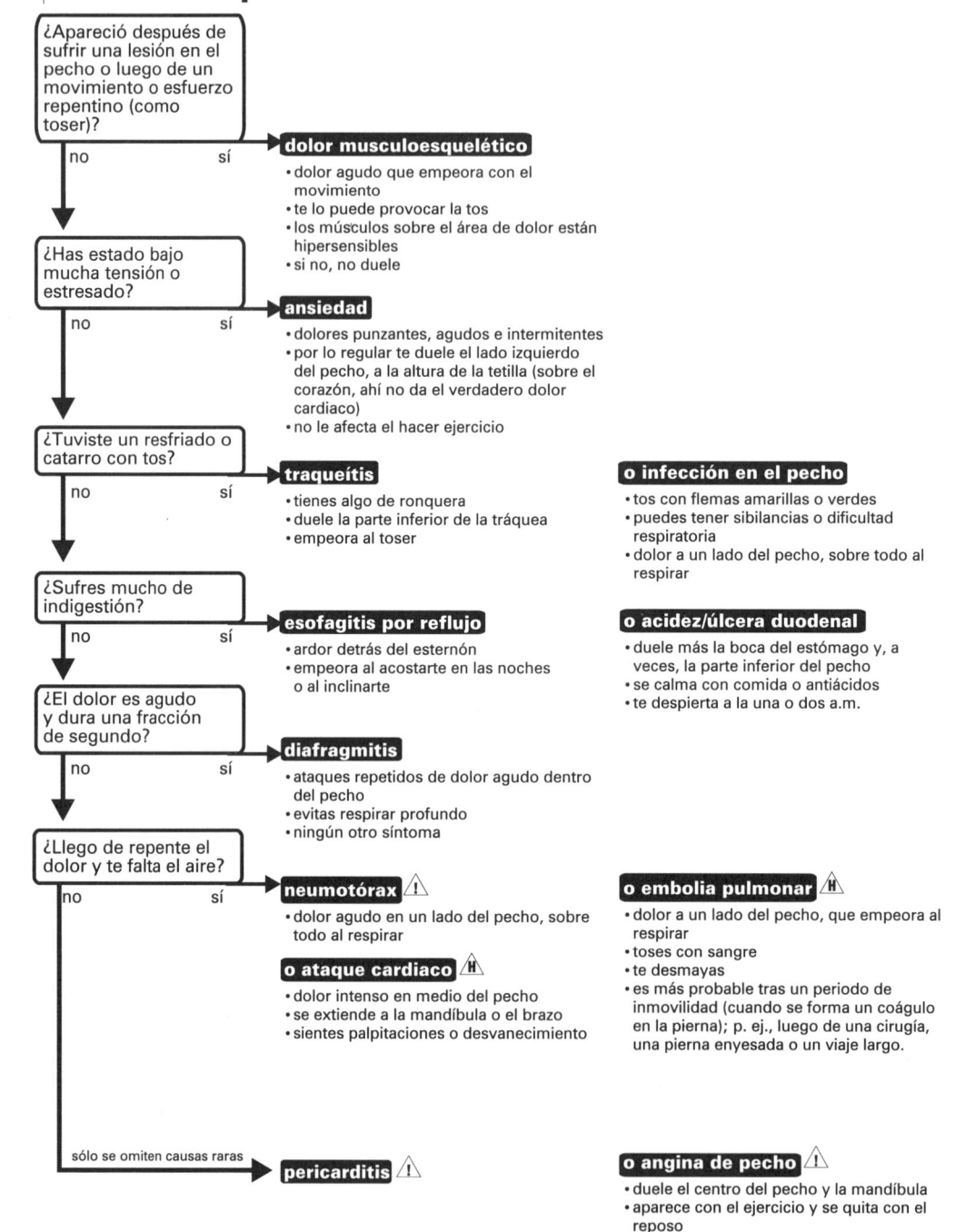

¿Apareció después de sufrir una lesión en el pecho o luego de un movimiento o esfuerzo repentino (como toser)?

- no → (continúa)
- sí → **dolor musculoesquelético**
  - dolor agudo que empeora con el movimiento
  - te lo puede provocar la tos
  - los músculos sobre el área de dolor están hipersensibles
  - si no, no duele

¿Has estado bajo mucha tensión o estresado?

- no → (continúa)
- sí → **ansiedad**
  - dolores punzantes, agudos e intermitentes
  - por lo regular te duele el lado izquierdo del pecho, a la altura de la tetilla (sobre el corazón, ahí no da el verdadero dolor cardiaco)
  - no le afecta el hacer ejercicio

¿Tuviste un resfriado o catarro con tos?

- no → (continúa)
- sí → **traqueítis**
  - tienes algo de ronquera
  - duele la parte inferior de la tráquea
  - empeora al toser

  o infección en el pecho
  - tos con flemas amarillas o verdes
  - puedes tener sibilancias o dificultad respiratoria
  - dolor a un lado del pecho, sobre todo al respirar

¿Sufres mucho de indigestión?

- no → (continúa)
- sí → **esofagitis por reflujo**
  - ardor detrás del esternón
  - empeora al acostarte en las noches o al inclinarte

  o acidez/úlcera duodenal
  - duele más la boca del estómago y, a veces, la parte inferior del pecho
  - se calma con comida o antiácidos
  - te despierta a la una o dos a.m.

¿El dolor es agudo y dura una fracción de segundo?

- no → (continúa)
- sí → **diafragmitis**
  - ataques repetidos de dolor agudo dentro del pecho
  - evitas respirar profundo
  - ningún otro síntoma

¿Llego de repente el dolor y te falta el aire?

- no → (continúa)
- sí → **neumotórax** ⚠
  - dolor agudo en un lado del pecho, sobre todo al respirar

  o ataque cardiaco 🏥
  - dolor intenso en medio del pecho
  - se extiende a la mandíbula o el brazo
  - sientes palpitaciones o desvanecimiento

  o embolia pulmonar 🏥
  - dolor a un lado del pecho, que empeora al respirar
  - toses con sangre
  - te desmayas
  - es más probable tras un periodo de inmovilidad (cuando se forma un coágulo en la pierna); p. ej., luego de una cirugía, una pierna enyesada o un viaje largo.

sólo se omiten causas raras → **pericarditis** ⚠

o angina de pecho ⚠
- duele el centro del pecho y la mandíbula
- aparece con el ejercicio y se quita con el reposo

Recuerda que: ⚠ debes ver pronto al médico; 🏥 acude de inmediato al hospital.

Clave: **Muy probables** **Posibles** **Poco probables**

Dolor en el pecho

Dolor musculoesquelético Los músculos y huesos que forman la caja torácica pueden inflamarse por una distensión muscular, golpes o infección viral.
Tratamiento Se alivia solo, pero puede tardar algunas semanas, ya que la caja torácica es muy sensible y está en uso constante (se expande o contrae con cada respiración). Te ayudará tomar analgésicos o antiinflamatorios (como ibuprofeno) que compras en la farmacia; también sirve la aplicación de calor (p. ej., con una lámpara o compresas).

Ansiedad El estrés emocional hace que se tensen los músculos de la caja torácica, lo cual ocasiona diversos dolores. Si sufres ansiedad y sientes molestias en el pecho, es muy probable que pienses que tienes algo grave, como un trastorno cardiaco. Esto te pone más nervioso y el malestar empeora, y se crea un círculo vicioso.
Tratamiento Lo más importante es aceptar que no tienes nada grave, ya que esto te ayudará a relajarte, y aliviará la tensión muscular. Si no estás convencido, coméntalo con tu médico. Además, primero trata de resolver lo que te causa estrés; también te ayudaría hacer deporte o ejercicios de relajación. En *Tensión emocional* (p. 143) hallarás más detalles al respecto.

Traqueítis Cuando padeces resfriado o gripa, el virus puede diseminarse hasta la tráquea, y ocasionar este problema.
Tratamiento No sirven los antibióticos. El trastorno desaparecerá solo en unos cuantos días; mientras tanto, toma analgésicos, haz inhalaciones de vapor, y no fumes.

Esofagitis por reflujo En la sección *Indigestión* (p. 85) se explica este trastorno y cómo tratarlo. Si el ácido te irrita mucho el esófago, puede causar dolores en el pecho.

Diafragmitis El diafragma es una lámina muscular interna que separa el pecho del abdomen. Se cree que la diafragmitis se debe a la irritación de dicho músculo, aunque nadie sabe qué la ocasiona; sin embargo, es totalmente inofensiva.
Tratamiento Como se desconoce la causa, no se puede prevenir. Aparece y se va tan rápido que no vale la pena tomar analgésicos, ya que el dolor se aliviará antes de que cualquier tableta pueda surtir efecto. Por tanto, intenta ignorar la molestia.

Acidez o úlcera duodenal En la sección *Dolor abdominal recurrente* (p. 45) se explican estos trastornos y cómo tratarlos. Algunas veces, el dolor se siente en el pecho y no en el estómago.

Infección en el pecho Un tipo grave de este trastorno es la neumonía que puede causar *pleuresía*. En la sección *Tos* (p. 147) se explica este problema con más detalle.

Angina de pecho o ataque cardiaco Si los vasos sanguíneos que irrigan tu corazón se obstruyen, la sangre tendrá dificultad en llegar al miocardio. Por tanto, el músculo cardiaco sufrirá la falta de oxígeno y se quejará provocando un dolor opresivo en el pecho, sobre todo cuando te ejercitas; esto es la *angina de pecho*, un trastorno poco probable en menores de 35 años. Cuando se bloquea totalmente un vaso sanguíneo, la parte de músculo cardiaco que irriga morirá; esto ocasionará un dolor repentino e intenso en el pecho (ataque cardiaco o infarto del miocardio). Todos los hombres pueden padecer trastornos del corazón, especialmente al envejecer; sin embargo, corres riesgo de sufrirlo si fumas o tienes alguna enfermedad cardiaca de familia, estás excedido de peso, tu dieta es inadecuada, tienes alta concentración de colesterol (un tipo de grasa en la sangre), padeces hipertensión o te ejercitas; la probabilidad es mayor cuando reúnes uno o más de estos factores.
Tratamiento Si crees tener angina de pecho, debes ver a tu médico. Probablemente, él te dará algún medicamento o te enviará con un cardiólogo para que te practique más pruebas, ratifique el diagnóstico y determine si requieres algún otro tipo de tratamiento. Es muy importante que corrijas tu estilo de vida; el doctor te recomendará cómo cambiar tu dieta, cuánto peso perder y qué ejercicios realizar; además, debes dejar de fumar. Si sientes que estás sufriendo un ataque cardiaco, no lo dudes y pide una ambulancia de inmediato. Los doctores del hospital te darán tratamiento para aliviar el dolor y proteger tu corazón, pero es importante hacerlo lo más pronto posible. Mientras esperas a los paramédicos, mastica una aspirina, ya que aligera la sangre y ayuda a desbloquear los vasos sanguíneos.

Pericarditis Es una inflamación de la cubierta cardiaca, por lo regular causada por un virus.
Tratamiento Necesitas consultar a tu médico, él te enviará al hospital si lo considera pertinente.

Neumotórax y embolia pulmonar Se explican en las secciones *Dificultad para respirar* (p. 41) y *Sangre al escupir* (p. 131).

Dolor en la rodilla

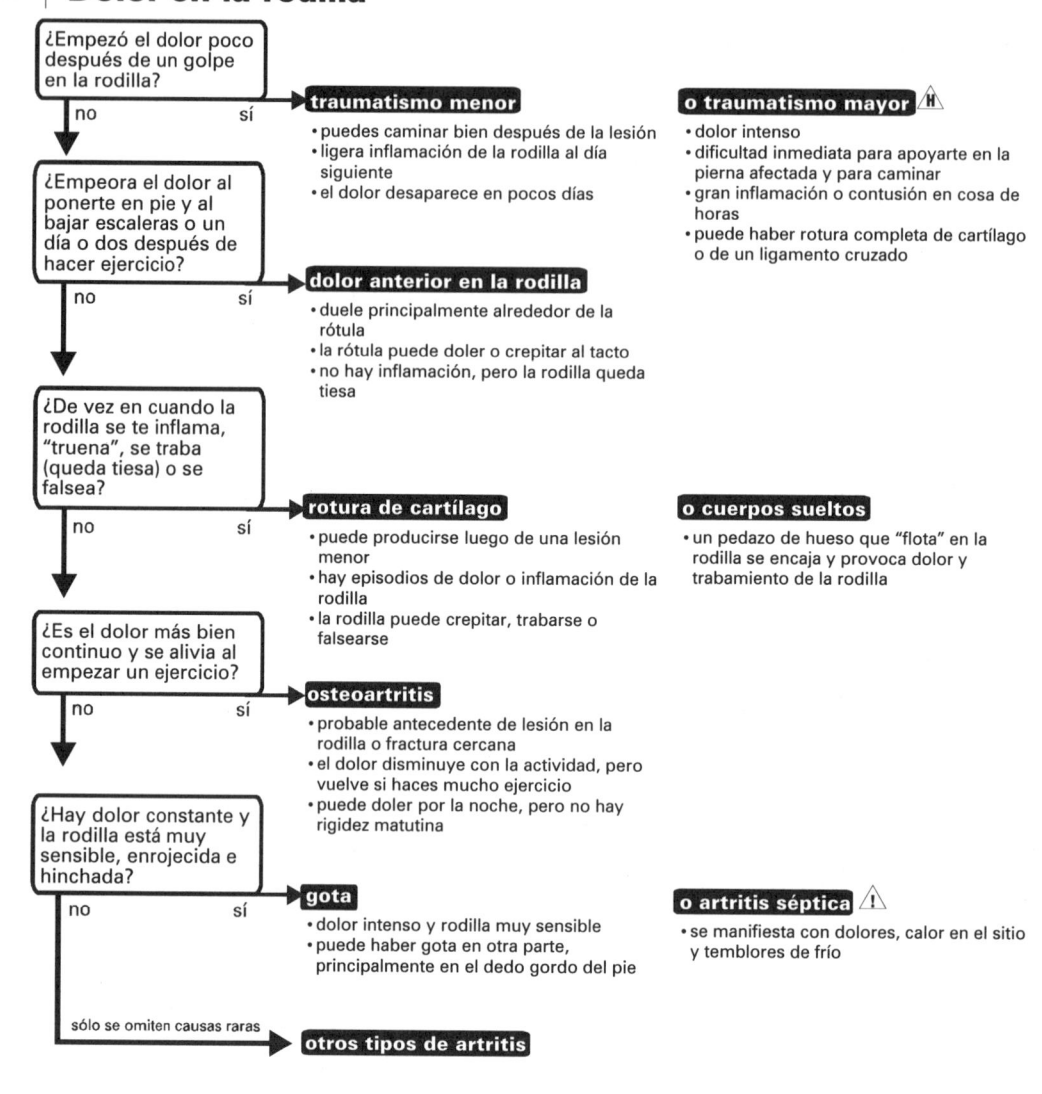

¿Empezó el dolor poco después de un golpe en la rodilla?
- no → (sigue abajo)
- sí →

traumatismo menor
- puedes caminar bien después de la lesión
- ligera inflamación de la rodilla al día siguiente
- el dolor desaparece en pocos días

o traumatismo mayor
- dolor intenso
- dificultad inmediata para apoyarte en la pierna afectada y para caminar
- gran inflamación o contusión en cosa de horas
- puede haber rotura completa de cartílago o de un ligamento cruzado

¿Empeora el dolor al ponerte en pie y al bajar escaleras o un día o dos después de hacer ejercicio?
- no → (sigue abajo)
- sí →

dolor anterior en la rodilla
- duele principalmente alrededor de la rótula
- la rótula puede doler o crepitar al tacto
- no hay inflamación, pero la rodilla queda tiesa

¿De vez en cuando la rodilla se te inflama, "truena", se traba (queda tiesa) o se falsea?
- no → (sigue abajo)
- sí →

rotura de cartílago
- puede producirse luego de una lesión menor
- hay episodios de dolor o inflamación de la rodilla
- la rodilla puede crepitar, trabarse o falsearse

o cuerpos sueltos
- un pedazo de hueso que "flota" en la rodilla se encaja y provoca dolor y trabamiento de la rodilla

¿Es el dolor más bien continuo y se alivia al empezar un ejercicio?
- no → (sigue abajo)
- sí →

osteoartritis
- probable antecedente de lesión en la rodilla o fractura cercana
- el dolor disminuye con la actividad, pero vuelve si haces mucho ejercicio
- puede doler por la noche, pero no hay rigidez matutina

¿Hay dolor constante y la rodilla está muy sensible, enrojecida e hinchada?
- no → (sigue abajo)
- sí →

gota
- dolor intenso y rodilla muy sensible
- puede haber gota en otra parte, principalmente en el dedo gordo del pie

o artritis séptica
- se manifiesta con dolores, calor en el sitio y temblores de frío

sólo se omiten causas raras →

otros tipos de artritis

Clave: **Muy probables** **Posibles** **Poco probables**   **Dolor en la rodilla** | 61

Traumatismo menor Un golpe o una torcedura leve puede ocasionar una contusión o la distensión de un ligamento (los que mantienen unidos los huesos de la rodilla). A veces, una lesión hace que se inflame la cubierta de la rodilla y se derrame un poco de líquido, ocasionando una inflamación que dura un día o dos.

Tratamiento Necesitas reposo, hielo, compresión y elevación de la pierna, sobre todo cuando se hincha un poco la rodilla. Es decir, debes dejar que la rodilla descanse uno o dos días (con la pierna elevada sobre un taburete), aplicarle hielo (puede ser en cubos envueltos en una franela) y colocarte un vendaje firme (no tan apretado que dificulte la circulación). El dolor debe desaparecer en un par de días; también te puede ayudar un analgésico (sobre todo un anitiinflamatorio, como el ibuprofeno, que puedes comprar en la farmacia). Cuando estés en franca mejoría, fortalece tu rodilla mediante ejercicios para los cuadríceps (músculos del muslo que puedes ejercitar si colocas un peso en tus pies y repetidamente estiras las piernas elevándolas al frente). Cuando recuperes la confianza en tu rodilla, reanuda tus actividades normales, incluso las deportivas, pero hazlo poco a poco y no olvides los ejercicios de calentamiento. Consulta a tu médico si continúan los problemas; él te puede recomendar algún otro tratamiento, como la fisioterapia.

Dolor anterior en la rodilla Se trata de un dolor en la parte frontal de la rodilla, que se suele repetir. La causa más común es el endurecimiento de la parte interna de la rótula o que los músculos del muslo inflaman la parte del hueso que mueven.

Tratamiento El dolor suele desaparecer, aunque tarde meses. Si corres mucho, intenta otro ejercicio menos rudo (como nadar) durante un tiempo y luego reanuda paulatinamente sus rutinas normales. No realices flexión forzada excesiva de la rodilla, es decir, procura no permanecer en cuclillas ni arrodillado. Y si practicas el ciclismo, asegúrate de que el asiento de la bicicleta está a la altura suficiente para que tus piernas se estiren totalmente cuando pedaleas. También te pueden ayudar los ejercicios de cuadríceps y los antiinflamatorios, como en el trastorno anterior.

Rotura de cartílago Una torcedura puede provocar el desgarre del cartílago de la rodilla cuya misión es amortiguar los impactos.

Tratamiento Si el desgarre es muy pequeño puede repararse con las medidas indicadas para traumatismo menor. De otra forma, deberás ver a tu médico, quien probablemente te enviará con un cirujano ortopedista (especialista en huesos).

Osteoartritis A medida que se desgasta el cartílago de la rodilla, los huesos tienden a friccionarse entre sí, lo que causa dolores repetitivos; en esto consiste la osteoartritis. Es más común en las personas que pesan demasiado y sufren en la rodilla una lesión grave, o una operación en las rodillas; también ocurre cuando las rodillas deben soportar esfuerzos excesivos por actividad laboral o deportiva.

Tratamiento Sirven los analgésicos, antiinflamatorios y ejercicios de cuadríceps que se describieron en párrafos anteriores. Si estás excedido de peso, trata de adelgazar. Continúa con el ejercicio, ya que esto ayuda a mantener la flexibilidad de las articulaciones, pero practica deportes poco rudos, como la natación, pues son mejores que aquellos que incluyen traqueteos, como trotar. También puedes utilizar calzado con suela ancha de goma o utilizar plantillas suaves, que actúan como amortiguadores al caminar y alivian la presión sobre las rodillas. Si no mejoras, consulta a tu doctor (pero no esperes que ordene una radiografía, porque generalmente no ayuda mucho). Las artritis graves de la rodilla se resuelven con cirugía, pero generalmente esto queda reservado para ancianos que sufren gran discapacidad por tal problema.

Cuerpos sueltos Un trozo de hueso o cartílago que ande suelto por ahí como resultado de una lesión.

Tratamiento Este tipo de tratamientos los aplica un ortopedista; por tanto, consulta a tu médico, quien probablemente te enviará con ese especialista.

Traumatismo mayor Los golpes fuertes en la rodilla (como los sufridos en accidentes automovilísticos o en una cancha de futbol) pueden ocasionar fractura de hueso o rotura de un ligamento grande (p. ej., en los ligamentos cruzados, que son los principales de la rodilla). Por supuesto, estas lesiones son muy dolorosas y por lo general se hinchan mucho y pronto (más o menos en una hora).

Tratamiento Ve directo a un servicio de urgencias.

Gota Este trastorno se trata en la sección *Dolor en tobillo, pie o dedo gordo* (p. 67). La rodilla ocupa el segundo lugar en frecuencia como sitio de gota, después del dedo gordo del pie.

Artritis séptica Infección originada por un germen que penetra en la articulación. A veces se origina en una herida infectada o, en muy raros casos, la causa es una bacteria transmitida por vía sexual que entra a la corriente sanguínea, que la lleva hasta la articulación.

Tratamiento Acude rápidamente al doctor; es probable que te envíe a un hospital para que te traten con antibióticos potentes.

Otras formas de artritis Hay numerosas clases de enfermedades articulares que pueden afectar a la rodilla, pero todas son muy raras. El síndrome de Reiter es una de ellas y ataca sobre todo a hombres; a veces se desarrolla después de un ataque de diarrea o de una enfermedad de transmisión sexual y también causa problemas oculares y cutáneos. Otra es la artritis reumatoide, que a veces se manifiesta por inflamación y dolor en la rodilla.

Tratamiento Si crees que tienes alguno de estos problemas, consulta a tu médico; si él confirma tu preocupación, es probable que te envíe con un especialista en articulaciones.

Dolor en las pantorrillas

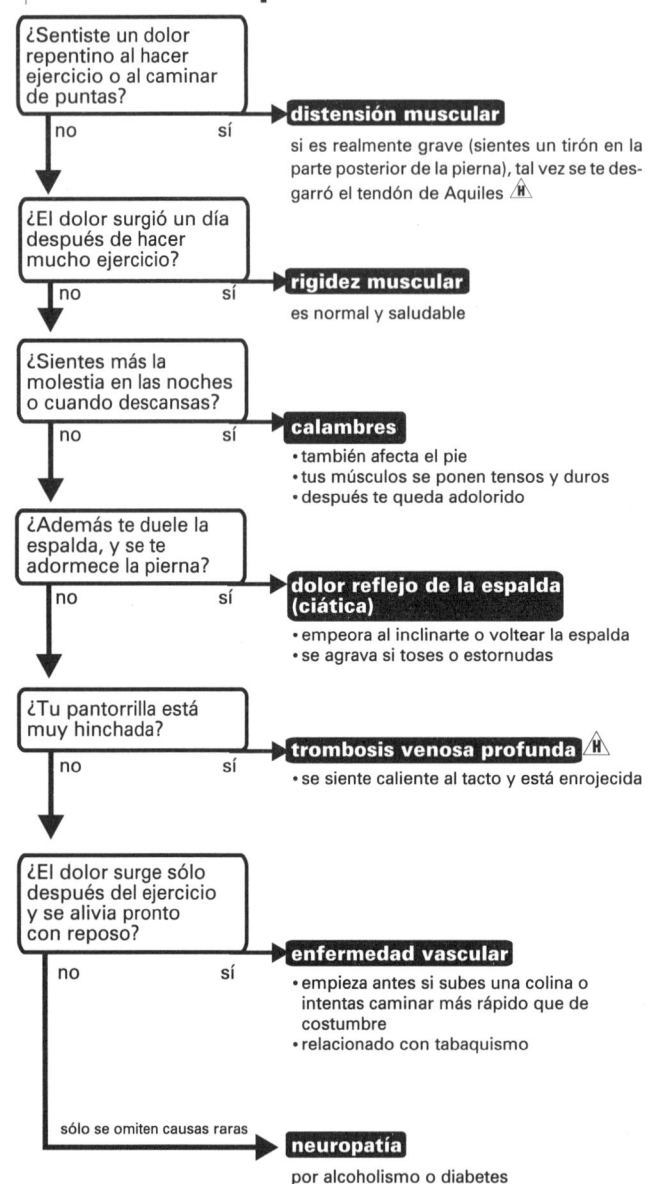

¿Sentiste un dolor repentino al hacer ejercicio o al caminar de puntas?
- no ↓
- sí → **distensión muscular**
  si es realmente grave (sientes un tirón en la parte posterior de la pierna), tal vez se te desgarró el tendón de Aquiles ⚠

¿El dolor surgió un día después de hacer mucho ejercicio?
- no ↓
- sí → **rigidez muscular**
  es normal y saludable

¿Sientes más la molestia en las noches o cuando descansas?
- no ↓
- sí → **calambres**
  - también afecta el pie
  - tus músculos se ponen tensos y duros
  - después te queda adolorido

¿Además te duele la espalda, y se te adormece la pierna?
- no ↓
- sí → **dolor reflejo de la espalda (ciática)**
  - empeora al inclinarte o voltear la espalda
  - se agrava si toses o estornudas

¿Tu pantorrilla está muy hinchada?
- no ↓
- sí → **trombosis venosa profunda** ⚠
  - se siente caliente al tacto y está enrojecida

¿El dolor surge sólo después del ejercicio y se alivia pronto con reposo?
- no ↓
- sí → **enfermedad vascular**
  - empieza antes si subes una colina o intentas caminar más rápido que de costumbre
  - relacionado con tabaquismo

sólo se omiten causas raras → **neuropatía**
por alcoholismo o diabetes

Recuerda que: ⚠ debes ver pronto al médico; ⚠ acude de inmediato al hospital.

Clave: **Muy probables** **Posibles** **Poco probables**

Dolor en las pantorrillas

Distensión muscular Si estiras demasiado un músculo, algunas de las fibras que lo conforman pueden desgarrarse y ocasionar un dolor repentino.

Tratamiento Si la lesión es grave, tienes que mantener la pantorrilla en reposo por algunos días, colocarte bolsas de hielo y tomar analgésicos y antiinflamatorios (como el ibuprofeno, que consigues en la farmacia). Cuando se te pase deberás tener cuidado con el ejercicio; si lo reanudas demasiado pronto, reaparecerá el problema. Recuerda calentar y estirar los músculos, como se indica en el siguiente apartado. Una distensión leve sanará en pocos días y no requiere tratamiento; si es más grave tardará de seis a ocho semanas en curarse.

Rigidez muscular (por falta de costumbre) Si no has ejercitado los músculos por algún tiempo, después de hacer ejercicio se inflaman y duelen.

Tratamiento El dolor desaparecerá en uno o dos días. Tal vez requieras tomar un analgésico común, como el paracetamol. Para evitar que se repita este problema, mejora tu condición física e incrementa tu actividad y no olvides calentar y estirar los músculos antes de iniciar tus rutinas.

Calambres Los músculos de la pantorrilla pueden contraerse y causar dolor intenso; además, el área puede seguir adolorida durante uno o dos días. Por lo regular esto se debe a la mala condición física o por hacer ejercicio en exceso.

Tratamiento Para aliviar un calambre basta estirar el músculo de la pantorrilla, enderezar la pierna y, con la mano, jala tu pie hacia arriba. Las principales medidas preventivas son: tomar suficiente líquido (especialmente antes y después del ejercicio), mantenerte en buena condición física y hacer calentamiento antes de ejercitarte. También ayuda estirar los músculos antes de ejercitarse o antes de acostarse; estíralos durante algunos minutos, como lo haces al sufrir un calambre. Si todo esto falla y el problema se agrava, consulta a tu médico; a veces los analgésicos sirven de ayuda.

Dolor reflejo de la espalda Un dolor reflejo es el que se siente en algún lado, pero se origina en otro. Los trastornos en la espalda (en especial la ciática) pueden referir el dolor a la pantorrilla.

Tratamiento Consulta la sección *Dolor de espalda* (p. 48).

Desgarro del tendón de Aquiles Este tendón es el grueso cordón que puedes sentir atrás del tobillo y une el extremo inferior de la pantorrilla con el talón; puede romperse por estiramiento repentino, especialmente si caminas de puntillas.

Tratamiento Si tienes probable desgarro del tendón de Aquiles, necesitas atención de inmediato; ve a un departamento de urgencias.

Trombosis venosa profunda Las arterias llevan sangre del corazón a los músculos y las venas la regresan al corazón. En los conductos venosos mayores de las piernas se puede formar un coágulo, que es una especie de grumo. Esto ocurre rara vez en hombres y, cuando sucede, generalmente se debe a una combinación de tabaquismo con inmovilidad, por ejemplo, debido a tener una pierna enyesada por alguna fractura.

Tratamiento Consulta con urgencia a tu médico; si él cree que tienes trombosis te podrá enviar al hospital para que te traten con anticoagulantes, para disolver el coágulo.

Trastorno vascular Los vasos sanguíneos arteriales llevan sangre a las piernas para suministrar oxígeno a los músculos. Si padeces arterioesclerosis (endurecimiento de arterias), los músculos pueden sufrir por falta de sangre, sobre todo al hacer ejercicio, lo cual causa dolor. Este trastorno es raro en jóvenes, pero hay un tipo (enfermedad de Buerger) que, en contados casos, afecta a fumadores menores de 45 años de edad.

Tratamiento Para desbloquear las arterias conviene dejar de fumar, hacer ejercicio y tomar media aspirina soluble al día. Pero vale la pena que veas al doctor, porque tal vez necesites que un especialista te haga más exámenes y te dé tratamiento.

Neuropatía Es una enfermedad de los nervios que dan sensibilidad a las piernas. La puede ocasionar gran número de problemas, la mayoría de los cuales son muy raros. Las dos causas más frecuentes en jóvenes son diabetes y consumo excesivo de alcohol, que elevan la cantidad azúcar y alcohol en la sangre, respectivamente, e intoxican los nervios.

Tratamiento Cuando la causa es consumo excesivo de alcohol, es obvio que debes interrumpirlo, pues tienes un grave problema y probablemente seas alcohólico. Si te resulta difícil dejar de tomar, crees que la causa es otra o tienes diabetes comprobada y deseas saber si sufres neuropatía diabética, consulta a tu médico.

Dolor en los testículos

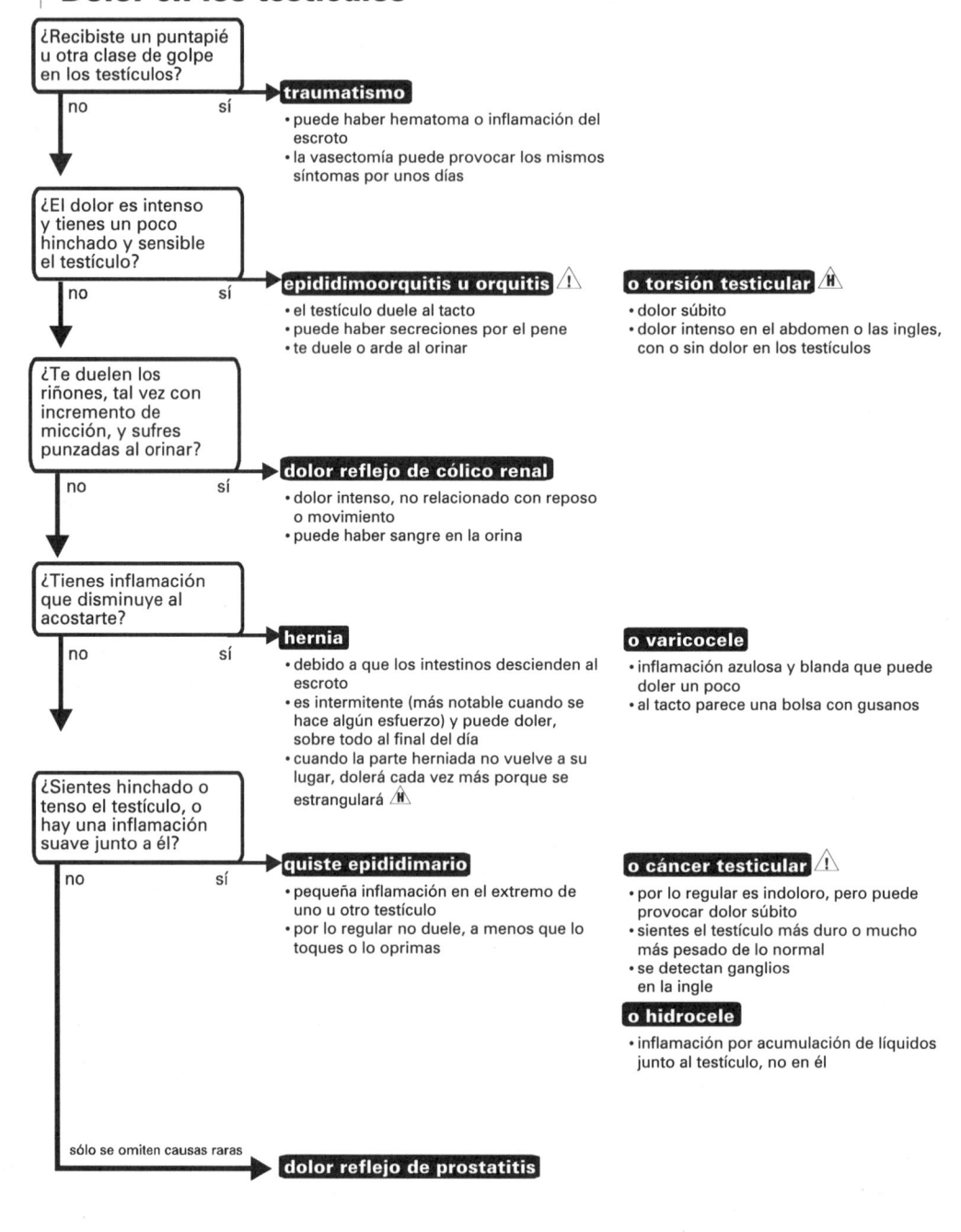

¿Recibiste un puntapié u otra clase de golpe en los testículos?
- no ↓
- sí →

traumatismo
- puede haber hematoma o inflamación del escroto
- la vasectomía puede provocar los mismos síntomas por unos días

¿El dolor es intenso y tienes un poco hinchado y sensible el testículo?
- no ↓
- sí →

epididimoorquitis u orquitis ⚠
- el testículo duele al tacto
- puede haber secreciones por el pene
- te duele o arde al orinar

o torsión testicular ⚕
- dolor súbito
- dolor intenso en el abdomen o las ingles, con o sin dolor en los testículos

¿Te duelen los riñones, tal vez con incremento de micción, y sufres punzadas al orinar?
- no ↓
- sí →

dolor reflejo de cólico renal
- dolor intenso, no relacionado con reposo o movimiento
- puede haber sangre en la orina

¿Tienes inflamación que disminuye al acostarte?
- no ↓
- sí →

hernia
- debido a que los intestinos descienden al escroto
- es intermitente (más notable cuando se hace algún esfuerzo) y puede doler, sobre todo al final del día
- cuando la parte herniada no vuelve a su lugar, dolerá cada vez más porque se estrangulará ⚕

o varicocele
- inflamación azulosa y blanda que puede doler un poco
- al tacto parece una bolsa con gusanos

¿Sientes hinchado o tenso el testículo, o hay una inflamación suave junto a él?
- no ↓
- sí →

quiste epididimario
- pequeña inflamación en el extremo de uno u otro testículo
- por lo regular no duele, a menos que lo toques o lo oprimas

o cáncer testicular ⚠
- por lo regular es indoloro, pero puede provocar dolor súbito
- sientes el testículo más duro o mucho más pesado de lo normal
- se detectan ganglios en la ingle

o hidrocele
- inflamación por acumulación de líquidos junto al testículo, no en él

sólo se omiten causas raras →

dolor reflejo de prostatitis

Clave: **Muy probables** **Posibles** **Poco probables**

Dolor en los testículos

Epididimoorquitis El epidídimo es un tubo enrollado que se ubica detrás de los testículos y almacena espermatozoides. La epididimoorquitis es una infección conjunta de este tubo y el testículo (a menudo debido a una enfermedad de transmisión sexual que llega por el pene) que causa dolor e inflamación.
Tratamiento Se explica en la sección *Inflamación del escroto* (p. 91).

Orquitis Es la inflamación de un testículo o de ambos, causada regularmente por un virus; el más conocido es el de la parotiditis (paperas), pero este trastorno ya no es muy común porque la mayoría de niños está vacunado. Hay otros virus que pueden causar inflamación testicular por pocos días, como el de la influenza.
Tratamiento Debes visitar a tu médico para que verifique si se trata de epididimoorquitis, que se cura con antibióticos, o algún otro problema que requiera tratamiento. Por lo general, no se necesita ningún medicamento especial contra la orquitis, únicamente reposo en cama (con los pies elevados para mitigar el dolor) y analgésicos, mientras se cura por sí solo. Lo bueno es que es muy remota la posibilidad de que este tipo de infección provoque infertilidad.

Traumatismo Todos sabemos cuánto duele un golpe en los testículos; todo aquel que se haya parado en una cancha de futbol seguramente ha sufrido la agonía de recibir un balonazo en la entrepierna. En muy raras ocasiones, el impacto es tan fuerte que lesiona los testículos o hace que el escroto (la bolsa que contiene los testículos) se llene de sangre. La lesión que a veces causa la vasectomía es otro tipo de trauma que también puede llegar a ser doloroso.
Tratamiento Por lo regular, el terrible dolor desaparece en pocos minutos. Si recibiste un golpe muy fuerte y se te inflamó el escroto, debes ir de inmediato a un hospital para que te curen. Para el dolor posterior a una vasectomía, toma analgésicos y ponte compresas de hielo.

Torsión En la sección *Inflamación del escroto* (p. 91) se explica este trastorno. Conviene saber que el dolor comienza antes de la inflamación.
Tratamiento Es más común en adolescentes que en adultos. A veces se dificulta distinguirla de la epididimoorquitis; por si las dudas, ve de inmediato a urgencias; si es torsión, dispones de unas cuatro horas antes de que el testículo se atrofie.

Dolor reflejo Es aquel que se origina en un sitio pero se siente en otro. La prostatitis (inflamación de la próstata) y los cálculos renales pueden causar dolor que se refleja en los testículos.
Tratamiento La información sobre prostatitis se halla en la sección *Sangre en el esperma* (p. 133) y la de cálculos renales en el apartado *Cólico renal* de las secciones de *Dolor abdominal* (pp. 43 y 45).

Quiste, hidrocele, varicocele y hernia epididimarios
En la sección *Inflamación del escroto* (p. 90) se tratan todos estos trastornos. Es probable que detectes alguno de estos problemas por la inflamación, pero todos causan dolor leve. En escasas ocasiones la hernia epididimaria se estrangula (porque provoca debilidad muscular). Si sucede, se volverá muy blanda por lo que sentirás intensos dolores en el vientre y vomitarás, en cuyo caso requerirás atención hospitalaria urgente.

Cáncer de testículo En ocho de cada diez casos, se manifiesta con inflamación. Puede causar dolor repentino y fuerte, o constante. Aunque este tipo de cáncer es el más común entre los jóvenes, es bastante raro que suceda. En la sección *Inflamación del escroto* (p. 91) se dan más detalles sobre el cáncer testicular y cómo se trata.

Dolor en tobillo, pie o dedo gordo

¿Te lesionaste de algún modo?
— no / sí

traumatismo
- generalmente hay moretones o inflamación en torno a la parte lesionada
- duele más al apoyarte en el pie afectado o al caminar
- quizá no te diste cuenta de la lesión, por estar tomado o parcialmente anestesiado

¿Está enrojecida la punta del dedo o tiene pus?
— no / sí

uña encarnada
- generalmente en el dedo gordo, a veces en el segundo dedo
- duele, supura y huele un poco mal

¿Te duele entre los dedos?
— no / sí

pie de atleta
- te da comezón y tal vez llegue a dolerte (si la piel se agrieta)
- principalmente entre los dedos 4 y 5 o entre el 3 y el 4

¿Te duele la planta del pie?
— no / sí

verruga plantar
- la verruga dolerá dependiendo de su ubicación y de cuánta presión soporte
- callos o callosidades
- piel endurecida, generalmente a un lado del pie, en el dedo pequeño o en el talón

o metatarsalgia
- intenso dolor punzante en los músculos que están entre los dedos
- empeora al apoyarte en el pie o caminar

o pie fracturado
- aparece luego de caminar o correr mucho, sobre todo si pesas demasiado
- duele en reposo, pero más al apoyarte en el pie

¿Te duele en la base del dedo gordo?
— no / sí

gota
- enrojecimiento, inflamación y mucho dolor en la articulación del dedo gordo
- duele tanto al tacto que no soportas ni el roce de las sábanas
- puede ser recurrente

o juanete
- el dedo gordo se desvía y su articulación es tan prominente que roza con el calzado, formándose un callo doloroso

¿Te duele el talón?
— no / sí

tendinitis aquílea
- dolor por detrás del talón; empeora si caminas de puntas

o fascitis plantar
- el dolor bajo el talón empeora cuando te apoyas en él después de haber estado en reposo

sólo se omiten causas raras

artritis

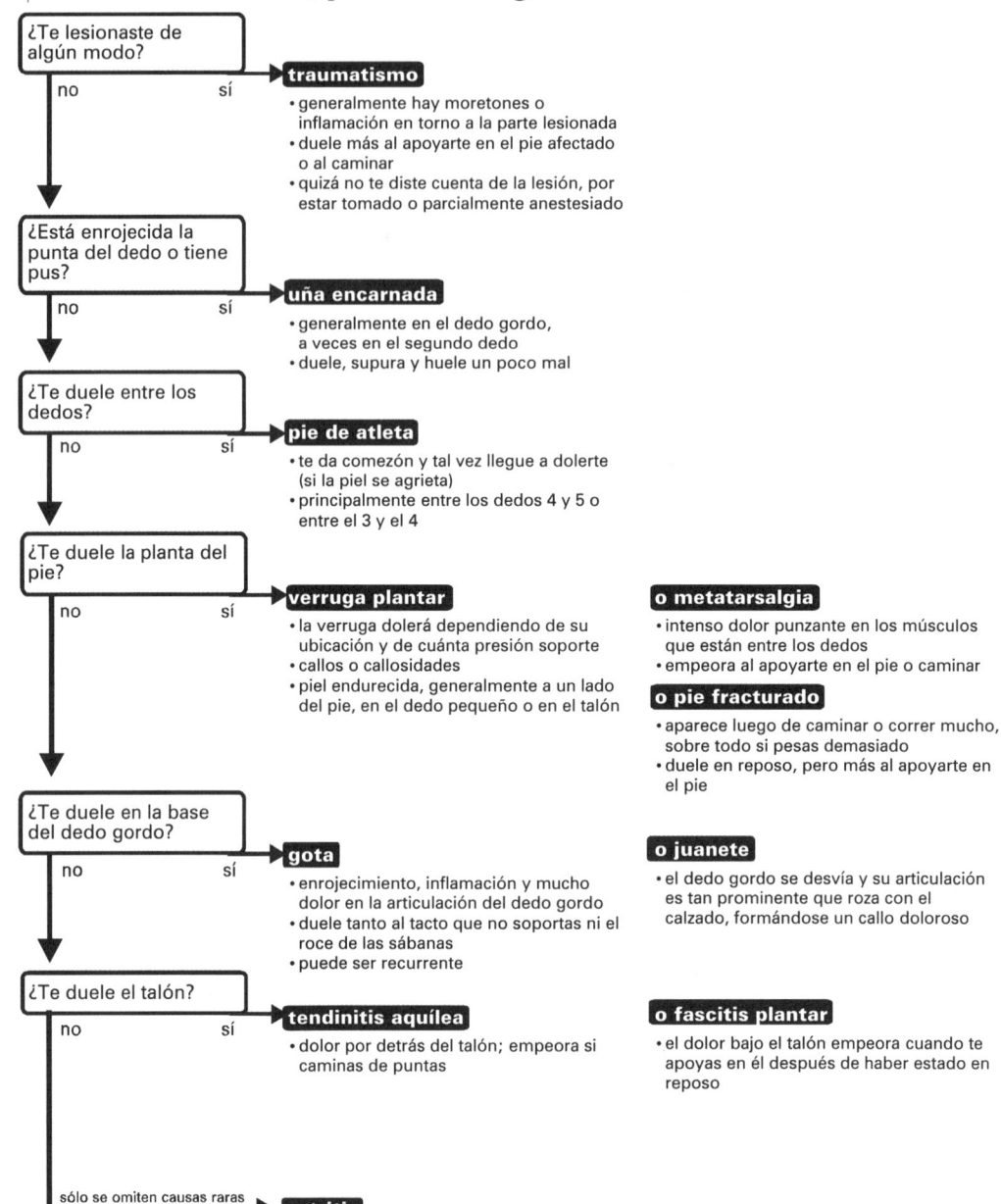

Clave: **Muy probables**
Posibles **Poco probables**

Dolor en tobillo, pie o dedo gordo | 67

Traumatismo Para lesiones de tobillo, consulta *Tobillos inflamados* (p. 144). Las torceduras de tobillo pueden causar otras lesiones, como desplazamiento de un trozo de hueso del borde externo del pie.
Tratamiento Si parece que te rompiste un hueso (dolor intenso, gran moretón e inflamación o no puedes apoyarte en ese pie) debes ir a una unidad de urgencias. Si no hay fractura, pero te duele, ponte compresas de hielo, toma analgésicos y mantén la parte lesionada en reposo por uno o dos días.

Pie de atleta Es una infección por hongos (micosis) entre los dedos de los pies. Por lo regular da comezón, pero también puede doler si se agrieta la piel.
Tratamiento Mantén secos los pies y aplícate una crema antimicótica que puedes comprar en la farmacia.

Uña encarnada Es una uña que crece hacia dentro provocando inflamación y dolor. Puede que se infecte, en cuyo caso se enrojecerá, dolerá más y saldrá pus.
Tratamiento No uses calzado de punta estrecha y córtate la uña de forma recta, no curva. Hay un par de tratamientos caseros que puedes intentar: cada día, introduce bajo la parte encarnada una torunda de algodón empapada en antiséptico; con esto puedes "convencer" a la uña de que crezca fuera de la carne, aunque puede tardar semanas, incluso meses, para que te haga caso. También puedes cortar una pequeña V en la punta de la uña, al centro, lo cual la hará un poco más flexible y aliviará la presión de la uña sobre los lados. Si la lesión se infecta, necesitarás que el médico te dé antibióticos. Si el trastorno persiste por meses y no hay signos de mejoría, habla con el doctor sobre la posibilidad de que te hagan una pequeña operación para resolver el problema.

Verruga plantar Se forma en la planta del pie.
Tratamiento Lo mejor es dejarla porque, finalmente, desaparecerá por sí sola. Si causa mucha molestia, remoja tus pies cada mañana para ablandar la piel, luego raspa la verruga con piedra pómez; repite esto durante algunas semanas y tal vez la verruga disminuya o incluso desaparezca.

Callos Son endurecimientos de la piel causados por fricción. Se pueden formar en la planta del pie o donde los dedos se rozan entre sí o con el calzado.
Tratamiento Igual al de la verruga plantar (consulta apartado anterior).

Juanetes Si el dedo gordo del pie se desvía, apuntando hacia los otros dedos, su base se engruesa y roza con el calzado. Esto causa inflamación en el nacimiento del dedo desviado.
Tratamiento Si te causa problemas, usa parches para aliviar la presión o fija el dedo con cinta adhesiva, a modo de enderezarlo (puedes conseguir ambas cosas en la farmacia). Si estás desesperado, la cirugía te puede ayudar.

Gota La sangre contiene una sustancia llamada *ácido úrico* que, en algunas personas, está tan concentrada que forma cristales que se pegan a las articulaciones (sobre todo la del dedo gordo del pie) y causan gran inflamación. A veces es mal de familia y se agrava por peso corporal excesivo o por tomar mucho alcohol.
Tratamiento Si es tu primer ataque, tendrás que ver al doctor porque te dolerá mucho. Ten el dedo en reposo, ponte compresas de hielo y toma los antiinflamatorios que te prescriba el médico; conserva algunos a la mano por si sufres otros ataques. Deshazte de los kilos de más y no bebas mucho alcohol para evitar problemas. Si los ataques continúan, consulta al doctor para que te prescriba un tratamiento preventivo contra el trastorno.

Tendinitis aquílea El tendón de Aquiles es un ligamento grueso y resistente que une la pantorrilla con el talón. Por lo regular, la inflamación es causada por exceso de ejercicio o por rozamiento del talón con el borde posterior del calzado.
Tratamiento Descansa unas semanas y, luego, reanuda poco a poco tus ejercicios, pero no uses calzado con el borde posterior elevado. Te pueden ayudar los antiinflamatorios, que puedes comprar sin receta.

Metatarsalgia Dolor en la parte más ancha del pie. Tiene varias causas, como uso de zapatos nuevos, correr demasiado o un nervio pellizcado.
Tratamiento Te puede ayudar el empleo de cojincillos bajo el arco del pie y tomar antiinflamatorios. Si el problema persiste, consulta a tu médico para que te dé otras indicaciones y otro tratamiento.

Fascitis plantar Es inflamación en la planta del pie (principalmente bajo el talón). Este trastorno también puede deberse al uso de calzado nuevo, o por caminar o correr demasiado.
Tratamiento Puede servir el empleo de cojincillos bajo el arco del pie y tomar antiinflamatorios. Si el problema persiste, consulta a tu médico para que te dé otras indicaciones y otro tratamiento.

Pie fracturado Fractura de un hueso del pie debido a esfuerzo excesivo, generalmente por correr demasiado sobre superficies duras.
Tratamiento Necesitas estar en reposo alrededor de seis semanas y, luego, reanudar poco a poco el ejercicio físico, de preferencia con mejor calzado y en superficies más blandas.

Artritis Varios tipos de artritis afectan los tobillos (consulta *Tobillos inflamados*, p. 145, y *Dolor en varias articulaciones*, p. 69). La osteoartritis (deterioro por desgaste) puede afectar al dedo gordo del pie.
Tratamiento Consulta las secciones indicadas en el párrafo anterior para problemas de tobillos. Las artritis del dedo gordo generalmente se tratan con analgésicos y cojincillos.

Dolor en varias articulaciones

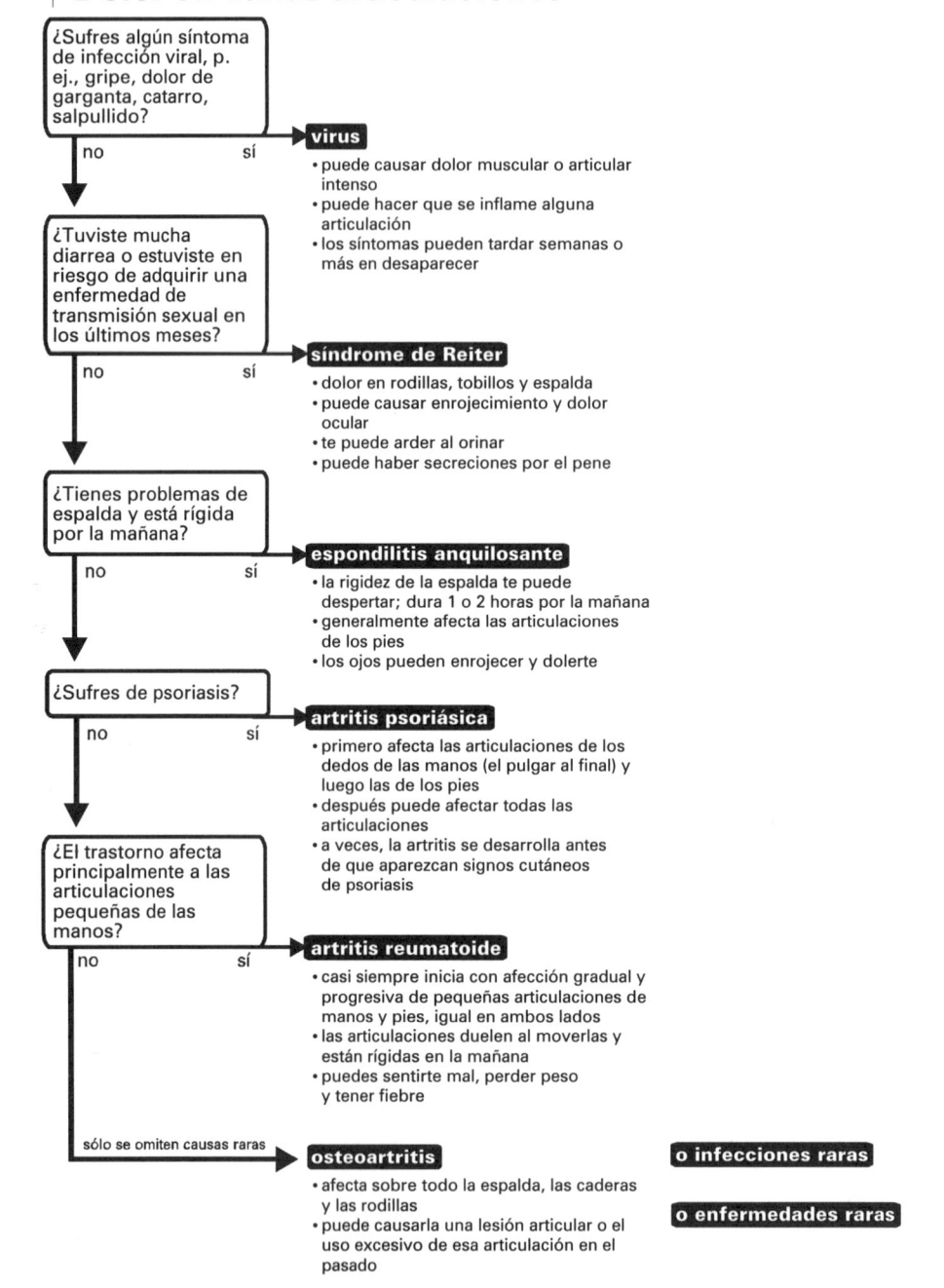

¿Sufres algún síntoma de infección viral, p. ej., gripe, dolor de garganta, catarro, salpullido?

→ sí → **virus**
- puede causar dolor muscular o articular intenso
- puede hacer que se inflame alguna articulación
- los síntomas pueden tardar semanas o más en desaparecer

↓ no

¿Tuviste mucha diarrea o estuviste en riesgo de adquirir una enfermedad de transmisión sexual en los últimos meses?

→ sí → **síndrome de Reiter**
- dolor en rodillas, tobillos y espalda
- puede causar enrojecimiento y dolor ocular
- te puede arder al orinar
- puede haber secreciones por el pene

↓ no

¿Tienes problemas de espalda y está rígida por la mañana?

→ sí → **espondilitis anquilosante**
- la rigidez de la espalda te puede despertar; dura 1 o 2 horas por la mañana
- generalmente afecta las articulaciones de los pies
- los ojos pueden enrojecer y dolerte

↓ no

¿Sufres de psoriasis?

→ sí → **artritis psoriásica**
- primero afecta las articulaciones de los dedos de las manos (el pulgar al final) y luego las de los pies
- después puede afectar todas las articulaciones
- a veces, la artritis se desarrolla antes de que aparezcan signos cutáneos de psoriasis

↓ no

¿El trastorno afecta principalmente a las articulaciones pequeñas de las manos?

→ sí → **artritis reumatoide**
- casi siempre inicia con afección gradual y progresiva de pequeñas articulaciones de manos y pies, igual en ambos lados
- las articulaciones duelen al moverlas y están rígidas en la mañana
- puedes sentirte mal, perder peso y tener fiebre

↓ sólo se omiten causas raras

→ **osteoartritis**
- afecta sobre todo la espalda, las caderas y las rodillas
- puede causarla una lesión articular o el uso excesivo de esa articulación en el pasado

o infecciones raras

o enfermedades raras

Clave: **Muy probables**
Posibles **Poco probables**

Dolor en varias articulaciones

Virus Muchos agentes virales ocasionan dolores e, incluso, inflamación en articulaciones, junto con todos los demás síntomas que provocan; por ejemplo, los causantes de catarro, hepatitis, fiebre glandular y rubéola.

Tratamiento No hay cura mágica contra los virus, sólo se debe dejar que el organismo los expulse. A veces, los dolores articulares tardan algunas semanas en desaparecer, pero se puede facilitar la curación con antiinflamatorios (como el ibuprofeno, que puedes conseguir en la farmacia). Tendrás que ver al doctor para que verifique si la molestia se debe a un virus y pueda darte otras indicaciones, dependiendo de qué virus en particular te infectó.

Síndrome de Reiter Es una enfermedad que puede deberse a una infección transmitida por vía sexual o a ciertos patógenos que provocan diarrea. Constituye uno de los tipos de artritis más comunes en hombres jóvenes y, por lo regular, afecta rodillas, tobillos o espalda. También puede causar problemas en los ojos y la piel.

Tratamiento Generalmente, esta enfermedad dura tres meses y desaparece, aunque puede repetirse. Es probable que acabes por ver a un reumatólogo (especialista en articulaciones), quien te revisará y te prescribirá un tratamiento con antiinflamatorios; si lo que desató el problema fue una infección transmitida por vía sexual es probable que te mande antibióticos. También te puede atender un especialista en enfermedades de transmisión sexual.

Espondilitis anquilosante Es una forma de artritis que afecta a hombres menores de 30 años; provoca dolores y rigidez en la región lumbar, dolor en las articulaciones de las costillas y, a veces, dolor e inflamación en otras articulaciones. Su causa es desconocida, pero en algunos casos es mal de familia.

Tratamiento Esto también debe tratarlo un reumatólogo. Además de prescribirte diversos medicamentos, el especialista te recomendará que te mantengas activo y ágil; por tanto, es muy importante que hagas ejercicio con regularidad (p. ej., natación) y mejores tu postura.

Artritis psoriásica Algunas de las personas que padecen psoriasis (un trastorno cutáneo frecuente que causa erupción descamativa en la piel) también sufren un tipo particular de artritis. Por lo regular, este trastorno afecta las manos, aunque también puede atacar otras articulaciones.

Tratamiento Ve al doctor. Si tu artritis no es grave, tal vez sólo te prescriba antiinflamatorios. Pero si éstos no te alivian o tu problema es grave, te enviará con un reumatólogo, quien tal vez deba recetarte fármacos más potentes para evitar que tus articulaciones sufran mucho daño.

Artritis reumatoide Este tipo de artritis generalmente principia entre los 30 y los 50 años de edad; primero afecta manos, muñecas y pies. Se desconoce cuál es su causa precisa.

Tratamiento Si el médico piensa que tienes este trastorno, te enviará con un reumatólogo. La artritis reumatoide puede lesionar mucho tus articulaciones y otras partes del cuerpo, de modo que el especialista te recomendará que cuides tus articulaciones y te prescribirá antiinflamatorios o fármacos más potentes para mantener a raya la enfermedad.

Osteoartritis Ésta es una artritis debida a deterioro por desgaste. Es común en personas de edad avanzada (alrededor de dos tercios de la población mayor de 50 años tiene signos radiográficos de osteoartritis), pero es mucho menos frecuente en hombres más jóvenes. Te puede afectar si en el pasado has maltratado tus articulaciones (p. ej., si jugaste demasiado futbol) o si has padecido otros trastornos en las articulaciones (en especial, cirugía de cartílagos); en estos casos, lo más probable es que los problemas se presenten en rodillas y caderas.

Tratamiento En el apartado *Osteoartritis* de la sección *Dolor en la rodilla* (p. 60) se explican los principales puntos del tratamiento de este trastorno.

Infecciones raras Algunas infecciones muy poco frecuentes pueden provocar dolores articulares, entre otros síntomas; por ejemplo, gonorrea (una enfermedad de transmisión sexual que también causa secreciones por el pene y ardor al orinar), enfermedad de Lyme (transmitida por la picadura de una garrapata) y brucelosis (que nos contagia el ganado, por lo que están en riesgo veterinarios, trabajadores de mataderos de reses, etcétera).

Tratamiento Ve al doctor y dile por qué crees que tal vez padezcas una de estas rarezas.

Otros trastornos médicos raros Hay numerosos tipos de artritis y enfermedades poco frecuentes que pueden causar dolores articulares.

Tratamiento Lo más probable es que no sufras ninguna de estas enfermedades, pero si estás preocupado, consulta a tu médico, quien ordenará las pruebas necesarias.

Erupción en la cara

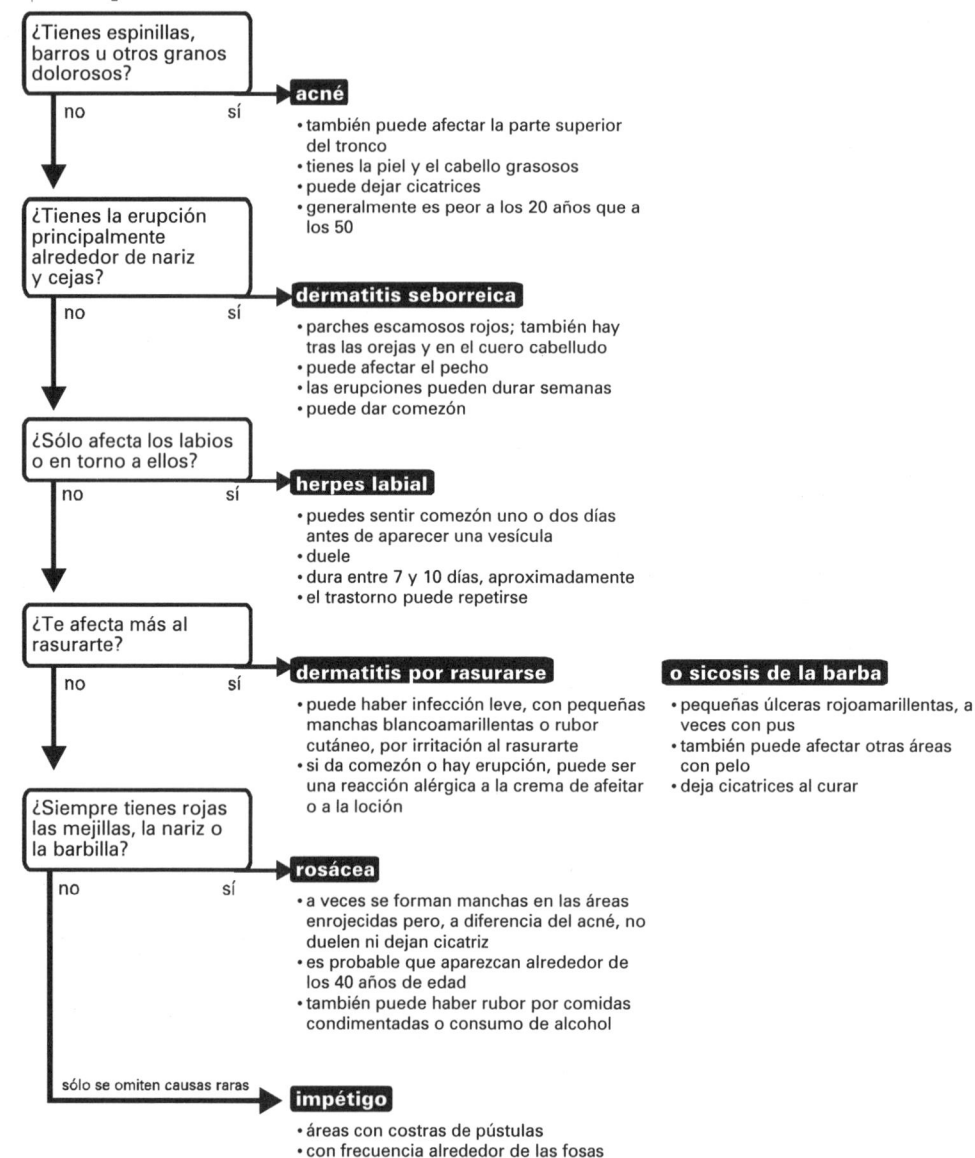

¿Tienes espinillas, barros u otros granos dolorosos?

no / sí

acné
- también puede afectar la parte superior del tronco
- tienes la piel y el cabello grasosos
- puede dejar cicatrices
- generalmente es peor a los 20 años que a los 50

¿Tienes la erupción principalmente alrededor de nariz y cejas?

no / sí

dermatitis seborreica
- parches escamosos rojos; también hay tras las orejas y en el cuero cabelludo
- puede afectar el pecho
- las erupciones pueden durar semanas
- puede dar comezón

¿Sólo afecta los labios o en torno a ellos?

no / sí

herpes labial
- puedes sentir comezón uno o dos días antes de aparecer una vesícula
- duele
- dura entre 7 y 10 días, aproximadamente
- el trastorno puede repetirse

¿Te afecta más al rasurarte?

no / sí

dermatitis por rasurarse
- puede haber infección leve, con pequeñas manchas blancoamarillentas o rubor cutáneo, por irritación al rasurarte
- si da comezón o hay erupción, puede ser una reacción alérgica a la crema de afeitar o a la loción

o sicosis de la barba
- pequeñas úlceras rojoamarillentas, a veces con pus
- también puede afectar otras áreas con pelo
- deja cicatrices al curar

¿Siempre tienes rojas las mejillas, la nariz o la barbilla?

no / sí

rosácea
- a veces se forman manchas en las áreas enrojecidas pero, a diferencia del acné, no duelen ni dejan cicatriz
- es probable que aparezcan alrededor de los 40 años de edad
- también puede haber rubor por comidas condimentadas o consumo de alcohol

sólo se omiten causas raras

impétigo
- áreas con costras de pústulas
- con frecuencia alrededor de las fosas nasales o tras las orejas

Clave: **Muy probables** **Posibles** **Poco probables**

Erupción en la cara

Acné Este trastorno es muy común y, hasta cierto grado, parte normal de la adolescencia. Puede perdurar hasta mediados del segundo decenio de la vida y a veces, afecta a personas de mayor edad. Lo causa el bloqueo de las glándulas que producen la grasa normal de la piel, lo cual ocasiona la formación de espinillas y la infección del sebo acumulado causa las pústulas inflamadas características del acné. Cuando es grave puede generar grandes quistes y cicatrices.

Tratamiento El acné leve no requiere tratamiento, si no te molesta. Te ayudará no exponerte a la luz solar (evita asolearte demasiado y las quemaduras por sol); pero de nada te servirá molestarte en llevar una dieta. Es importante que mantengas tu cutis limpio, eliminando el exceso de grasa y reduciendo los gérmenes cutáneos que agravan el problema. Hay algunos medicamentos eficaces que se venden sin receta; por ejemplo, el peróxido de benzol (en crema, gel o loción) te puede ayudar mucho, aunque al principio tal vez te provoque comezón y rubor; primero usa el producto de menor potencia y aplica muy poco; después usa otro más potente y aumenta la frecuencia de las aplicaciones, a medida que tu piel se acostumbre al medicamento. Si esto no te funciona o padeces acné grave —sobre todo con formación de quistes y cicatrices— consulta a tu médico, quien podrá prescribirte algún medicamento más eficaz o, si tu problema es muy difícil, enviarte con un dermatólogo (especialista en piel) para que te dé un tratamiento más enérgico.

Dermatitis seborreica Se cree que la causa es una infección por hongos. La erupción puede afectar otras áreas, como cuero cabelludo, pecho, ingles y axilas.

Tratamiento Con toda seguridad podrás resolver este trastorno si usas una crema antimicótica (p. ej., clotrimazol, que hallarás en la farmacia), cuya aplicación facial es totalmente segura. La erupción puede repetirse y, cuando esto pase, vuelve a usar la crema siempre que la necesites. Si la infección es en cuero cabelludo, será importante combatirla también con un champú antimicótico que debe usarse con regularidad; resolver el problema en la cabeza generalmente ayuda a eliminar la erupción facial (consulta la sección *Comezón en el cuero cabelludo*, p. 32).

Herpes labial Es causado por un virus (el del herpes simple). Si sufres la infección una vez, nunca podrás eliminar el virus por completo, sino que permanecerá en un nervio, en estado latente, y algunas ocasiones podrá reactivarse y causar de nuevo el problema, casi siempre en la misma zona (los labios, por lo regular). Quizá no haya una causa específica para la exacerbación del mal, pero el estrés, el agotamiento y la exposición al sol pueden provocarlo.

Tratamiento No hay un remedio que te libre definitivamente del virus, pero algunas personas han descubierto que les ayuda un poco usar crema de aciclovir (que se puede comprar en la farmacia) al primer signo de exacerbación del trastorno.

Dermatitis por rasurarse Una alergia a la crema de afeitar o a la loción puede ocasionar enrojecimiento en el área de la barba. También es posible que tengas la piel muy sensible a la irritación causada por la navaja o la rasuradora eléctrica.

Tratamiento Te servirá cualquier humectante que consigas en la farmacia. Si no, prueba usar distintos jabones, variar el modo de rasurarte (si te afeitas con navaja o rastrillo, prueba una rasuradora eléctrica y viceversa). Si todo esto falla, tendrás que soportarlo o dejarte crecer la barba.

Rosácea Se desconoce la causa de esta combinación de granos supurantes, rubor y flujo sanguíneo en la cara. Por lo regular aparece hacia los 40 años de edad.

Tratamiento El enrojecimiento puede aumentar por tomar alcohol, bebidas calientes y comidas condimentadas, de modo que te convendrá disminuir o eliminar su consumo. Aparte de esto, no podrás hacer gran cosa por ti mismo. No utilices la hidrocortisona que venden en la farmacia porque agrava el problema. Si el trastorno te molesta mucho, consulta a tu médico, que puede prescribirte un medicamento eficaz, como antibióticos en tabletas o en crema.

Impétigo Es una infección cutánea causada por ciertas bacterias que penetran en la piel por una herida o rozadura; además, pueden infectar otro trastorno dérmico, como eczema o herpes labial.

Tratamiento Los casos leves pueden resolverse con crema antiséptica. De lo contrario, deberás ir al doctor para que te dé antibióticos, en crema o tabletas.

Sicosis de la barba Es una infección en esa zona de la cara.

Tratamiento Consulta a tu médico para que te dé algún antibiótico. Si los episodios se repiten constantemente, lávate a diario la cara y el cuello con jabón antiséptico y mantén limpia tu máquina de rasurar.

Fatiga constante

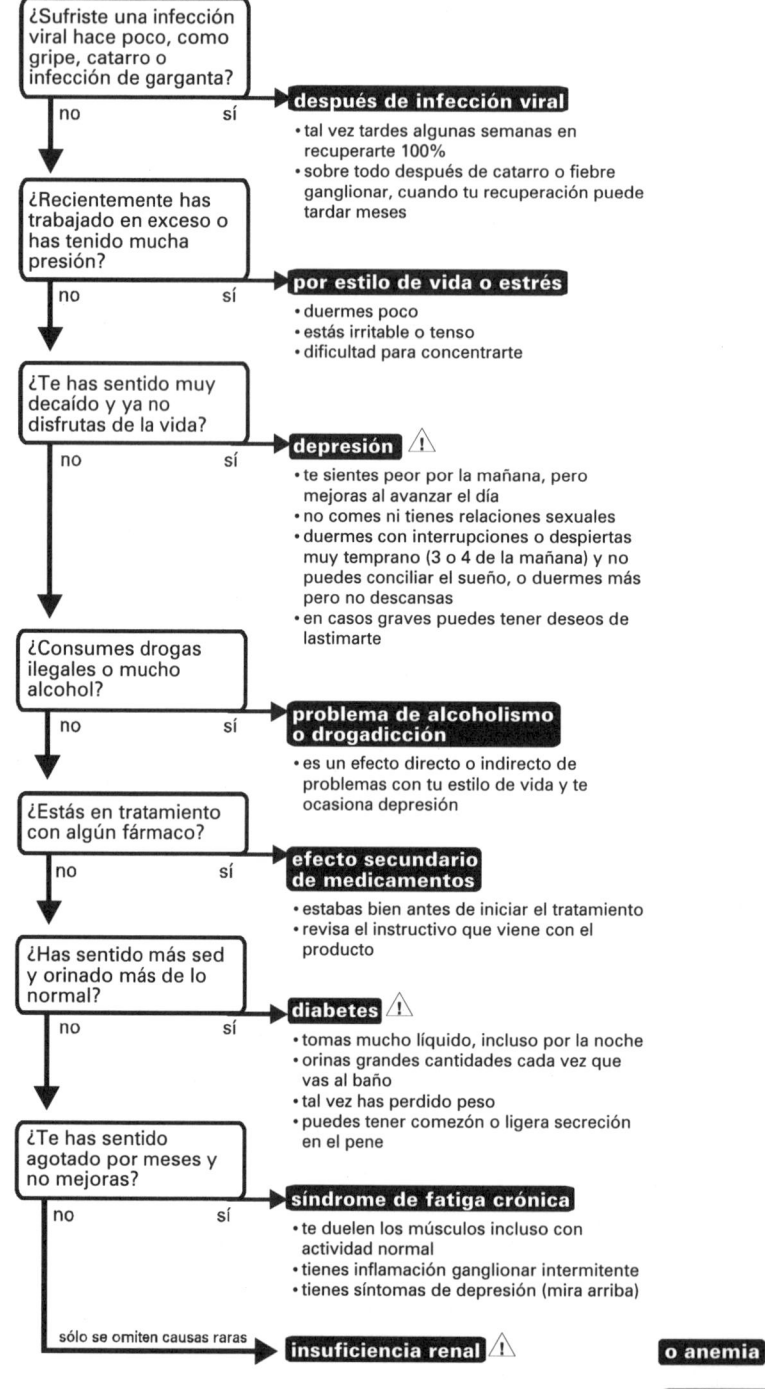

¿Sufriste una infección viral hace poco, como gripe, catarro o infección de garganta?
- no
- sí → **después de infección viral**
  - tal vez tardes algunas semanas en recuperarte 100%
  - sobre todo después de catarro o fiebre ganglionar, cuando tu recuperación puede tardar meses

¿Recientemente has trabajado en exceso o has tenido mucha presión?
- no
- sí → **por estilo de vida o estrés**
  - duermes poco
  - estás irritable o tenso
  - dificultad para concentrarte

¿Te has sentido muy decaído y ya no disfrutas de la vida?
- no
- sí → **depresión** ⚠
  - te sientes peor por la mañana, pero mejoras al avanzar el día
  - no comes ni tienes relaciones sexuales
  - duermes con interrupciones o despiertas muy temprano (3 o 4 de la mañana) y no puedes conciliar el sueño, o duermes más pero no descansas
  - en casos graves puedes tener deseos de lastimarte

¿Consumes drogas ilegales o mucho alcohol?
- no
- sí → **problema de alcoholismo o drogadicción**
  - es un efecto directo o indirecto de problemas con tu estilo de vida y te ocasiona depresión

¿Estás en tratamiento con algún fármaco?
- no
- sí → **efecto secundario de medicamentos**
  - estabas bien antes de iniciar el tratamiento
  - revisa el instructivo que viene con el producto

¿Has sentido más sed y orinado más de lo normal?
- no
- sí → **diabetes** ⚠
  - tomas mucho líquido, incluso por la noche
  - orinas grandes cantidades cada vez que vas al baño
  - tal vez has perdido peso
  - puedes tener comezón o ligera secreción en el pene

¿Te has sentido agotado por meses y no mejoras?
- no
- sí → **síndrome de fatiga crónica**
  - te duelen los músculos incluso con actividad normal
  - tienes inflamación ganglionar intermitente
  - tienes síntomas de depresión (mira arriba)

sólo se omiten causas raras → **insuficiencia renal** ⚠

o anemia

o trastornos de tiroides

Clave: **Muy probables** **Posibles** **Poco probables**

Fatiga constante

Estilo de vida o estrés El cansancio es uno de los problemas que tu médico trata a diario. Si no hay otros síntomas particulares, como pérdida de peso, es muy raro que se deba a una enfermedad. De hecho, las encuestas recientes han demostrado que hasta una tercera parte de la población se siente cansada siempre. En la mayoría de casos no hay una causa específica. El agotamiento se debe a una mezcla de factores, como sueño irregular o insuficiente, falta de ejercicio físico y presiones en el trabajo; por lo general influye el estrés, pues resulta agotador estar siempre en tensión.

Tratamiento No existen píldoras mágicas contra esto, de modo que no agobies al farmacéutico ni al doctor. Una manera lógica de abordar el problema consiste en revisar detenidamente tu estilo de vida y hacer algunos cambios constructivos. Es importante ordenar tus hábitos de sueño: vete a la cama a una hora fija, en lo posible, e intenta dormir más, y evita picar bocadillos durante el día y estar recostado. Dormirás —y te sentirás— mejor si haces más ejercicio. Trata de eliminar todo lo que te provoque estrés y realiza algunos ejercicios de relajación (lee la sección *Tensión emocional,* p. 142).

Después de infección viral Cualquier infección viral reciente —sobre todo gripe o fiebre glandular— puede dejarte fuera de combate por algunas semanas, en especial si tu estilo de vida no es particularmente reposado o has vuelto al trabajo demasiado pronto.

Tratamiento No hay un tratamiento específico para esto; sencillamente debes ser paciente y aplicar algunas de las medidas ya descritas, mientras esperas hasta recuperar tus niveles normales de energía.

Depresión En la sección *Desánimo* (p. 37) se explica este trastorno y la manera de tratarlo.

Problema de alcoholismo o drogadicción El alcohol y las drogas pueden causar cansancio de muchas maneras. Pueden disminuir tus niveles de energía o crear un caos en tu estilo de vida, causando alimentación insuficiente, inactividad física y falta de sueño; además, pueden provocar depresión.

Tratamiento Reduce —o mejor aún, elimina— el consumo de esas sustancias y revisa tu estilo de vida. Si te cuesta trabajo y necesitas ayuda, búscala en instituciones locales antialcohólicas o antidrogas (pide orientación en los servicios telefónicos de ayuda a la ciudadanía) o consulta a tu médico.

Efecto secundario de medicamentos Algunas medicinas, como las empleadas para la presión y los antidepresivos, provocan fatiga como efecto secundario.

Tratamiento Revisa el instructivo del medicamento o pregunta al farmacéutico si el fármaco que tomas causa agotamiento como efecto colateral. De ser así, habla con tu médico. Es difícil saber si el producto es o no lo que causa el problema porque, de todos modos, el cansancio es muy común, con o sin medicamentos. Si el doctor cree que la causa es el fármaco, puede interrumpir el tratamiento o cambiar su prescripción.

Diabetes En la sección *Impotencia* (p. 83) se explica este trastorno y la forma de tratarlo.

Síndrome de fatiga crónica Se le dan muchos otros nombres, como agotamiento crónico o, más técnicamente, encefalomielitis miálgica benigna. Síndrome de fatiga crónica significa cansancio persistente y muchos doctores consideran que es el mejor nombre. Pero hasta aquí llega el acuerdo y comienza la controversia. Se ha escrito mucho en diarios, folletos y revistas médicas, pero aún existe el debate sobre qué es este trastorno y qué lo causa. Se discute con vehemencia si es un problema mental o físico, aunque la mayoría de médicos piensa que es un poco de ambas cosas. Se trata de una sensación de estar exhausto que no desaparece y puede acompañarse de dolores musculares, ganglios inflamados y depresión. Nadie conoce la causa con certeza; podría ser un virus, un trastorno emocional u otra cosa. Tampoco se sabe por qué persiste, aunque se piensa que influyen factores psicológicos, como una actitud negativa o pesimista, la creencia errónea de que un virus está atacando el organismo o la falta de voluntad para realizar el más mínimo esfuerzo. En los peores casos, la persona queda muy discapacitada y los síntomas duran años.

Tratamiento Como no hay acuerdo sobre las causas del mal, no sorprende que la terapéutica dependa del médico que consultes. En realidad, no hay una solución mágica para el problema. Los doctores que han investigado el síndrome creen que es muy importante ser positivo y no buscar remedios mágicos; muchos curanderos ofrecen soluciones pero no se basan en datos científicos y tal vez te vacíen la billetera. Te puede ayudar el ejercicio, si lo incrementas gradualmente; no te excedas al principio porque si te agotas, no querrás continuar y será como si avanzaras un paso y retrocedieras dos, además de que tal vez desarrolles la actitud de "no puedo". Los antidepresivos sirven cuando gran parte del problema se debe a la falta de ánimo. Lo mejor es que comentes tu caso con el doctor, y procura no aferrarte a tu autodiagnóstico, pues él habrá visto, antes que a ti, a muchos pacientes convencidos de que sufrían fatiga crónica, pero resultó que tenían otro problema.

Otras enfermedades El cansancio puede ser característico de una enorme gama de enfermedades, como anemia, problemas de tiroides e insuficiencia renal. Es difícil que tu problema se deba a estos males.

Tratamiento Si estás preocupado, ve al doctor, y él ordenará los exámenes necesarios.

Fiebre

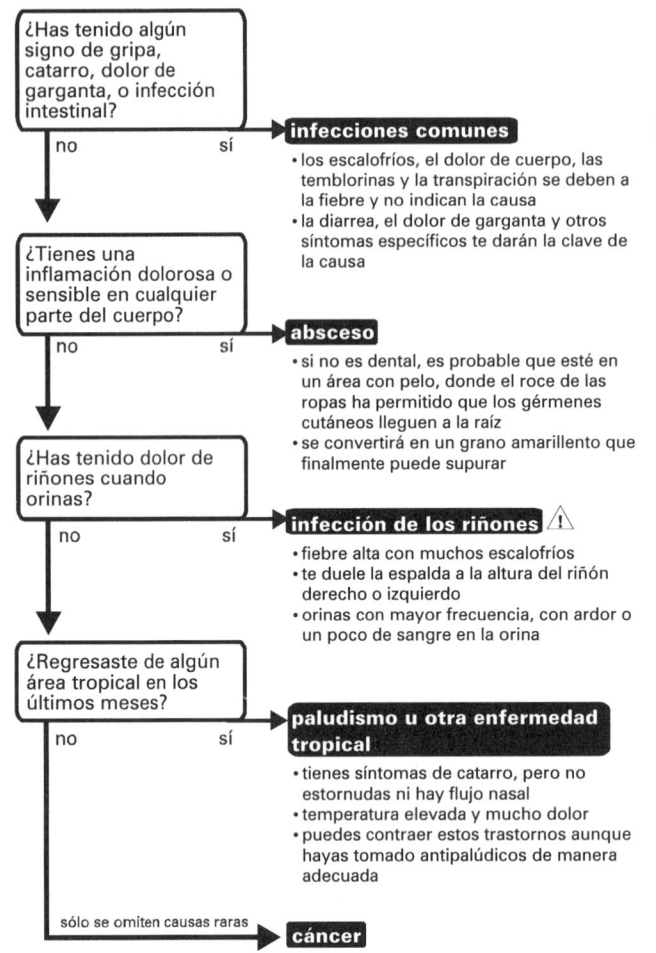

¿Has tenido algún signo de gripa, catarro, dolor de garganta, o infección intestinal?

no → / sí →

infecciones comunes
- los escalofríos, el dolor de cuerpo, las temblorinas y la transpiración se deben a la fiebre y no indican la causa
- la diarrea, el dolor de garganta y otros síntomas específicos te darán la clave de la causa

o fiebre glandular
- ganglios muy abultados en el cuello y posiblemente en las axilas o la ingle
- dolor de garganta que persiste más de una semana
- la garganta se ve realmente asquerosa

¿Tienes una inflamación dolorosa o sensible en cualquier parte del cuerpo?

no → / sí →

absceso
- si no es dental, es probable que esté en un área con pelo, donde el roce de las ropas ha permitido que los gérmenes cutáneos lleguen a la raíz
- se convertirá en un grano amarillento que finalmente puede supurar

¿Has tenido dolor de riñones cuando orinas?

no → / sí →

infección de los riñones ⚠
- fiebre alta con muchos escalofríos
- te duele la espalda a la altura del riñón derecho o izquierdo
- orinas con mayor frecuencia, con ardor o un poco de sangre en la orina

¿Regresaste de algún área tropical en los últimos meses?

no → / sí →

paludismo u otra enfermedad tropical
- tienes síntomas de catarro, pero no estornudas ni hay flujo nasal
- temperatura elevada y mucho dolor
- puedes contraer estos trastornos aunque hayas tomado antipalúdicos de manera adecuada

sólo se omiten causas raras → **cáncer**   **o artritis**

Recuerda que: ⚠ debes ver pronto al médico; 🏥 acude de inmediato al hospital.

Clave: **Muy probables** **Posibles** **Poco probables**

Fiebre

Infecciones comunes Entre ellas se encuentran resfriados, amigdalitis, infecciones del pecho, catarro e infecciones intestinales, que pueden provocar fiebre durante algunos días. En realidad, la elevación de temperatura es una de las maneras en que el cuerpo lucha contra los gérmenes; la fiebre quema los invasores y hace que tus defensas trabajen más rápido.

Tratamiento La fiebre en sí no requiere tratamiento, aunque te sentirás mejor si te mantienes lo más fresco posible, tomas paracetamol y muchos líquidos. De lo que se trata más bien es de curar la infección que causa la fiebre. La mayoría de estas infecciones (incluso los resfriados y muchas infecciones intestinales) son causadas por virus y normalmente ceden por sí solas en pocos días. No hay cura mágica. Sin embargo, en algunos casos sirven los antibióticos como en la amigdalitis y las infecciones del pecho (lee las secciones *Dolor de garganta,* p. 51, y *Tos,* p. 147).

Fiebre glandular En la sección *Dolor de garganta* (p. 51) se explica este trastorno y la manera de tratarlo.

Absceso Los abscesos son infecciones que forman masas de pus, como furúnculos muy grandes y dolorosos. Pueden aparecer en cualquier parte del cuerpo, sobre todo en las áreas con pelo y alrededor del ano. También se pueden formar dentro del cuerpo; esto es mucho más raro, pero puede suceder, por ejemplo, después de una infección grave en el pecho o los riñones. Tu temperatura subirá y bajará mientras persista el absceso.

Tratamiento En sus inicios, se puede curar el absceso con antibióticos. De otra manera, se requerirá perforarlo; para ello, recurre a tu médico o al hospital. Resulta obvio que los abscesos internos son más complicados y requieren tratamiento hospitalario, lo cual puede decidir el doctor.

Infección en los riñones Si un germen se introduce a tu riñón, causará fiebre y también otros síntomas. Este trastorno es muy raro y puede ser signo de algún otro problema de vías urinarias, como cálculos renales.

Tratamiento Debes ver de inmediato a tu médico para que te administre antibióticos. También te ayudará tomar mucho líquido. Si te sientes muy mal y tienes vómito debes ir al hospital. También es necesario que te hagan otras pruebas cuando estés mejor para descubrir a qué se debió la infección renal.

Paludismo (y otras enfermedades tropicales) Muy ocasionalmente, la gente regresa de zonas tropicales con enfermedades exóticas como recuerdo (desagradable) de su viaje. Algunas de estas enfermedades (en particular, ciertos tipos de paludismo) se desarrollan poco a poco y pueden causar altas temperaturas que se repiten, antes de que aparezcan otros síntomas.

Tratamiento Si has estado en un lugar tropical y padeces fiebre persistente sin causa obvia (como un catarro o dolor de garganta) ve de inmediato a tu médico, sobre todo si te sientes muy mal. Visita al doctor aunque hayas tomado antipalúdicos o tu viaje haya sido hace varios meses; el paludismo puede tardar un poco en desarrollarse y los medicamentos tomados para prevenirlo no son eficaces 100%. Además, puede que tengas otra infección tropical que no sea paludismo. Si el médico cree que trajiste a casa un raro germen de esta clase, ordenará análisis de sangre o te enviará al hospital.

Cáncer Todos los cánceres pueden causar fiebre recurrente. Un ejemplo es el linfoma (consulta la sección *Glanglios inflamados*, p. 77). Casi todos los otros cánceres producen síntomas diferentes que los excluyen de este problema.

Tratamiento Es muy improbable que tu temperatura se deba a un trastorno peligroso. Si estás preocupado, consulta a tu médico.

Infecciones raras Hay algunas infecciones poco comunes y graves, como la meningitis y la septicemia (envenenamiento de la sangre), que pueden causar fiebre súbita, a medida que tu cuerpo trata de combatirlas. También es probable que haya otros síntomas y tú te sientas muy mal. Algunas otras infecciones raras, pero importantes, no comienzan de manera tan espectacular. Por ejemplo la tuberculosis y la infección por virus VIH (causante del SIDA). Este tipo de gérmenes puede ocasionar fiebres prolongadas o recurrentes; por lo general, empeoran de manera progresiva.

Tratamiento La meningitis y el envenenamiento de la sangre requieren tratamiento inmediato en el hospital. Si te preocupa la posibilidad de tener tuberculosis o infección por VIH, debes ver pronto a tu doctor; para comenzar, él ordenará las pruebas necesarias.

Artritis La artritis reumatoide y otros tipos raros de artritis (no la osteoartritis común) pueden provocar fiebres recurrentes, entre otros síntomas.

Tratamiento Consulta a tu médico. Él te enviará con un especialista en articulaciones (reumatólogo). Lee el apartado *Artritis reumatoide* de la sección *Dolor en varias articulaciones* (p. 69).

Otros trastornos poco comunes Entre los problemas que ocasionalmente causan temperatura prolongada, están la inflamación intestinal (consulta la sección *Diarrea*, p. 39) y los efectos secundarios de medicamentos.

Tratamiento Habla con tu médico si crees que se debe a alguna de estas causas tan poco frecuentes.

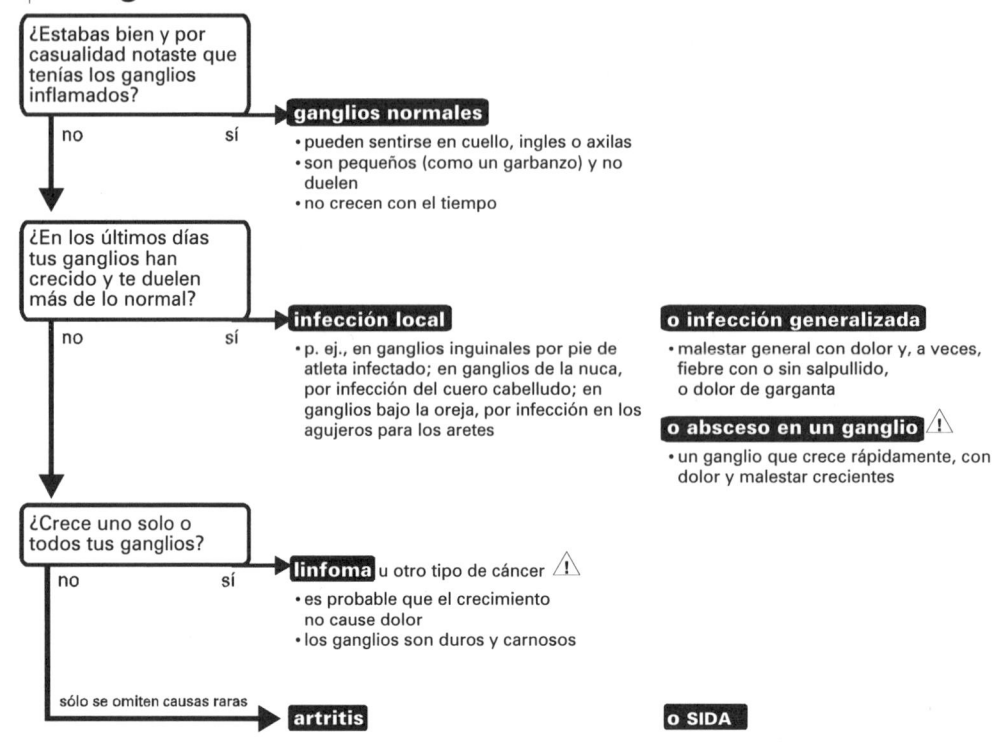

Ganglios inflamados

¿Estabas bien y por casualidad notaste que tenías los ganglios inflamados?

no → / sí →

ganglios normales
- pueden sentirse en cuello, ingles o axilas
- son pequeños (como un garbanzo) y no duelen
- no crecen con el tiempo

¿En los últimos días tus ganglios han crecido y te duelen más de lo normal?

no → / sí →

infección local
- p. ej., en ganglios inguinales por pie de atleta infectado; en ganglios de la nuca, por infección del cuero cabelludo; en ganglios bajo la oreja, por infección en los agujeros para los aretes

o infección generalizada
- malestar general con dolor y, a veces, fiebre con o sin salpullido, o dolor de garganta

o absceso en un ganglio ⚠
- un ganglio que crece rápidamente, con dolor y malestar crecientes

¿Crece uno solo o todos tus ganglios?

no → / sí →

linfoma u otro tipo de cáncer ⚠
- es probable que el crecimiento no cause dolor
- los ganglios son duros y carnosos

sólo se omiten causas raras → **artritis**

o SIDA

Recuerda que: ⚠ debes ver pronto al médico; 🏥 acude de inmediato al hospital.

Clave: **Muy probables** **Posibles** **Poco probables**

Ganglios inflamados

Ganglios normales Los ganglios se hallan en distintas partes del cuerpo, sobre todo en el cuello, las axilas y las ingles. Son parte del sistema inmunológico que combate las infecciones. Si eres delgado, es normal que puedas palpar unos bultos del tamaño de un garbanzo, que no duelen y prácticamente no crecen.

Tratamiento Sentir estos ganglios es totalmente normal, de modo que no se requiere tratamiento.

Infección local Si un germen alcanza una parte de tu cuerpo, los ganglios cercanos se inflaman para combatirlo. Por ejemplo, los del cuello se abultan cuando tienes una infección en la garganta, y los inguinales por una enfermedad de transmisión sexual.

Tratamiento Los ganglios en sí no requieren tratamiento; el hecho de que se abulten sólo significa que están haciendo su trabajo. Lo que hay que atacar es la infección que los hace hincharse. Por tanto, excepto que sólo tengas inflamados los ganglios del cuello por una leve irritación de garganta, debes ir al doctor.

Infección generalizada Algunos patógenos no se quedan en una sola área, sino que se diseminan por todo el cuerpo; por ejemplo, los que causan la fiebre ganglionar o los de la rubéola (actualmente casi no se da porque se vacuna a los niños contra ella).

Tratamiento Como ya se dijo, los ganglios en sí no requieren tratamiento. El hecho de que se inflamen sólo indica que están luchando contra los gérmenes. En realidad, casi todas estas infecciones son causadas por virus, de modo que no hay una cura mágica; simplemente debes esperar a que se acabe. El paracetamol te ayudará contra la fiebre, el dolor y la irritación de garganta que a menudo acompañan a estas enfermedades; en la sección *Dolor de garganta* (p. 50) se da más información sobre la fiebre ganglionar. Si te sientes muy mal y tienes fiebre, coméntalo con tu médico.

Absceso en un ganglio Si cierto tipo de patógenos llega a un ganglio, puede provocar una inflamación tipo furúnculo, llena de pus. Esto es un absceso.

Tratamiento Si se formó solo, se puede curar con antibióticos, pero cuando se desarrolla como absceso maduro, habrá que hacer una punción para extraer pus. En cualquier caso necesitarás ir con el doctor.

Linfoma Es cáncer de los ganglios linfáticos.

Tratamiento Es muy improbable que ésta sea la causa de tu problema, pero si estás preocupado por la posibilidad, es obvio que debes ir de inmediato con el doctor. Si él comparte tu preocupación, ordenará los análisis necesarios y te enviará con un especialista. El tratamiento es desagradable —quimioterapia (fármacos potentes) o radioterapia (tratamiento con radiaciones)—, pero es una oportunidad para curarte.

Otros trastornos médicos raros Muchos otros problemas poco frecuentes pueden provocar inflamación ganglionar; entre ellos, algunos tipos de artritis, otros cánceres, SIDA y efectos secundarios de algunos medicamentos.

Tratamiento Consulta a tu médico si te preocupa la posibilidad de padecer alguna de estas causas raras. Él ordenará las pruebas necesarias y te dará tratamiento.

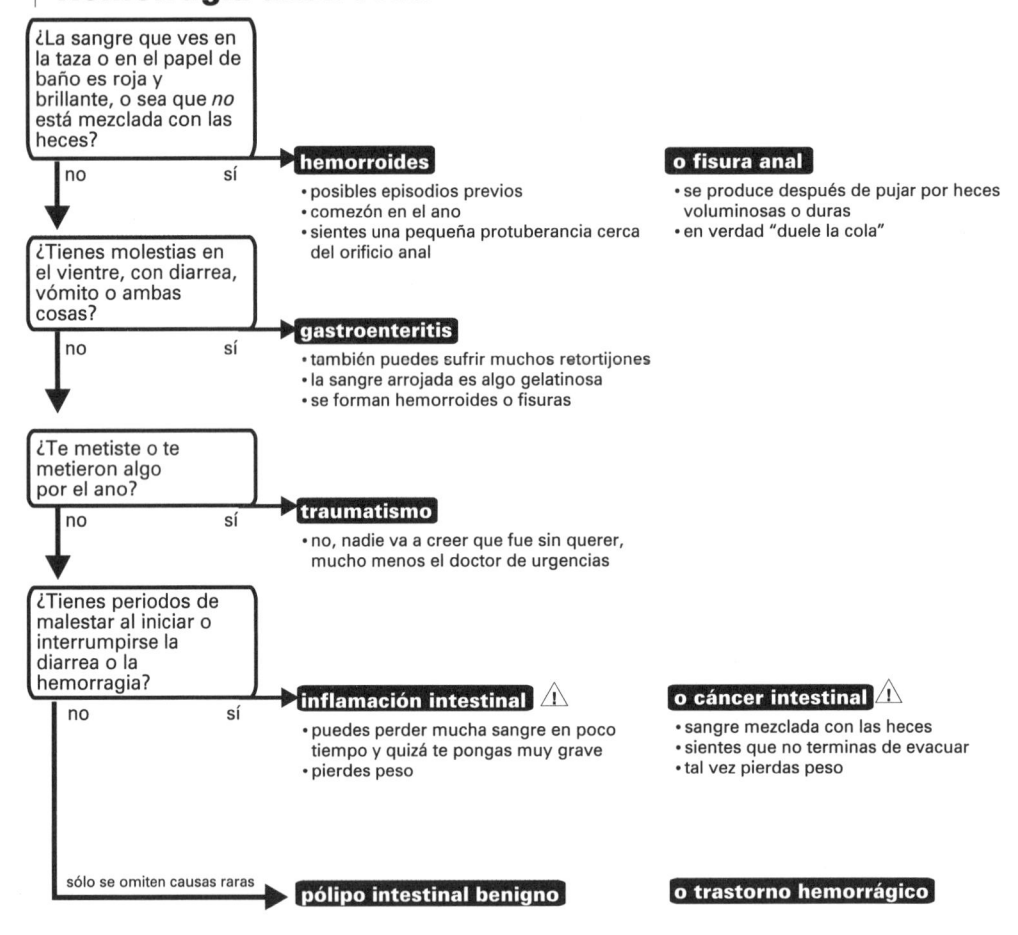

Hemorragia anorrectal

¿La sangre que ves en la taza o en el papel de baño es roja y brillante, o sea que *no* está mezclada con las heces?

- no ↓
- sí → **hemorroides**
  - posibles episodios previos
  - comezón en el ano
  - sientes una pequeña protuberancia cerca del orificio anal

  o fisura anal
  - se produce después de pujar por heces voluminosas o duras
  - en verdad "duele la cola"

¿Tienes molestias en el vientre, con diarrea, vómito o ambas cosas?

- no ↓
- sí → **gastroenteritis**
  - también puedes sufrir muchos retortijones
  - la sangre arrojada es algo gelatinosa
  - se forman hemorroides o fisuras

¿Te metiste o te metieron algo por el ano?

- no ↓
- sí → **traumatismo**
  - no, nadie va a creer que fue sin querer, mucho menos el doctor de urgencias

¿Tienes periodos de malestar al iniciar o interrumpirse la diarrea o la hemorragia?

- no ↓
- sí → **inflamación intestinal** ⚠
  - puedes perder mucha sangre en poco tiempo y quizá te pongas muy grave
  - pierdes peso

  o cáncer intestinal ⚠
  - sangre mezclada con las heces
  - sientes que no terminas de evacuar
  - tal vez pierdas peso

sólo se omiten causas raras → **pólipo intestinal benigno**

o trastorno hemorrágico

Recuerda que: ⚠ debes ver pronto al médico; 🏥 acude de inmediato al hospital.

Clave: **Muy probables** **Posibles** **Poco probables**   # Hemorragia anorrectal

Hemorroides Son venas varicosas (vasos sanguíneos inflamados y llenos de sangre) en la zona anal. Por lo regular se deben a estreñimiento, pues el esfuerzo de ir al baño hace que se hinchen. Es común que estos vasos dejen escapar algo de sangre, que tú verás en el escusado o en el papel de baño después de limpiarte. Generalmente no son dolorosas, a menos que se estrangulen, es decir, que los músculos anales las atrapan y ahorcan, lo que ocasiona dolor intenso, mayor inflamación y hemorragia.

Tratamiento Muchas veces, las hemorroides se curan solas, especialmente si no pujas al defecar. Por lo regular, el estreñimiento se alivia si aumentas tu consumo de fibra y líquidos, además de hacer más ejercicio. Puedes acelerar el proceso si tomas un laxante que compres en la farmacia, pero es mejor que no abuses. No permanezcas mucho tiempo en el baño, pues estar sentado agrava el problema; por tanto, deja la lectura para otro lugar. Tampoco ignores las ganas de defecar matutinas, no importa cuánta prisa tengas. El farmacéutico te puede dar cremas para la irritación que causan las hemorroides, pero no alivian la hemorragia. Si continúan los problemas, acude a tu médico; tal vez te envíe con un cirujano para que realice una pequeña operación que resuelva el trastorno. Si tus hemorroides se estrangulan necesitarás tratamiento urgente; además, el dolor te hará ir corriendo al médico.

Fisura anal Es una ranura que se abre en el ano. También en este caso, lo más probable es que sea debida al estreñimiento; el esfuerzo para expulsar una gran cantidad de heces ocasiona una rotura, por la que sale un poco de sangre. También puede sobrevenir después de una diarrea.

Tratamiento Casi siempre, las fisuras sanan solas y en poco tiempo. Es crucial seguir las indicaciones acerca del estreñimiento (véase párrafo anterior). Las fisuras son tan dolorosas que te impiden ir al baño. Si es así, se agravará tu estreñimiento, con el riesgo de que se abra otra ranura cuando vayas; por tanto, procura defecar seguido y con calma. Mantén limpia la región anal para que sanes. Ten a la mano toallitas húmedas con las que puedas limpiarte bien y sin dolor cada vez que defeques. Las cremas que venden en la farmacia generalmente alivian el dolor. Si ves que no mejoras, consulta a tu médico, él te prescribirá otras cremas o te enviará con un cirujano para una pequeña operación, si todo lo demás falla.

Gastroenteritis En las secciones *Dolor abdominal* (p. 43) y *Diarrea* (p. 39) se explica este trastorno. Hay cierto microbio (*Campilobacter*) que provoca tal inflamación intestinal, y también hemorragia.

Tratamiento Consulta *Dolor abdominal*. Si la hemorragia es repetida, conviene que veas al doctor. Tal vez quiera comprobar si tienes este microbio, porque los antibióticos te ayudarán a sanar pronto.

Traumatismo La naturaleza no dispuso que hubiera nada en el ano. Por tanto, no es extraño que la inserción de objetos por el mismo cause lesiones que provoquen hemorragia. Si alguna vez has conversado con alguien que trabaje en una sala de urgencias, te sorprenderá saber lo frecuente de estos casos, aunque algunos relatos sean inventados. Los homosexuales que practican sexo anal son más propensos a este tipo de lesión, aunque en este caso lo más grave es el riesgo de contraer infecciones.

Tratamiento A menos que la hemorragia sea muy pequeña y no cause dolor, conviene ir al hospital para que verifiquen la magnitud del daño (y para que tengan otra historia que contar).

Inflamación intestinal Se explica este trastorno y su tratamiento en la sección *Diarrea* (p. 39).

Cáncer Es poco probable antes de los 40 años. Consulta la sección *Diarrea* (p. 39), para tener más detalles al respecto.

Causas raras Algunas, como los pólipos intestinales (a veces son mal de familia) y los trastornos hemorrágicos (deficiencias de coagulación sanguínea), pueden ocasionar hemorragia anorrectal.

Tratamiento Consulta a tu médico; si cree que tienes una de estas enfermedades raras, te hará un examen general.

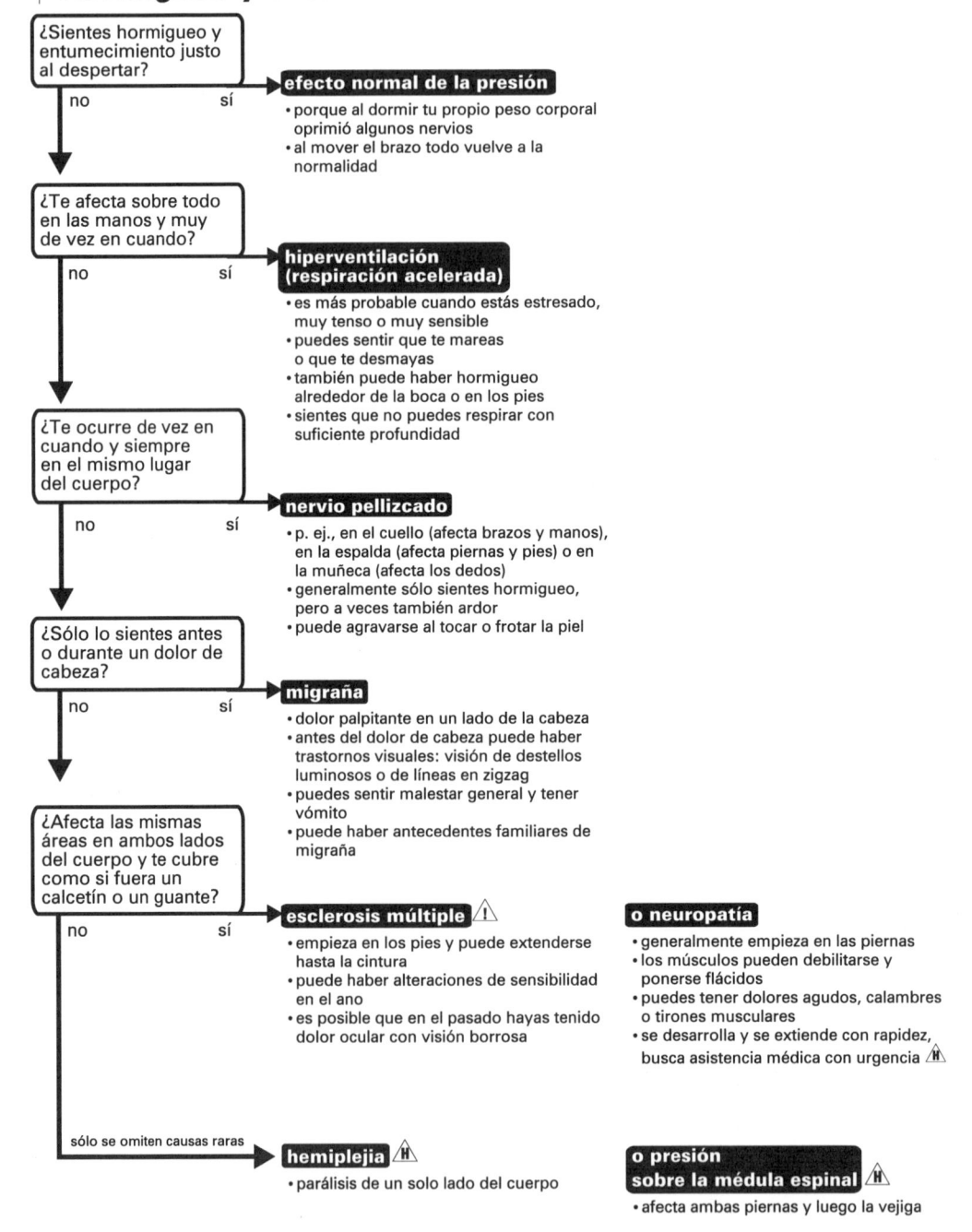

Hormigueo y entumecimiento

¿Sientes hormigueo y entumecimiento justo al despertar?
- no
- sí → **efecto normal de la presión**
  - porque al dormir tu propio peso corporal oprimió algunos nervios
  - al mover el brazo todo vuelve a la normalidad

¿Te afecta sobre todo en las manos y muy de vez en cuando?
- no
- sí → **hiperventilación (respiración acelerada)**
  - es más probable cuando estás estresado, muy tenso o muy sensible
  - puedes sentir que te mareas o que te desmayas
  - también puede haber hormigueo alrededor de la boca o en los pies
  - sientes que no puedes respirar con suficiente profundidad

¿Te ocurre de vez en cuando y siempre en el mismo lugar del cuerpo?
- no
- sí → **nervio pellizcado**
  - p. ej., en el cuello (afecta brazos y manos), en la espalda (afecta piernas y pies) o en la muñeca (afecta los dedos)
  - generalmente sólo sientes hormigueo, pero a veces también ardor
  - puede agravarse al tocar o frotar la piel

¿Sólo lo sientes antes o durante un dolor de cabeza?
- no
- sí → **migraña**
  - dolor palpitante en un lado de la cabeza
  - antes del dolor de cabeza puede haber trastornos visuales: visión de destellos luminosos o de líneas en zigzag
  - puedes sentir malestar general y tener vómito
  - puede haber antecedentes familiares de migraña

¿Afecta las mismas áreas en ambos lados del cuerpo y te cubre como si fuera un calcetín o un guante?
- no
- sí → **esclerosis múltiple** ⚠
  - empieza en los pies y puede extenderse hasta la cintura
  - puede haber alteraciones de sensibilidad en el ano
  - es posible que en el pasado hayas tenido dolor ocular con visión borrosa

  o neuropatía
  - generalmente empieza en las piernas
  - los músculos pueden debilitarse y ponerse flácidos
  - puedes tener dolores agudos, calambres o tirones musculares
  - se desarrolla y se extiende con rapidez, busca asistencia médica con urgencia 🏥

sólo se omiten causas raras

hemiplejia 🏥
- parálisis de un solo lado del cuerpo

o presión sobre la médula espinal 🏥
- afecta ambas piernas y luego la vejiga

Recuerda que: ⚠ debes ver pronto al médico; 🏥 acude de inmediato al hospital.

Clave: **Muy probables**
Posibles **Poco probables**

Hormigueo y entumecimiento

Efecto normal de la presión La mayoría de personas ha experimentado el "adormecimiento" de una mano o un brazo al caminar por la noche o al despertar por la mañana, sensación que termina en uno o dos minutos. Ello se debe a que, por su propio peso, el cuerpo oprime un nervio o afecta la circulación sanguínea.

Tratamiento Esto es normal, no hace daño y no requiere tratamiento.

Hiperventilación Consiste en respirar demasiado rápido y profundo; generalmente sucede con los ataques de pánico (lee la sección *Dificultad para respirar,* p. 40); esto hará que introduzcas a tu sistema corporal demasiado oxígeno, el cual afecta los nervios causando hormigueo.

Tratamiento La forma de aliviar estos ataques consiste simplemente en respirar dentro de una bolsa de papel, inflándola y desinflándola; así, aspirarás el aire que espiraste, el cual tiene menos oxígeno que la atmósfera y evitarás introducir dosis excesivas de dicho gas. Además, intenta respirar despacio y poco profundo. Es muy importante que la gente que te rodea sepa que estos ataques no son peligrosos, pues si también se asustan te harán sentir peor. Por lo regular, los ataques de pánico se deben a estrés. Consulta la sección *Dificultad para respirar* (p. 41), donde hallarás más indicaciones para manejar este problema.

Nervio pellizcado Los nervios que dan sensibilidad a tu piel nacen en la médula espinal, desde donde se extienden a través de varios conductos y túneles que hay en los músculos y huesos. En su recorrido, pueden quedar aprisionados (o "pellizcados") en cualquier punto. El ejemplo clásico es cuando te pegas en el "huesito de la alegría". A través del codo, donde es fácil que te golpees, pasa un nervio que queda atrapado momentáneamente, lo que ocasiona que se te "duerma" la mano. Esta sensación desaparece en pocos segundos, pero hay otros nervios que pueden permanecer aprisionados durante horas e incluso semanas; por ejemplo, los del cuello causan problemas en los brazos y las manos, los de la muñeca provocan hormigueo en los dedos y la palma de la mano, y el gran nervio de la espalda, que si es pellizcado por deslizamiento de un disco intervertebral —ciática— , ocasiona hormigueo en las piernas o en los pies.

Tratamiento Por lo regular, los nervios se liberan por sí solos al cabo de una semana aproximadamente. Si te causa dolor y no cesa, puede ayudarte un antiinflamatorio, como el ibuprofeno (que puedes conseguir en la farmacia). Sin embargo, cuando persiste por semanas, no hay signos de mejoría, empeora o causa debilidad, además de entumecimiento, tendrás que ver al doctor, que deberá revisarte y, si se trata de un nervio pellizcado, tal vez requiera la asistencia de un especialista. En la sección *Dolor de espalda* (p. 48) hallarás más información sobre la ciática.

Migraña En la sección *Dolor de cabeza* (p. 47) se explica este trastorno. A veces, los vasos sanguíneos cerebrales, antes de ensancharse y provocar la migraña, se contraen durante unos instantes y el cerebro se queda sin suficiente oxígeno, lo que ocasiona entumecimiento de alguna parte en un lado del cuerpo; puede suceder justo antes de dolerte la cabeza o al mismo tiempo.

Tratamiento Consulta el apartado *Migraña* en la sección *Dolor de cabeza* (p. 47).

Esclerosis múltiple Es ocasionada por la pérdida de la capa aislante que rodea los nervios (que funciona igual que los aislantes eléctricos). Es posible que la afección abarque distintos nervios, aunque no todos a la vez, lo que genera diversos síntomas –incluso hormigueo y entumecimiento– que por lo regular son intermitentes. Aún se desconoce cuál es la causa principal de este trastorno.

Tratamiento Si crees que padeces esclerosis múltiple, debes consultar al doctor, aunque es mucho más probable que sufras alguno de los trastornos comentados antes. Si el doctor comparte tu preocupación, te enviará con un neurólogo (especialista en nervios).

Neuropatía Muchas enfermedades diferentes lesionan los nervios que dan sensibilidad a la piel y ocasionan entumecimiento u hormigueo. Por ejemplo, la diabetes, el consumo excesivo de alcohol, la deficiencia vitamínica y algunos medicamentos. En escasas ocasiones, el trastorno se desarrolla de súbito, quizás una o dos semanas después de una infección (p. ej., catarro o infección intestinal), extendiéndose a brazos piernas y todo el cuerpo; esto se llama síndrome de Guillain-Barré.

Tratamiento Consulta a tu médico. Si él considera que tienes una neuropatía, ordenará unos análisis de sangre para verificarlo y te tratará según los resultados del laboratorio. Si crees que empiezas a padecer síndrome de Guillain-Barré, busca ayuda médica con urgencia; este problema requiere hospitalización.

Otros problemas médicos Algunos trastornos raros pueden causar hormigueo y entumecimiento; por ejemplo, la hemiplejia (parálisis de un lado del cuerpo por más de 24 horas, casi siempre sin dolor de cabeza) y afecciones de la médula espinal (que pueden paralizarte las piernas).

Tratamiento Es muy difícil que padezcas alguno de estos problemas, pero si te preocupa, ve al doctor.

Impotencia

Nota: la impotencia es la incapacidad de lograr, o mantener, una erección. Para obtener información acerca del problema de inactividad sexual, lee la sección *Pérdida del apetito sexual*, p.108.

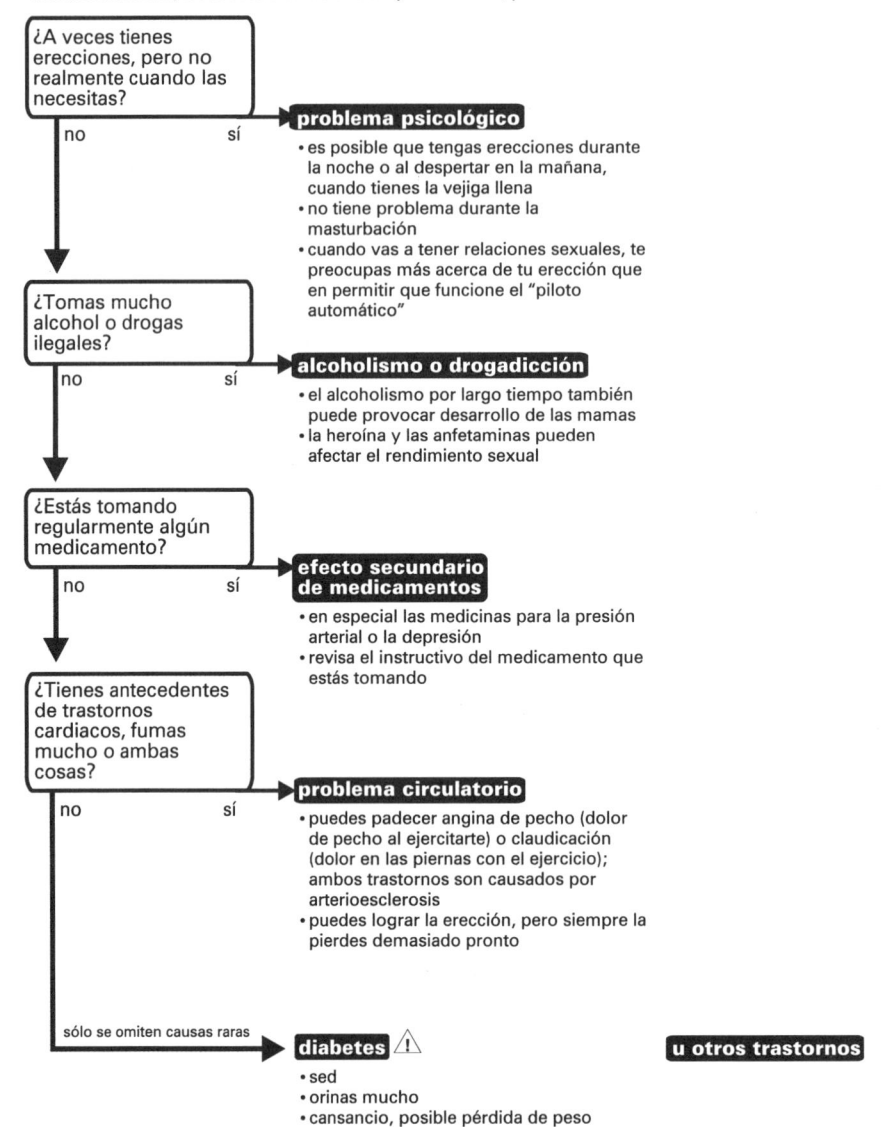

¿A veces tienes erecciones, pero no realmente cuando las necesitas?
no / sí

problema psicológico
- es posible que tengas erecciones durante la noche o al despertar en la mañana, cuando tienes la vejiga llena
- no tiene problema durante la masturbación
- cuando vas a tener relaciones sexuales, te preocupas más acerca de tu erección que en permitir que funcione el "piloto automático"

¿Tomas mucho alcohol o drogas ilegales?
no / sí

alcoholismo o drogadicción
- el alcoholismo por largo tiempo también puede provocar desarrollo de las mamas
- la heroína y las anfetaminas pueden afectar el rendimiento sexual

¿Estás tomando regularmente algún medicamento?
no / sí

efecto secundario de medicamentos
- en especial las medicinas para la presión arterial o la depresión
- revisa el instructivo del medicamento que estás tomando

¿Tienes antecedentes de trastornos cardiacos, fumas mucho o ambas cosas?
no / sí

problema circulatorio
- puedes padecer angina de pecho (dolor de pecho al ejercitarte) o claudicación (dolor en las piernas con el ejercicio); ambos trastornos son causados por arterioesclerosis
- puedes lograr la erección, pero siempre la pierdes demasiado pronto

sólo se omiten causas raras

diabetes ⚠
- sed
- orinas mucho
- cansancio, posible pérdida de peso

u otros trastornos

Recuerda que: ⚠ debes ver pronto al médico; ⚠ acude de inmediato al hospital.

Clave: **Muy probables** **Posibles** **Poco probables**

Impotencia | 83

Problemas psicológicos Si tienes erecciones en ciertos momentos (p. ej., al despertar en la mañana) significa que tu sistema reproductor funciona bien, de manera que tu problema reside por encima del cuello y no debajo de la cintura. Quizá sólo estés muy cansado o tengas estrés. Tal vez ya no se te antoja tu pareja, te sientes culpable por haberte ido de juerga o te preocupa embarazarla. Por cualquiera de estas razones, se forma un círculo vicioso: fracasas una vez y el temor de otro fracaso sexual provoca más estrés, lo que ocasiona mayor deficiencia. Es el efecto de la ansiedad que tiende a agravar el trastorno, cualquiera que haya sido el problema original.

Tratamiento Es normal que tu aparato sexual no funcione bien si estás agotado o muy preocupado por algo. Si el problema persiste, trata de resolver la causa, sea un problema de la relación, estrés o lo que fuere. Puede que te resulte difícil, pero al menos plantea el tema abiertamente y trata de resolverlo con tu pareja. Con sólo eso podrías resolver la dificultad o, por lo menos, anular el efecto de la ansiedad. Si no logras ningún avance, consulta alguno de los muchos libros útiles dedicados al tema o visita a tu médico, él te puede orientar o enviarte a ti y a tu pareja a recibir asesoría psicosexual (que básicamente consiste en hablar de ello con un experto en sexo). Otra posibilidad es que te prescriba algún tratamiento que te ayude a lograr la erección, por ejemplo, Viagra. Esto no te permite llegar a la raíz del problema psicológico, pero puede romper el círculo vicioso antes descrito, lo que tal vez marque el inicio de la solución a tus problemas.

Problema de alcoholismo o drogadicción A corto plazo, una borrachera puede ocasionar el temido "bajón" del bebedor. A largo plazo, el exceso de alcohol puede causar problemas sexuales al bloquear las hormonas masculinas. Algunas drogas ilícitas (p. ej., la heroína y las anfetaminas) también pueden provocar impotencia.

Tratamiento Limita, o mejor elimina, las borracheras o las drogas. Platica con tu médico si tienes problema para lograrlo, o si aunque dejes de beber o drogarte sigues sin funcionar adecuadamente.

Efecto secundario de medicamentos Algunas medicinas que se venden con receta provocan impotencia. Las que tienen mayores probabilidades son los antidepresivos y las píldoras para la presión arterial.

Tratamiento Revisa el instructivo del medicamento que estás tomando. Si menciona trastornos sexuales o impotencia, coméntaselo al doctor; él podrá interrumpir el tratamiento o indicar otra alternativa.

Problema circulatorio Cuando logras una erección, puedes sentir que tu pene palpita con la sangre. Esto se debe a que eso es lo que pasa. Si los vasos sanguíneos que irrigan el pene sufren esclerosis, se puede dificultar que lleven suficiente sangre para provocar (o mantener) la erección. La causa probable es el tabaquismo, ya que dificulta la función arterial; además, estrecha dichos vasos pues provoca espasmo. Los problemas de erección también pueden deberse a que las venas del pene extraen la sangre con demasiada rapidez.

Tratamiento La clave es dejar de fumar. Recuerda que también debes analizar el problema (consulta párrafos anteriores). Si no mejoras en pocos meses, consulta a tu médico, quien tal vez quiera revisar tu circulación, hacer algunas pruebas, enviarte con un especialista o darte tratamiento con Viagra.

Diabetes Sucede cuando el organismo no produce suficiente insulina, con lo que aumenta la concentración de azúcar en la sangre. Es muy común, pues afecta a una de cada 100 personas. Sin embargo, nadie sabe con precisión por qué. La alta concentración de azúcar en la sangre puede ocasionar numerosos problemas, incluso impotencia. Si ya sabes que eres diabético, es muy probable que este trastorno sea la causa de tu impotencia.

Tratamiento Ve de inmediato con el médico y lleva una muestra de orina, porque tal vez te mande análisis. Si descubre que padeces diabetes, necesitarás una dieta especial, con tabletas o inyecciones de insulina. Pero si ya sabes que eres diabético, ármate de valor y haz una cita con el médico. Mantener bajo control el azúcar de la sangre puede resolver el problema; si no, el médico puede prescribirte un tratamiento con Viagra, que probablemente te ayudará.

Otros tratornos Hay numerosas enfermedades muy poco frecuentes que afectan a los nervios y las hormonas, pero es casi seguro que no debes preocuparte por ellas.

Tratamiento Haz una cita con tu médico para que descarte esa remota posibilidad.

Indigestión

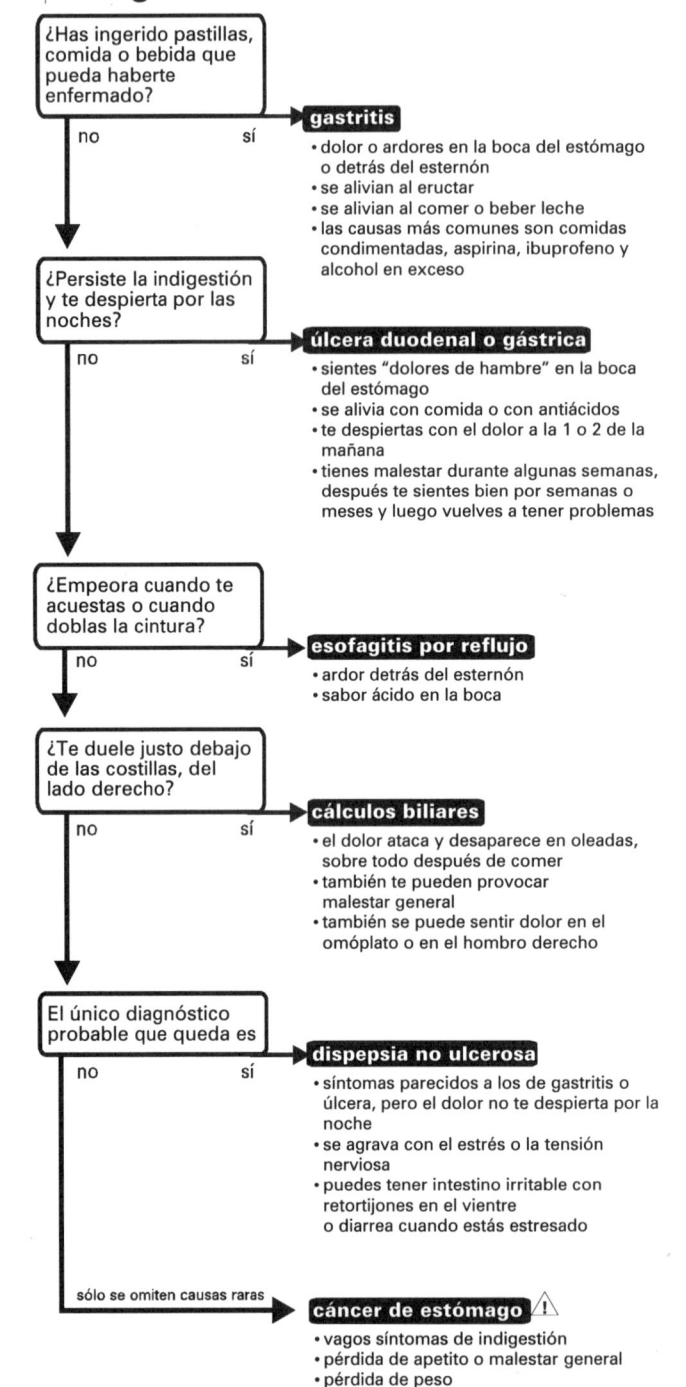

¿Has ingerido pastillas, comida o bebida que pueda haberte enfermado?

- no / sí

gastritis
- dolor o ardores en la boca del estómago o detrás del esternón
- se alivian al eructar
- se alivian al comer o beber leche
- las causas más comunes son comidas condimentadas, aspirina, ibuprofeno y alcohol en exceso

¿Persiste la indigestión y te despierta por las noches?

- no / sí

úlcera duodenal o gástrica
- sientes "dolores de hambre" en la boca del estómago
- se alivia con comida o con antiácidos
- te despiertas con el dolor a la 1 o 2 de la mañana
- tienes malestar durante algunas semanas, después te sientes bien por semanas o meses y luego vuelves a tener problemas

¿Empeora cuando te acuestas o cuando doblas la cintura?

- no / sí

esofagitis por reflujo
- ardor detrás del esternón
- sabor ácido en la boca

¿Te duele justo debajo de las costillas, del lado derecho?

- no / sí

cálculos biliares
- el dolor ataca y desaparece en oleadas, sobre todo después de comer
- también te pueden provocar malestar general
- también se puede sentir dolor en el omóplato o en el hombro derecho

El único diagnóstico probable que queda es

- no / sí

dispepsia no ulcerosa
- síntomas parecidos a los de gastritis o úlcera, pero el dolor no te despierta por la noche
- se agrava con el estrés o la tensión nerviosa
- puedes tener intestino irritable con retortijones en el vientre o diarrea cuando estás estresado

sólo se omiten causas raras

cáncer de estómago ⚠
- vagos síntomas de indigestión
- pérdida de apetito o malestar general
- pérdida de peso

Clave: **Muy probables** **Posibles** [Poco probables]

Indigestión | 85

Gastritis El estómago produce un ácido que ayuda a digerir la comida. Sin embargo, a veces el ácido puede inflamar la cubierta estomacal (gastritis) y causar indigestión. Hay numerosas cosas que pueden provocar problemas de acidez. La más común es el alcohol (a esto se debe que la resaca se acompañe de indigestión, como es bien sabido). Algunos fármacos, como la aspirina y los antiinflamatorios (p. ej., ibuprofeno), pueden producir el mismo efecto.

Tratamiento Si es un problema aislado (por ejemplo, después de una borrachera), sólo toma mucha agua y algún antiácido que consigas en la farmacia. Si continúan los problemas, revisa tu dieta y estilo de vida. Evita alimentos condimentados, come a horario regular y disminuye tu consumo de cigarrillos y alcohol. Además, evita los analgésicos ácidos de venta libre, como la aspirina y el ibuprofeno; es mejor el paracetamol. Normalmente, los antiácidos ayudan mucho, siempre que se usen cuando son necesarios.

Úlcera duodenal o gástrica En ocasiones, las quemaduras por ácido gástrico forman un pequeño cráter en la cubierta del tubo donde el estómago vacía la comida (úlcera duodenal) o, con menor frecuencia, en el propio estómago (úlcera gástrica). A veces, este trastorno viene de familia y pueden exacerbarlo, o agravarlo, las sustancias mencionadas en el párrafo anterior.

Tratamiento Está explicado en el apartado *Gastritis/úlcera* de la sección *Dolor abdominal recurrente* (p. 45).

Dispepsia no ulcerosa Este problema provoca los mismos síntomas que la acidez y las úlceras, pero lo causa otra cosa; tal vez, que los músculos del estómago y el esófago se contraigan con demasiada fuerza y sin coordinación. Por tanto, es un poco parecido al síndrome de intestino irritable (consulta la sección *Dolor abdominal recurrente*, p. 45). En realidad, muchas de las personas que sufren dispepsia no ulcerosa también padecen síndrome de intestino irritable y algunos doctores creen que en realidad es lo mismo. Se desconoce la causa, pero es posible que se relacione con el estrés.

Tratamiento Es conveniente revisar las áreas del estilo de vida que se comentaron en los párrafos anteriores. Los antiácidos ayudan a algunos, aunque el trastorno realmente no se debe a exceso de ácido. Si tus síntomas parecen relacionarse con el estrés, trata de resolver lo que te esté trastornando y haz ejercicios de relajación (consulta la sección *Tensión emocional*, p. 142). Si no aprecias ninguna mejoría, consulta a tu médico, pues puede prescribirte un antiácido más potente o medicamentos para relajar los músculos del estómago y el esternón. No obstante, no hay una "cura mágica", de modo que deberás prepararte para sufrir los síntomas de vez en cuando.

Esofagitis por reflujo El ácido que emite el estómago para digerir la comida no pasa al esófago gracias a una válvula. Si ésta no funciona correctamente, el ácido entra al tubo esofágico e inflama su cubierta (esofagitis por reflujo). Por lo regular se percibe como ardor en el centro del pecho (agruras), lo que puede ocasionar indigestión.

Tratamiento Puedes realizar una serie de cambios en tu estilo de vida que te ayudarán. Entre ellos: perder algunos kilos de peso; tener cuidado de no excederte con alimentos condimentados y alcohol; disminuir o eliminar el tabaco; no cenar demasiado tarde; elevar algunos centímetros la cabecera de tu cama, y no tomar analgésicos ácidos como la aspirina o el ibuprofeno. Los antiácidos que se consiguen en la farmacia te pueden ayudar mucho con las agruras; si no te funcionan, tu médico te prescribirá medicamentos más potentes.

Cálculos biliares En la sección *Dolor abdominal aislado* se habla de ellos y la manera de tratarlos (p. 42). Estos cálculos causan un dolor parecido al de la indigestión, sobre todo después de comidas grasosas.

Cáncer del estómago Cálmate, es rarísimo en menores de 50 años.

Tratamiento Es sumamente remoto que tengas esta enfermedad, a menos que seas mayor de 50 años. Habla con tu médico si estás preocupado. Si tiene alguna duda, te enviará con un especialista a un hospital para que te revise el estómago con un estrecho telescopio flexible (llamado *endoscopio*).

Infertilidad

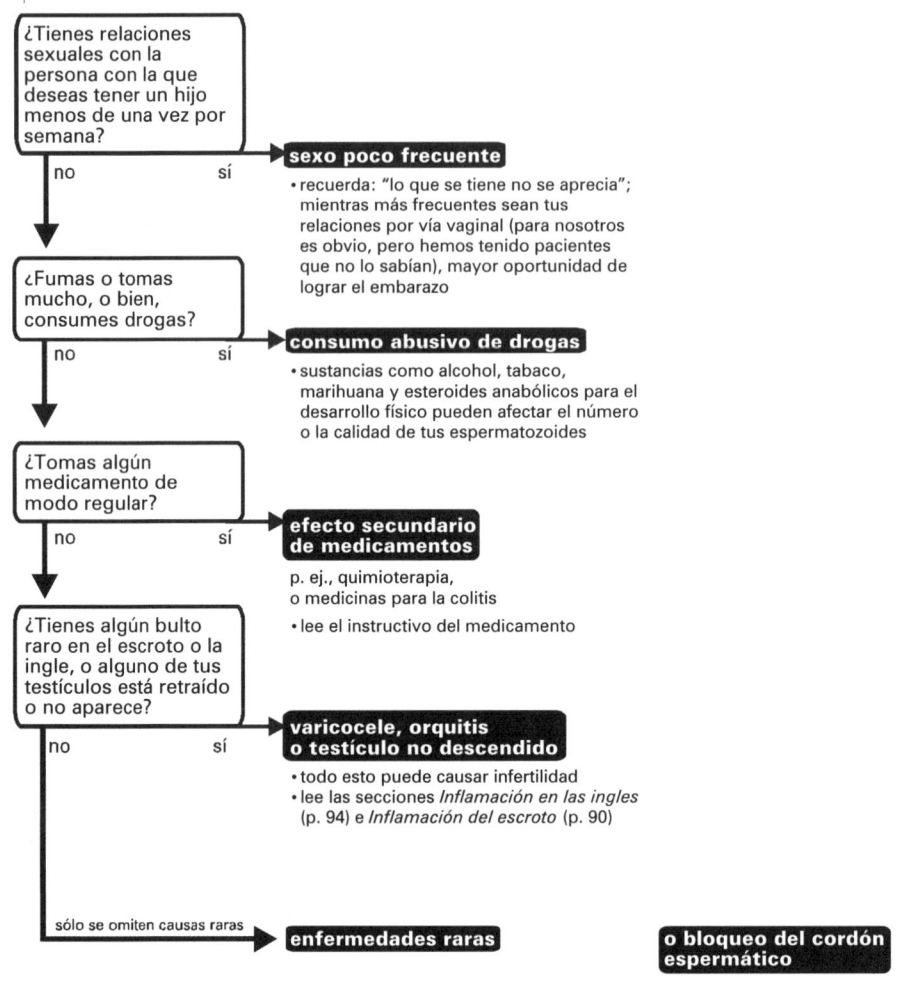

¿Tienes relaciones sexuales con la persona con la que deseas tener un hijo menos de una vez por semana?

- no → (continúa)
- sí → **sexo poco frecuente**
  - recuerda: "lo que se tiene no se aprecia"; mientras más frecuentes sean tus relaciones por vía vaginal (para nosotros es obvio, pero hemos tenido pacientes que no lo sabían), mayor oportunidad de lograr el embarazo

¿Fumas o tomas mucho, o bien, consumes drogas?

- no → (continúa)
- sí → **consumo abusivo de drogas**
  - sustancias como alcohol, tabaco, marihuana y esteroides anabólicos para el desarrollo físico pueden afectar el número o la calidad de tus espermatozoides

¿Tomas algún medicamento de modo regular?

- no → (continúa)
- sí → **efecto secundario de medicamentos**
  - p. ej., quimioterapia, o medicinas para la colitis
  - lee el instructivo del medicamento

¿Tienes algún bulto raro en el escroto o la ingle, o alguno de tus testículos está retraído o no aparece?

- no → (continúa)
- sí → **varicocele, orquitis o testículo no descendido**
  - todo esto puede causar infertilidad
  - lee las secciones *Inflamación en las ingles* (p. 94) e *Inflamación del escroto* (p. 90)

sólo se omiten causas raras → **enfermedades raras**

o bloqueo del cordón espermático

o causas desconocidas

Recuerda que: ⚠ debes ver pronto al médico; 🏥 acude de inmediato al hospital.

Clave: **Muy probables** **Posibles** **Poco probables** # Infertilidad | 87

NOTAS: 1. Los problemas de fertilidad debidos a impotencia o dificultades de eyaculación son tratados en las secciones Impotencia *(p. 82) y* Trastornos de la eyaculación *(p. 154).*
2. La mayoría de parejas desea concebir un hijo en un plazo máximo de un año, pero quienes no lo logran intentan durante un segundo año. Sin embargo, aproximadamente una de cada siete parejas tampoco lo consigue. Por lo regular, se debe a una combinación de factores tanto en el varón como en la mujer y no exclusivamente de uno; por tanto, lo mejor es pensar que es un problema común y si deciden consultar al médico, ir juntos. En más o menos una tercera parte de los casos, el varón es infértil o subfértil.

Causa desconocida Para embarazar a tu pareja debes producir espermatozoides muy activos y sanos. En 60 por ciento de los casos se desconoce la causa de que los espermatozoides tengan poca actividad.

Tratamiento Si durante años han tratado inútilmente de procrear, lo más común es que el doctor ordene un análisis de esperma (semen), que consiste en observarlo al microscopio para determinar la cantidad, calidad y actividad de tus espermatozoides; en un semen malo hay escasez de ellos, son lentos y tienen aspecto anormal. No te desesperes si se dice que tus resultados no fueron buenos. Es necesario repetir el estudio en algunos meses porque las cuentas de espermatozoides varían periódicamente y pueden alterarse por enfermedades como el catarro. El segundo análisis puede dar mucho mejores resultados. De no ser así, es muy probable que el doctor los envíe, a ti y a tu pareja, con un especialista.

Actividad sexual poco frecuente Obviamente, si tienes presiones de trabajo, turnos de noche o viajes frecuentes que limitan mucho las oportunidades de tener sexo con tu pareja, disminuye la probabilidad de que la embaraces, sin importar cuál sea tu cuenta de espermatozoides.

Tratamiento Nada más lo que siempre quisieras que te ordenara el doctor: tener relaciones sexuales más frecuentes. Pero trata de evitar la costumbre de tener sexo programado con ritos de fertilidad, porque esto generalmente provoca estrés y una vida amorosa muy rígida.

Alcohol, tabaco, mariguana y esteroides anabólicos Malas noticias; todos estos placeres y reconstituyentes pueden afectar a tus espermatozoides al grado de causar problemas de infertilidad.

Tratamiento Deja de tomar aquello que tenga probabilidades de trastornar tus espermatozoides.

Efecto secundario de medicamentos Hay nuevos tratamientos (como la quimioterapia y algunas medicinas para la colitis) que pueden afectar tu cuenta de espermatozoides.

Tratamiento Es de esperarse que te lo hayan avisado antes de comenzar el tratamiento, de modo que pudieras tomar muestras de tu semen que se pueden congelar y almacenar para utilizarlas más adelante. Si no fue así y tú crees que el tratamiento pudo trastornar tu fertilidad, coméntalo con tu doctor.

Varicocele En la sección *Inflamación del escroto* (p. 91) se explica este trastorno y la forma de tratarlo.

Orquitis Lee la sección *Dolor en los testículos* (p. 65). Cuando el trastorno está en un solo testículo no causa problemas de fertilidad; si afecta a los dos y hace que se encojan, puede trastornar tu cuenta de espermatozoides y ocasionar infertilidad, pero esto sucede rara vez.

Bloqueo del cordón espermático Algunas infecciones que hayas tenido (sobre todo las de transmisión sexual) pueden causar bloqueo del cordón espermático, que conduce los espermatozoides del testículo al pene.

Tratamiento Si tienes bloqueo del cordón espermático, tu médico te enviará a un hospital en donde te someterán a cirugía para "puentear" el bloqueo o te aplicarán otro tratamiento especial.

Testículo no descendido Consulta el apartado *Testículo no descendido* en la sección *Inflamación en las ingles* (p. 95). Si sufriste este problema en la niñez, es posible que tu testículo no tenga una producción espermática adecuada.

Tratamiento Si los trastornos de descenso testicular te volvieron infértil, tu médico los enviará a ti y a tu pareja con un especialista para que los ayude.

Problemas médicos raros Algunas enfermedades graves (como enfermedades renales o hepáticas y trastornos de las glándulas productoras de hormonas) pueden ocasionar infertilidad.

Tratamiento Es difícil que tales enfermedades sean descubiertas a partir de infertilidad; resulta mucho más probable que se trate de una enfermedad ya conocida y que la infertilidad sea sólo una parte del problema. Pero si te preocupa tu estado general de salud y no has logrado embarazar a tu pareja, coméntalo con el doctor.

Inflamación de las mamas

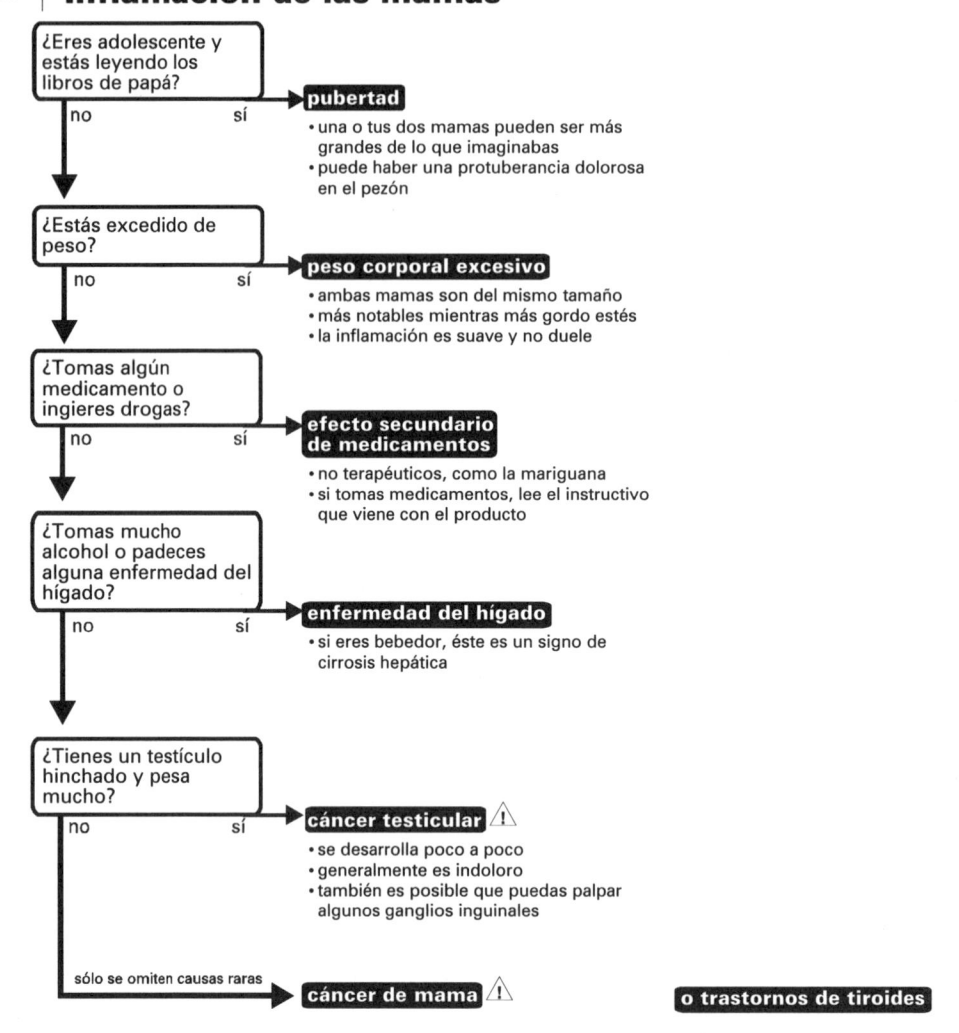

¿Eres adolescente y estás leyendo los libros de papá?
— sí → **pubertad**
- una o tus dos mamas pueden ser más grandes de lo que imaginabas
- puede haber una protuberancia dolorosa en el pezón

no ↓

¿Estás excedido de peso?
— sí → **peso corporal excesivo**
- ambas mamas son del mismo tamaño
- más notables mientras más gordo estés
- la inflamación es suave y no duele

no ↓

¿Tomas algún medicamento o ingieres drogas?
— sí → **efecto secundario de medicamentos**
- no terapéuticos, como la mariguana
- si tomas medicamentos, lee el instructivo que viene con el producto

no ↓

¿Tomas mucho alcohol o padeces alguna enfermedad del hígado?
— sí → **enfermedad del hígado**
- si eres bebedor, éste es un signo de cirrosis hepática

no ↓

¿Tienes un testículo hinchado y pesa mucho?
— sí → **cáncer testicular** ⚠
- se desarrolla poco a poco
- generalmente es indoloro
- también es posible que puedas palpar algunos ganglios inguinales

no ↓

sólo se omiten causas raras → **cáncer de mama** ⚠   **o trastornos de tiroides**

Recuerda que: ⚠ debes ver pronto al médico; 🏥 acude de inmediato al hospital.

Clave: **Muy probables** **Posibles** **Poco probables**

Inflamación de las mamas

NOTA: Sí, los hombres también tienen mamas; por supuesto, nada que valga la pena incluir en calendarios eróticos, pero ahí las tienes bajo tus pezones.

Peso corporal excesivo En cualquier área se puede formar piel flácida, incluso en las mamas, y si estás acumulando muchos kilos en tu cuerpo, es posible que desarrolles unos "melones" impresionantes.
Tratamiento Pierde esa grasa; es decir, lleva una dieta racional y haz más ejercicio. Se dan más detalles al respecto en el apartado *Gordura de la edad* de la sección *Aumento de peso* (p. 25).

Pubertad Con bastante frecuencia, el caos hormonal de la pubertad ocasiona que una o las dos mamas se inflen por un tiempo.
Tratamiento Es probable que tú ya hayas dejado atrás la pubertad; en ese caso, olvídate de esto. Si eres púber, entonces ignora la inflamación si es que puedes; ya tendrás bastante de qué preocuparte con el crecimiento, brote y erupción de otras partes de tu anatomía. Definitivamente no te estás volviendo mujer y tus "senos" desaparecerán con el tiempo.

Efecto secundario de medicamentos o drogas Algunos medicamentos, con receta o sin receta (incluso algunas medicinas potentes contra la indigestión), pueden ocasionar ligeros cambios hormonales y provocar crecimiento de las mamas. En raras ocasiones, la mariguana produce el mismo efecto.
Tratamiento Debes ignorar el problema, que no hace daño, o dejar de consumir aquello que lo cause.

Enfermedad del hígado Toda enfermedad duradera puede afectar el funcionamiento de tus hormonas y ocasionar el crecimiento de tus tejidos mamarios, con notable inflamación. En hombres, la causa más común es, con mucho, el alcoholismo.
Tratamiento La cura depende de que dejes de tomar. Si has consumido el suficiente alcohol para lesionarte el hígado, tienes un grave problema. Necesitas ver al doctor para que te revise y te ayude a eliminar ese hábito.

Cáncer testicular Muchos de estos tumores producen hormonas que provocan el crecimiento de las mamas. En la sección *Inflamación del escroto* (p. 90) se explica este trastorno.

Cáncer de mama Es muy grave y, por fortuna, muy raro en hombres.
Tratamiento Ve de inmediato con el médico, aunque es mucho más probable que recibas buenas noticias que un diagnóstico desfavorable.

Otros trastornos raros Muchos otros problemas médicos poco frecuentes (como el cáncer de pulmón o trastornos de tiroides) pueden manifestarse mediante crecimiento mamario.
Tratamiento Si te parece que tu caso no corresponde a ninguna de las categorías mencionadas en esta sección, consulta a tu médico.

Inflamación del escroto

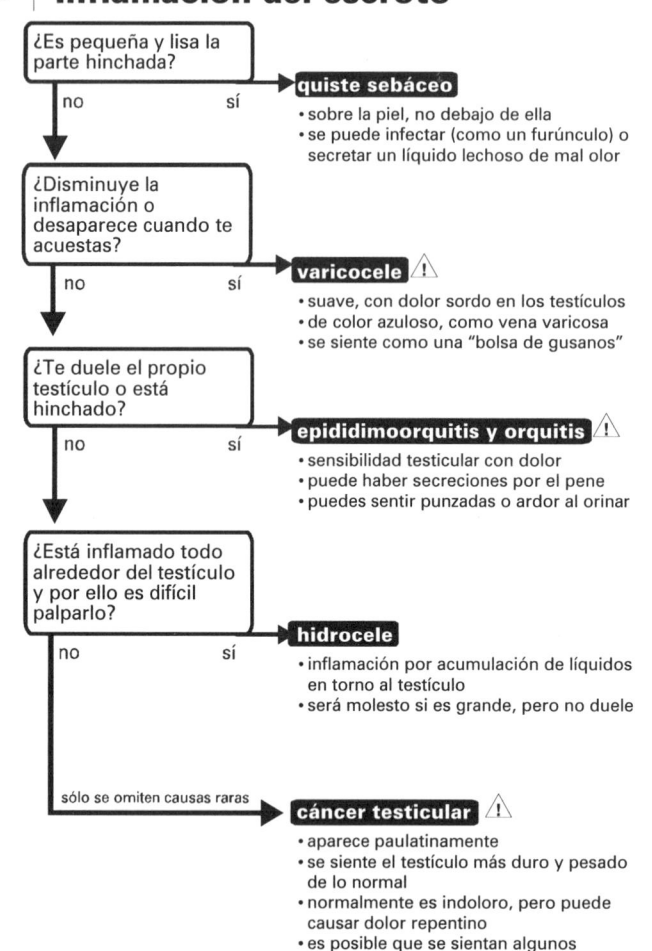

¿Es pequeña y lisa la parte hinchada?

no → ↓ sí →

quiste sebáceo
- sobre la piel, no debajo de ella
- se puede infectar (como un furúnculo) o secretar un líquido lechoso de mal olor

o quiste epididimario
- en uno u otro extremo del testículo
- por lo regular no duele, a menos que lo toques o aprietes

¿Disminuye la inflamación o desaparece cuando te acuestas?

no → ↓ sí →

varicocele ⚠
- suave, con dolor sordo en los testículos
- de color azuloso, como vena varicosa
- se siente como una "bolsa de gusanos"

o hernia
- desciende de la ingle al testículo
- aparece y desaparece; más notable al final del día o al hacer esfuerzos

¿Te duele el propio testículo o está hinchado?

no → ↓ sí →

epididimoorquitis y orquitis ⚠
- sensibilidad testicular con dolor
- puede haber secreciones por el pene
- puedes sentir punzadas o ardor al orinar

o torsión testicular ⚠
- de inicio rápido
- dolor intenso que puede sentirse en el abdomen o la ingle, con o sin dolor en el testículo

¿Está inflamado todo alrededor del testículo y por ello es difícil palparlo?

no → ↓ sí →

hidrocele
- inflamación por acumulación de líquidos en torno al testículo
- será molesto si es grande, pero no duele

sólo se omiten causas raras →

cáncer testicular ⚠
- aparece paulatinamente
- se siente el testículo más duro y pesado de lo normal
- normalmente es indoloro, pero puede causar dolor repentino
- es posible que se sientan algunos ganglios en la ingle

NOTA: testículo = gónada masculina; escroto = bolsa de los testículos.

⚠ Aunque el cáncer testicular es muy poco frecuente, si tienes alguna duda acerca de la inflamación que sufres en el testículo, ve de inmediato a que te revise el médico.

Clave: **Muy probables** **Posibles** **Poco probables**

Inflamación del escroto

Quiste sebáceo Las glándulas sebáceas producen la grasa que mantiene sana la piel; si una se tapa, se forma un pequeño bulto (un quiste sebáceo). Esto es común en el escroto.
Tratamiento Olvídate de ellos, no son dañinos. Si no te gusta su aspecto o se infecta y se convierte en un furúnculo, puedes considerar que te lo extirpen, aunque seguramente reaparecerá después.

Quiste epididimario El epidídimo es un largo conducto retorcido que comunica al testículo (que produce esperma) con el cordón espermático (que lo lleva al pene); a veces se llena de líquido y se inflama, formando un quiste epididimario.
Tratamiento Casi igual al de los quistes sebáceos; la operación es un poco más compleja, aunque generalmente se realiza en un solo día.

Varicocele Es un conjunto de venas varicosas (vasos sanguíneos inflamados) en el escroto.
Tratamiento Tal vez lo mejor sea ignorarlo. Algunos médicos creen que el varicocele puede afectar la fertilidad (esa hipótesis afirma que la sangre caliente de las venas eleva la temperatura testicular y vuelve "holgazán" al esperma), pero esto no se ha demostrado. Si eres infértil y, además, tienes varicocele, tal vez tu doctor considere que el problema puede resolverse con una pequeña cirugía.

Orquitis y epididimoorquitis La orquitis es una inflamación del testículo; generalmente la causa un virus (por lo regular el de las paperas), aunque actualmente es muy rara. Es más común la epididimoorquitis (infección del testículo y el epidídimo). La causa más probable es la transmisión sexual de algún microbio que se disemina del pene hacia el epidídimo.
Tratamiento Ve al doctor, pues lo más seguro es que necesites antibióticos. Para calmar el dolor te servirá ponerte compresas de hielo, tomar analgésicos y acostarte con la piecera de la cama elevada. Debes saber que la inflamación puede tardar una eternidad en desaparecer, pero el dolor generalmente se alivia pronto. Y tranquilo, estas infecciones no te harán infértil.

Hernia Es una porción de intestino que sale de su lugar a través de un defecto en una pared muscular; si es grande, puede desplazarse hasta el escroto, donde formará una protuberancia.
Tratamiento La única solución posible es una operación. Por tanto, ve al doctor, quien hará los arreglos necesarios para la cirugía.

Hidrocele Es la acumulación de líquido en torno al testículo. Puede ocurrir sin razón alguna, pero tal vez se deba a un trastorno testicular.
Tratamiento Es necesario drenar el líquido para realizar una revisión adecuada del testículo. Tu médico puede hacerlo o enviarte a un hospital; así que podrías ir directamente a un centro hospitalario. El hidrocele reaparece muy rara vez; si ocurre esto, el problema se resolverá con cirugía.

Torsión Si el cordón espermático se tuerce, queda cortado el suministro de sangre para el testículo. Sería muy mala noticia porque, sin sangre, el testículo moriría en unas cuatro horas y lo avisaría mediante un intenso dolor repentino e inflamación.
Tratamiento A veces se dificulta distinguir la torsión de la epididimoorquitis (consulta el apartado de esta sección); aun al médico le cuesta trabajo. Si tienes dudas, no esperes a ver por qué, pues en caso de torsión el tiempo es crucial, ve de inmediato a un servicio de urgencias.

Cáncer testicular Es el tipo de tumor más frecuente en hombres de 20 a 40 años de edad. A pesar de todo, es bastante raro, pues la probabilidad de que lo padezcas es de sólo 1 entre 25,000.
Tratamiento Ve al doctor de inmediato. Él te enviará de urgencia con un especialista. Lo bueno es que el cáncer testicular tiene un extraordinario índice de curaciones, sobre todo si se detecta pronto; por tanto, el médico debe revisar cualquier bulto que tengas en los testículos y te haga dudar de que sea inocuo. Éste es uno de los pocos casos en que la precaución extrema es conveniente.

Inflamación en la cara

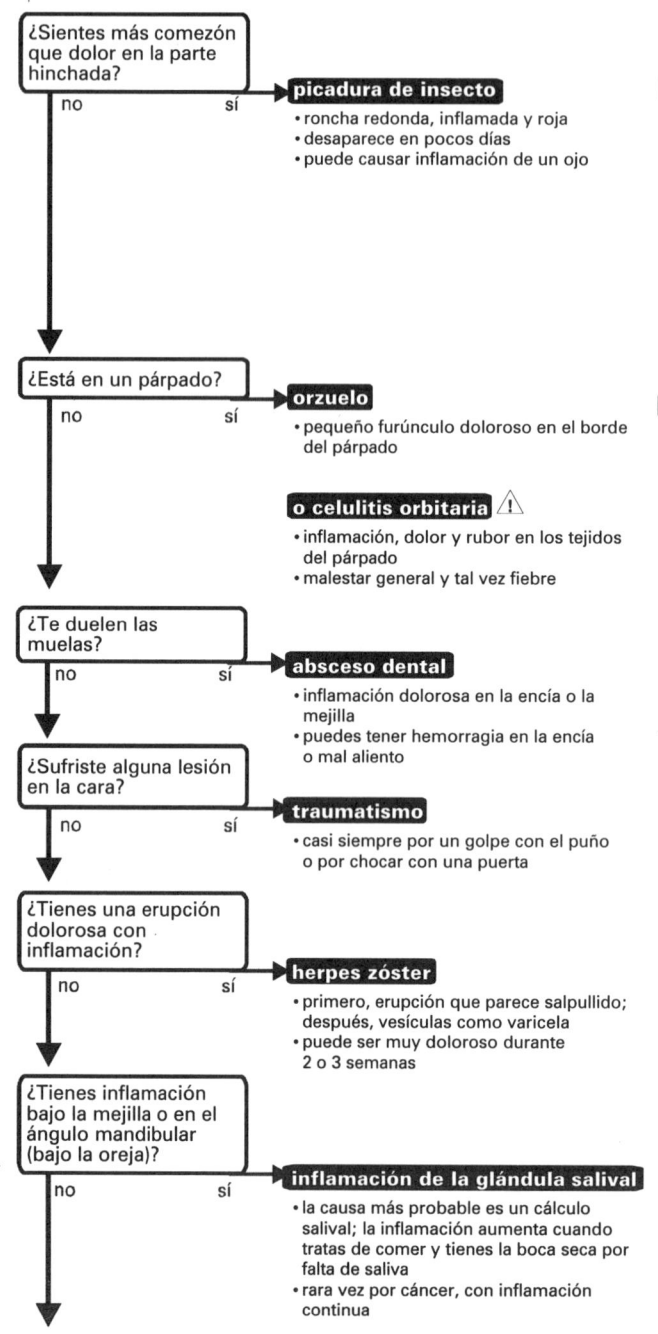

¿Sientes más comezón que dolor en la parte hinchada?
- no → (siguiente)
- sí →

picadura de insecto
- roncha redonda, inflamada y roja
- desaparece en pocos días
- puede causar inflamación de un ojo

o alergia
- puede ser una reacción, con rubor o resequedad, al jabón o al *aftershave*
- se agrava si te tallas los ojos
- puede deberse a urticaria; se ve como salpullido; pueden aparecer de forma intermitente comezón, salpullido e inflamación
- si afecta la boca (sientes la lengua hinchada), se te dificulta la respiración o es jadeante, necesitas atención médica urgente ⚠

¿Está en un párpado?
- no → (siguiente)
- sí →

orzuelo
- pequeño furúnculo doloroso en el borde del párpado

o celulitis orbitaria ⚠
- inflamación, dolor y rubor en los tejidos del párpado
- malestar general y tal vez fiebre

o quiste de Meibomio
- inflamación generalmente indolora en el párpado, alejada de su borde
- por lo regular desaparece por sí solo en unos meses
- si se infecta, puede convertirse en furúnculo

¿Te duelen las muelas?
- no → (siguiente)
- sí →

absceso dental
- inflamación dolorosa en la encía o la mejilla
- puedes tener hemorragia en la encía o mal aliento

¿Sufriste alguna lesión en la cara?
- no → (siguiente)
- sí →

traumatismo
- casi siempre por un golpe con el puño o por chocar con una puerta

¿Tienes una erupción dolorosa con inflamación?
- no → (siguiente)
- sí →

herpes zóster
- primero, erupción que parece salpullido; después, vesículas como varicela
- puede ser muy doloroso durante 2 o 3 semanas

¿Tienes inflamación bajo la mejilla o en el ángulo mandibular (bajo la oreja)?
- no → (siguiente)
- sí →

inflamación de la glándula salival
- la causa más probable es un cálculo salival; la inflamación aumenta cuando tratas de comer y tienes la boca seca por falta de saliva
- rara vez por cáncer, con inflamación continua

sólo se omiten causas raras

⚠ Busca atención médica urgente si hay una erupción o inflamación en la cara, con inflamación de la lengua o si tu respiración es difícil o jadeante.

Clave: **Muy probables** **Posibles** **Poco probables**

Inflamación en la cara

Picadura de insecto La piel en torno a los ojos es muy laxa, de modo que puede hincharse de manera impresionante por la picadura de un insecto.
Tratamiento Desaparecerá por sí sola en uno o dos días. Te ayudará ponerte compresas de hielo o tomar antihistamínicos (como los usados contra fiebre del heno, que pueden conseguirse en la farmacia).

Orzuelo Es una infección en los párpados; una bacteria se aloja alrededor de una pestaña y ocasiona inflamación y dolor en el párpado.
Tratamiento Desaparece por sí solo en pocos días. Puede servir que te quites la pestaña que está en el centro de la infección. Si todo el ojo se pone rojo y pegajoso, tal vez tengas conjuntivitis; lávate el ojo con bastante agua por un par de días; si persiste, consulta a tu médico para que te dé un ungüento con antibiótico.

Quiste de Meibomio Si una de las diminutas glándulas de tus párpados (glándulas de Meibomio) queda bloqueada, se te formará un bulto del tamaño de un garbanzo. Esto es común e inocuo.
Tratamiento Puedes dejarlo; desaparecerá por sí solo. Si no lo hace y te causa molestia, se puede extirpar mediante una pequeña operación; tu médico puede arreglarlo enviándote al oftalmólogo (especialista en ojos).

Traumatismo No tienes que ser un gran científico para saber que un porrazo en la cara puede hacer que se te hinche.
Tratamiento Si recibiste un golpe fuerte (p. ej., con un puño o un codazo) en la cara y se te hincha, debes ir a una unidad de urgencias para que te tomen una radiografía, porque tal vez sufriste una fractura.

Absceso dental Es una lesión en la raíz de un diente. El germen causante llega a la encía y provoca inflamación.
Tratamiento Necesitarás antibiótico y analgésicos, de modo que ve al dentista de inmediato.

Alergia Dos tipos de alergia pueden causar inflamación facial. Uno es por algo que toca toda tu piel, como jabón o champú, y hace que tu cutis se inflame ligeramente, con comezón o dolor; se le conoce como *eczema de alergia por contacto*. El otro (llamado *angiedema*) se debe a una intensa alergia por algo que ingresa al cuerpo; hay diversas causas, como comidas, medicamentos o picaduras de insectos. La reacción puede ser tan fuerte que haga que se inflamen los labios, la lengua e incluso la garganta. En ambos tipos de alergia puede causarlos algo que nunca te había afectado, no es necesario que se trate de algo totalmente nuevo para ti.

Tratamiento Contra el eczema de alergia por contacto, usa crema de hidrocortisona a 1% (que puedes comprar sin receta) y evita lo que la cause. El angiedema puede ser muy grave, de modo que necesitas ver al doctor con urgencia para que te dé instrucciones y tratamiento. Aunque sucede muy rara vez, el angiedema puede llegar a obstruir la tráquea y dificultar la respiración; por tanto, si te cuesta trabajo respirar, ve directamente al hospital. Una vez resuelto el problema, tendrás que ver la manera de prevenir futuros ataques. Trata de establecer las causas y, en lo posible, evita lo que provoca la reacción alérgica. Siempre ten a la mano algún antihistamínico (de la farmacia) para tomarlo al primer signo del trastorno y cortar de raíz otro episodio. Si padeces ataque alérgico grave (p. ej., a las nueces o a la picadura de avispas) se te puede aplicar una inyección de adrenalina; cuida que la persona más querida y cercana para ti sepa inyectarla.

Herpes zóster En la sección *Ampollas* (p. 22) se explica este trastorno y la manera de tratarlo. Si te afecta en el rostro, puede ocasionar inflamación en un lado, sobre todo en un párpado o alrededor de él, incluso antes de que aparezcan las vesículas del herpes.

Celulitis orbitaria Consulta la sección *Ojos irritados* (p. 103).

Inflamación de las glándulas salivales Estas glándulas producen la saliva que lubrica la comida que masticas. Se localizan debajo de las orejas (parótidas) o debajo de la mandíbula (submandibulares). Pueden inflamarse por muchas causas, incluidas infecciones (como paperas, que hoy son raras) y cálculos (pequeñas piedrecillas que bloquean los conductos salivales). En raras ocasiones, la causa de una inflamación persistente de las glándulas parótidas es un tumor.
Tratamiento Depende de la causa. Muchas de las infecciones son virales y se curan solas. Otras requieren antibióticos; por tanto, si la inflamación es muy dolorosa y tienes malestar general o fiebre, ve al doctor. La inflamación por cálculos se puede curar por estimulación del flujo salival (p. ej., con gotas de limón) o mediante una pequeña operación. Los tumores debe tratarlos un especialista.

Rarezas médicas Algunos trastornos muy infrecuentes pueden provocar inflamación facial (como hipotiroidismo o efectos secundarios de tratamiento con esteroides) y causar inflamación notable en un área del rostro (p. ej., cáncer óseo o de los senos paranasales).
Tratamiento Es muy difícil que ésta sea la causa de tu problema, pero si te preocupa, coméntaselo a tu médico.

Inflamación en las ingles

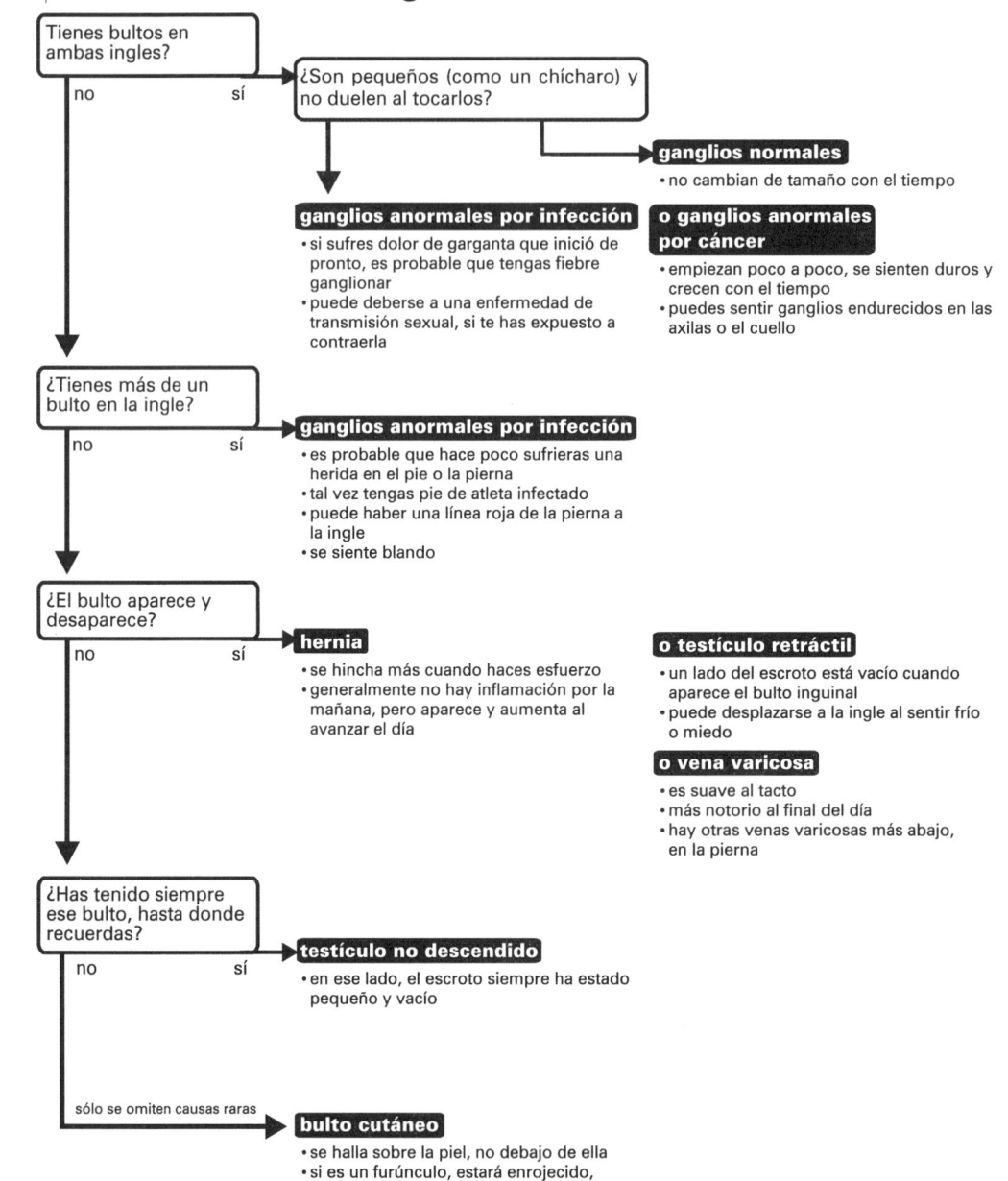

¿Tienes bultos en ambas ingles?
- no
- sí → **¿Son pequeños (como un chícharo) y no duelen al tocarlos?**
  - sí → **ganglios normales**
    - no cambian de tamaño con el tiempo
  - no ↓
    - **ganglios anormales por infección**
      - si sufres dolor de garganta que inició de pronto, es probable que tengas fiebre ganglionar
      - puede deberse a una enfermedad de transmisión sexual, si te has expuesto a contraerla
    - **o ganglios anormales por cáncer**
      - empiezan poco a poco, se sienten duros y crecen con el tiempo
      - puedes sentir ganglios endurecidos en las axilas o el cuello

¿Tienes más de un bulto en la ingle?
- no
- sí → **ganglios anormales por infección**
  - es probable que hace poco sufrieras una herida en el pie o la pierna
  - tal vez tengas pie de atleta infectado
  - puede haber una línea roja de la pierna a la ingle
  - se siente blando

¿El bulto aparece y desaparece?
- no
- sí → **hernia**
  - se hincha más cuando haces esfuerzo
  - generalmente no hay inflamación por la mañana, pero aparece y aumenta al avanzar el día
- **o testículo retráctil**
  - un lado del escroto está vacío cuando aparece el bulto inguinal
  - puede desplazarse a la ingle al sentir frío o miedo
- **o vena varicosa**
  - es suave al tacto
  - más notorio al final del día
  - hay otras venas varicosas más abajo, en la pierna

¿Has tenido siempre ese bulto, hasta donde recuerdas?
- no
- sí → **testículo no descendido**
  - en ese lado, el escroto siempre ha estado pequeño y vacío

sólo se omiten causas raras

bulto cutáneo
- se halla sobre la piel, no debajo de ella
- si es un furúnculo, estará enrojecido, dolerá y puede desaparecer después de liberar pus
- si es un quiste sebáceo, será indoloro y puede crecer muy despacio; puede exudar un líquido lechoso de mal olor

Clave: **Muy probables** **Posibles** **Poco probables**

Inflamación en las ingles

Ganglios normales Estas glándulas se encuentran en varias partes del cuerpo, sobre todo en el cuello, las axilas y las ingles. Los ganglios forman parte de tu sistema inmunológico, que combate las infecciones. Si eres delgado, resulta muy normal que puedas palpar ganglios del tamaño de un garbanzo como bultos no dolorosos que conservan aproximadamente el mismo tamaño la mayor parte del tiempo.

Tratamiento Es del todo normal que se puedan palpar los ganglios, de modo que no necesitas ningún tratamiento.

Ganglios anormales por infección A veces, las glándulas normales descritas en el apartado anterior se inflaman por el ingreso de un patógeno al organismo. Las principales causas son la entrada de bacterias cerca de las ingles (p. ej., por la infección de una herida o una enfermedad de transmisión sexual) o el ingreso de otros gérmenes que provocan inflamación ganglionar general (p. ej., fiebre ganglionar; consulta el apartado *Infección generalizada* en la sección *Ganglios inflamados*, p. 77).

Tratamiento Resulta obvio que se requiere atención minuciosa por parte de tu médico, quien tratará la infección que causa la inflamación ganglionar.

Hernia Es una porción de intestino que se sale de su lugar a través de un defecto en una pared muscular. Es común en hombres y pueden provocarla, o empeorarla, el levantar objetos pesados, el peso corporal excesivo, el estreñimiento o la tos intensa y persistente.

Tratamiento La cirugía es el único medio eficaz para resolver las hernias. Generalmente se requiere de una operación muy pequeña, que muchas veces es una intervención de un solo día (ingresas y egresas del hospital el mismo día). Vale la pena operar la hernia cuando causa dolor o provoca otras molestias; en tal caso, consulta a tu médico, quien hará los arreglos necesarios. En raras ocasiones, una hernia se estrangula; esto significa que los músculos la "ahorcan", provocando dolor en el vientre, inflamación abdominal y vómito. Si crees que tu hernia se estranguló, ve de inmediato al hospital.

Testículo retráctil A veces los músculos jalan de los testículos hacia las ingles; en consecuencia, no es posible palpar uno o ambos testículos dentro de la bolsa arrugada donde suelen estar (el escroto), sino en la región inguinal. Los testículos regresarán a su sitio cuando desaparezca lo que ocasionó la contracción muscular (puede ser frío, miedo, contacto con los testículos o incluso pantalones apretados).

Tratamiento Esto es muy normal y no requiere tratamiento.

Bultos cutáneos (varios tipos) La piel puede formar diversas clases de bultos y es posible hallar cualquiera de ellos en la ingle. Los más frecuentes son los quistes sebáceos (glándulas cutáneas productoras de grasa bloqueadas), lipomas (pequeñas acumulaciones de grasa), furúnculos y abscesos (infecciones que causan pequeñas hinchazones purulentas).

Tratamiento La mayoría de estas inflamaciones es totalmente inocua y lo mejor es dejarlas. Cuando son causadas por una infección, normalmente crecen y duelen; en tal caso, necesitarás antibióticos o una punción; consulta a tu médico.

Vena varicosa Se trata de una vena inflamada y retorcida, generalmente en la pierna. En casos graves, la vena varicosa comienza en la ingle y produce una inflamación notable (por lo regular, el resto de la vena es más difícil de palpar).

Tratamiento Las venas varicosas rara vez causan algún problema. Si duelen o se ven muy mal, se alivian con medias elásticas o con cirugía, aunque generalmente reaparecen después de operarlas.

Ganglios anormales por cáncer Muy rara vez, enfermedades graves (como los cánceres de ganglios linfáticos) provocan el abultamiento de los ganglios inguinales, además de afectar otros.

Tratamiento Debe tratarlos el médico. Si sospecha alguna causa grave, como cáncer, te enviará de urgencia con un especialista al hospital.

Testículo no descendido Los testículos se desarrollan durante la vida intrauterina, en un lugar cercano a los riñones, en la parte baja de la espalda. A medida que crece el feto, los testículos descienden a través del abdomen, hasta el escroto. En algunos hombres, quedan "atorados" (no descienden) o mal colocados (ectópicos) en un punto de la trayectoria y nunca llegan al escroto, pero se pueden palpar en las ingles (no deben confundirse con los testículos retráctiles, que son mucho más normales).

Tratamiento Es muy improbable que tengas este problema, la mayoría de casos de testículos no descendidos o ectópicos se detecta durante la infancia. Si te preocupa la posibilidad, consulta a tu médico, pues es importante saber si padeces o no este trastorno. El tratamiento es quirúrgico.

Mal aliento

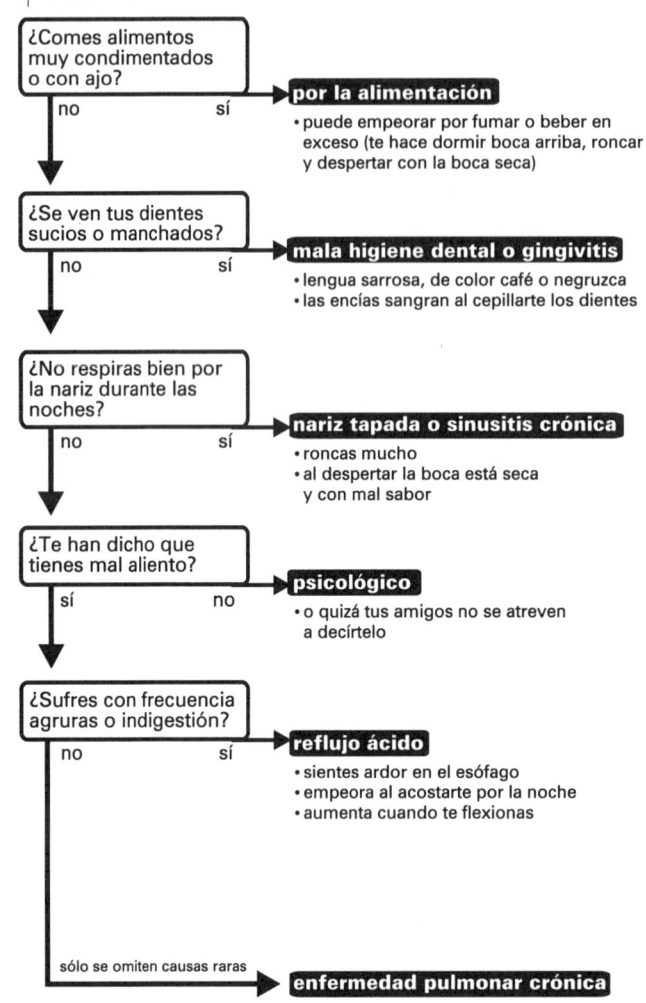

¿Comes alimentos muy condimentados o con ajo?
- no → (sigue abajo)
- sí → **por la alimentación**
  - puede empeorar por fumar o beber en exceso (te hace dormir boca arriba, roncar y despertar con la boca seca)

¿Se ven tus dientes sucios o manchados?
- no → (sigue abajo)
- sí → **mala higiene dental o gingivitis**
  - lengua sarrosa, de color café o negruzca
  - las encías sangran al cepillarte los dientes

¿No respiras bien por la nariz durante las noches?
- no → (sigue abajo)
- sí → **nariz tapada o sinusitis crónica**
  - roncas mucho
  - al despertar la boca está seca y con mal sabor

¿Te han dicho que tienes mal aliento?
- sí → (sigue abajo)
- no → **psicológico**
  - o quizá tus amigos no se atreven a decírtelo

¿Sufres con frecuencia agruras o indigestión?
- no → (sigue abajo)
- sí → **reflujo ácido**
  - sientes ardor en el esófago
  - empeora al acostarte por la noche
  - aumenta cuando te flexionas

sólo se omiten causas raras → **enfermedad pulmonar crónica**

Clave: **Muy probables** **Posibles** **Poco probables**

Mal aliento

Mala higiene dental Descuidarse la boca es la causa más común del mal aliento persistente (halitosis). Los desagradables residuos que se acumulan en los dientes y encías (o en la lengua) se descomponen y despiden mal olor.

Tratamiento La limpieza regular con cepillo e hilo dental evita que tu boca huela como un basurero. No olvides la lengua, pues sucia es como un depósito de residuos de comida descompuesta; por eso, también debes tallarla regularmente con un cepillo dental suave; sácala o te darán náuseas y será peor el efecto. Los enjuagues y los refrescantes del aliento pueden ayudar, pero sólo son cosméticos y no atacan el problema de raíz. La saliva es el enjuague natural de la boca y se puede estimular su producción con goma de mascar (sin azúcar, por supuesto). Además, bebe mucho líquido y enjuágate con agua para desalojar cualquier partícula de comida.

Alimentación No necesitas ser médico para saber que si comes platillos muy condimentados la gente no se te acercará por uno o dos días.

Tratamiento Podrías evitar ese tipo de comidas, pero quizá la vida sea menos deliciosa, ¿no es así? Es mejor que lo aceptes hasta que tu aliento sea de nuevo fresco, en uno o dos días; también, usa pastillas o enjuagues para ocultar el problema. Y agradece que sea en tu boca, pues su olor no es tan desagradable como el que despides por el otro extremo.

Gingivitis Es la infección de las encías, comúnmente causada por mala higiene bucal, como ya se dijo.

Tratamiento Requieres un enjuague bucal o antibióticos que prescribe el dentista. Aun así, él revisará tus dientes y, como es probable que estén descuidados, te aconsejará cómo mantener sanas tu dentadura y tus encías.

Nariz tapada o sinusitis crónica Varios trastornos, como fiebre del heno, escurrimiento nasal constante, pólipos o nariz desviada por lesión, ocasionan que siempre la tengas tapada, ronques y respires por la boca (consulta *Nariz tapada,* p. 101). Por eso tu boca se te seca y tienes mal aliento. En la sección *Ronquera* (p. 124) se explica la sinusitis crónica. El goteo catarral hacia la garganta hace que la boca huela mal, sobre todo cuando tiene ciertos tipos de microbios.

Tratamiento Si constantemente respiras por la boca debido a tu nariz tapada, entonces debes descubrir la causa para resolver tu problema de mal aliento; es decir, tienes que ir al médico. Tal vez te recete un atomizador nasal o te envíe con el especialista en oídos, nariz y garganta (otorrinolaringólogo) para una posible operación. Tomar antibióticos sirve para la sinusitis crónica, pero sólo por corto tiempo. Una vez más, la cuestión está en destapar la nariz (como se indica en *Sinusitis crónica* de la sección *Ronquera*, p. 125), de lo contrario, la halitosis volverá.

Psicológico Tal vez descubras que tu mal aliento está más en la mente que en la boca. Sencillamente, hay personas que se preocupan demasiado por su aliento, aunque los demás lo consideren normal. Sólo es un rasgo de personalidad que no causa problemas. Pero si estás deprimido o tienes mucha ansiedad, es probable que estés convencido de que tu aliento apesta, aunque nadie más lo note.

Tratamiento Si crees que tu preocupación es innecesaria, mejor pregúntaselo a alguien que te pueda dar una respuesta sincera. Por lo menos, sabrás si te has preocupado inútilmente. Si tienes halitosis, puedes resolverlo como ya se indicó. Si padeces ansiedad intensa y tú crees (o tus amigos) que sufres depresión, sigue los consejos que se dan en *Tensión emocional* (p. 143) y *Desánimo* (p. 37).

Reflujo de ácido Se explica, junto con su tratamiento, en *Indigestión* (p. 85). Cuando los ácidos y contenidos estomacales suben hasta la garganta pueden despedir un olor que causa mal aliento.

Enfermedad pulmonar Cualquier enfermedad pulmonar con muchas secreciones infecciosas ocasiona mal aliento, ya que al toser expulsarás flemas maloliente. Sin embargo, ésta es una causa muy rara de halitosis, sobre todo cuando el pecho no te da mayores problemas.

Tratamiento Consulta a tu médico para resolver el trastorno pulmonar.

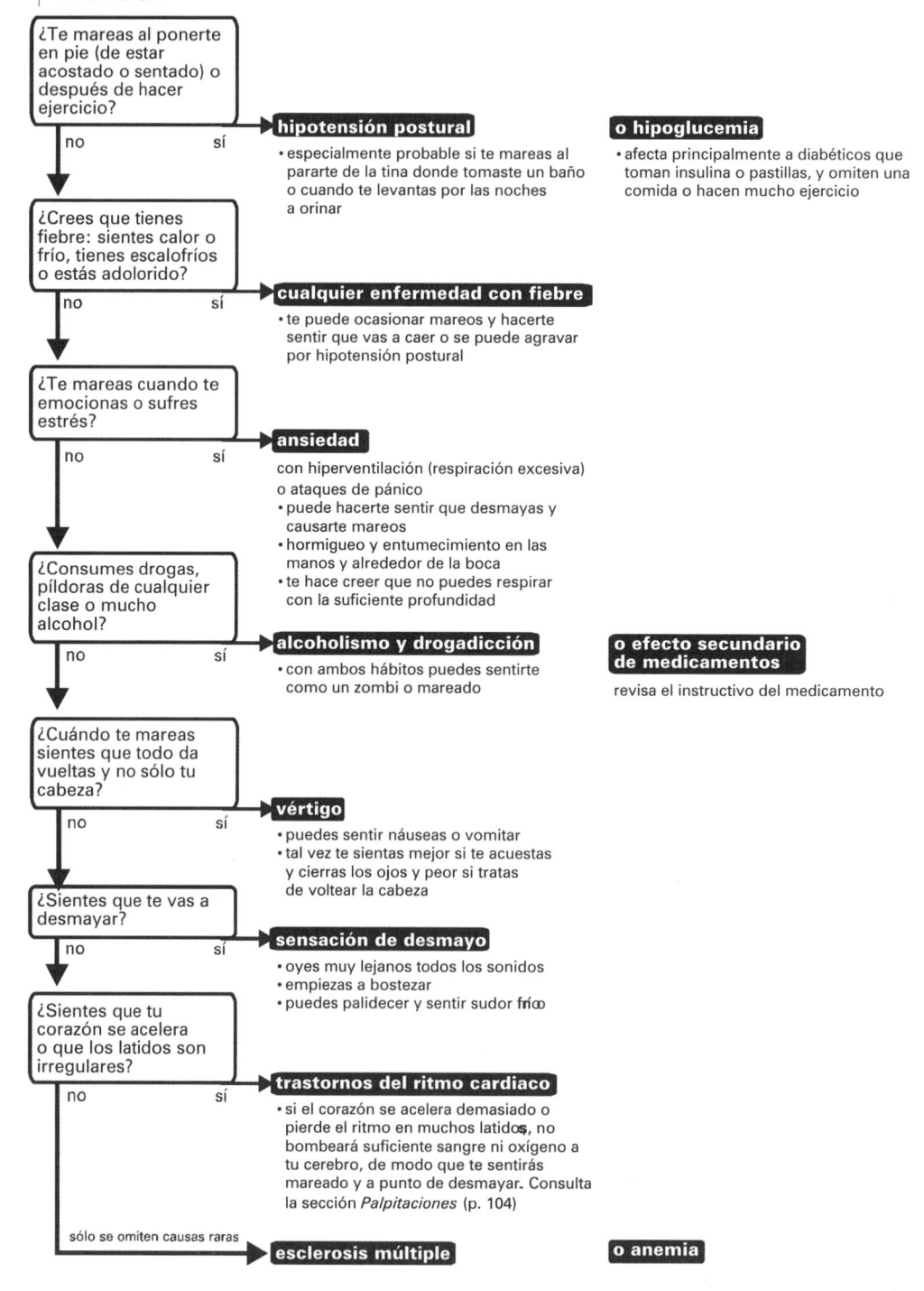

Mareos

¿Te mareas al ponerte en pie (de estar acostado o sentado) o después de hacer ejercicio?

→ sí → **hipotensión postural**
- especialmente probable si te mareas al pararte de la tina donde tomaste un baño o cuando te levantas por las noches a orinar

o hipoglucemia
- afecta principalmente a diabéticos que toman insulina o pastillas, y omiten una comida o hacen mucho ejercicio

↓ no

¿Crees que tienes fiebre: sientes calor o frío, tienes escalofríos o estás adolorido?

→ sí → **cualquier enfermedad con fiebre**
- te puede ocasionar mareos y hacerte sentir que vas a caer o se puede agravar por hipotensión postural

↓ no

¿Te mareas cuando te emocionas o sufres estrés?

→ sí → **ansiedad**

con hiperventilación (respiración excesiva) o ataques de pánico
- puede hacerte sentir que desmayas y causarte mareos
- hormigueo y entumecimiento en las manos y alrededor de la boca
- te hace creer que no puedes respirar con la suficiente profundidad

↓ no

¿Consumes drogas, píldoras de cualquier clase o mucho alcohol?

→ sí → **alcoholismo y drogadicción**
- con ambos hábitos puedes sentirte como un zombi o mareado

o efecto secundario de medicamentos

revisa el instructivo del medicamento

↓ no

¿Cuándo te mareas sientes que todo da vueltas y no sólo tu cabeza?

→ sí → **vértigo**
- puedes sentir náuseas o vomitar
- tal vez te sientas mejor si te acuestas y cierras los ojos y peor si tratas de voltear la cabeza

↓ no

¿Sientes que te vas a desmayar?

→ sí → **sensación de desmayo**
- oyes muy lejanos todos los sonidos
- empiezas a bostezar
- puedes palidecer y sentir sudor frío

↓ no

¿Sientes que tu corazón se acelera o que los latidos son irregulares?

→ sí → **trastornos del ritmo cardiaco**
- si el corazón se acelera demasiado o pierde el ritmo en muchos latidos, no bombeará suficiente sangre ni oxígeno a tu cerebro, de modo que te sentirás mareado y a punto de desmayar. Consulta la sección *Palpitaciones* (p. 104)

↓ no

sólo se omiten causas raras → **esclerosis múltiple**

o anemia

Clave: **Muy probables** **Posibles** **Poco probables**   **Mareos**

Hipotensión postural Si te levantas de repente, puede que se te baje la presión arterial. Por un instante, no llega suficiente sangre ni oxígeno al cerebro y eso provoca un mareo que pasa pronto. El ejemplo típico es cuando uno salta de la bañera para contestar el teléfono.
Tratamiento Este tipo de mareo casi siempre es normal, aunque puede empeorar con algunos medicamentos que te prescriban (como ciertas píldoras para la presión arterial y antidepresivos). Habla con el médico si crees que tu tratamiento es la causa del problema.

Cualquier enfermedad con fiebre alta El sentirse un poco mareado (sobre todo al levantarte) es un síntoma común cuando pescaste algún virus o alguna otra infección (p. ej., gripe, bichos intestinales, amigdalitis o una infección en el pecho).
Tratamiento En sí, el mareo no requiere tratamiento porque forma parte de todo un malestar general. Considera tu síntoma principal (como tos o dolor de garganta) como guía para que halles la sección correcta en este libro.

Ansiedad El sentirte presionado puede ocasionar que te marees, sobre todo cuando la ansiedad te provoca hiperventilación o ataques de pánico. Lee las secciones *Tensión emocional* (p. 143) o *Dificultad para respirar* (p. 41), donde hallarás más detalles y recomendaciones para el tratamiento.

Alcoholismo y drogadicción No te extrañe que te sientas mareado cuando lo que quieres es perder la cabeza.
Tratamiento Por sí solo, el mareo no hace daño, a menos que, por supuesto, te caigas y te lesiones. Pero, obviamente, el alcoholismo y la drogadicción sí son peligrosos. Si aceptas que tienes uno de estos problemas y quieres ayuda, consulta a tu médico o comunícate con una institución local para tratar estos problemas.

Vértigo Esta palabra es un término médico que se refiere a la desagradable sensación de que la cabeza te da vueltas (como cuando acabas de bajar de una noria). Se debe a que algo anda mal con tu sistema del equilibrio, lo que puede obedecer a distintas causas. En hombres, lo más común es laberintitis viral (un microbio invade tu oído, generalmente por un catarro) y el vértigo postural benigno (que se produce cuando pones la cabeza en ciertas posiciones). Tomar varias cervezas puede producir un efecto similar.

Tratamiento Depende de la causa, de modo que deberás hablar con tu médico. El trastorno viral desaparece por sí solo, por lo regular en pocos días. El vértigo postural benigno requiere la ayuda de un otorrinolaringólogo. Y recuerda que no debes conducir automóvil hasta que puedas voltear la cabeza sin que el mundo te dé vueltas.

Sensación de desmayo Esta situación te anuncia un sencillo desmayo que puedes tratar y prevenir; consulta la sección *Pérdida del conocimiento* (p. 110) donde hallarás más detalles al respecto.

Efecto secundario de medicamentos Algunos fármacos con receta pueden ocasionar mareos. También pueden ser causa de hipotensión postural (lee más arriba).
Tratamiento Revisa el instructivo del medicamento. Si mencionan mareos, habla con tu médico; él podrá ordenar que interrumpas el tratamiento o prescribirte otra cosa.

Hipoglucemia Este trastorno consiste en una baja concentración de azúcar en la sangre. La glucosa de la sangre sirve como combustible al cerebro, de modo que si disminuye su cantidad porque omitiste una comida o hiciste más ejercicio del acostumbrado, podrás sentirte un poco mareado. Esto es muy frecuente en diabéticos bajo tratamiento (sus píldoras o inyecciones bajan los niveles de azúcar).
Tratamiento Come en un horario regular y, sobre todo, no omitas el desayuno. Si eres diabético, consulta el apartado sobre hipoglucemia en la sección *Pérdida del conocimiento* (p. 111).

Trastornos del ritmo cardiaco Si tu corazón late con mucha lentitud, demasiado rápido o de manera irregular, es posible que no bombee suficiente sangre hacia el cerebro y, en consecuencia, cause mareos; consulta la sección *Palpitaciones* (p. 105), sobre todo el apartado Taquicardia supraventricular, donde hallarás más detalles al respecto.

Problemas médicos raros Hay muchos trastornos poco frecuentes (como esclerosis múltiple, insuficiencia renal y enfermedad de las válvulas cardiacas) que pueden provocar mareos, pero es muy remota la posibilidad de que padezcas alguno de ellos; además, generalmente provocan otros síntomas igualmente improbables.
Tratamiento Puedes creer que sufres alguna de estas rarezas, pero es fácil que te equivoques; sin embargo, coméntalo con tu doctor.

Nariz tapada

¿Además de este problema tienes estornudos, flujo nasal y dolor de garganta leve?
— no / sí →

resfriado
- nariz tapada, sobre todo por la noche

¿Se te tapa la nariz en el verano?
— no / sí →

fiebre del heno
- estornudos, flujo nasal, ojos llorosos y comezón
- empeora en ciertos periodos del verano, y depende de que seas alérgico al clima o al polen
- también te puede dar algo de asma en el verano

¿Sólo te pasa, o te pones peor, en ciertos momentos, como al sacudir o tender la cama o al estar cerca de animales?
— no / sí →

otro tipo de rinitis alérgica
- si empeoras por la mañana, al sacudir o tender la cama, eres alérgico a los ácaros
- eres alérgico a los gatos, los perros, los caballos, etcétera
- tienes todos los síntomas de la fiebre del heno, incluso asma

¿Casi siempre tienes tapada la nariz?
— no / sí →

pólipos nasales
- sientes que algo te obstruye la nariz
- no tienes sentido del olfato; disminuye el del gusto
- tu pronunciación es nasal
- la gripe puede causarte sinusitis

o tabique desviado
- por una lesión nasal
- por sí mismo no causa estornudos ni flujo nasal
- la gripe puede ocasionar sinusitis
- eres propenso a las hemorragias nasales

o rinitis vasomotora
- nariz tapada y producción de moco acuoso

¿Aspiras cocaína?
— no / sí →

consumo de cocaína
- se sabe que ocasiona problemas nasales

sólo se omiten causas raras →

efecto secundario de medicamentos
- lee el instructivo de tu medicamento

o hematoma septal ⚠H
- por un fuerte golpe en la nariz
- sientes bloqueo total repentino

Recuerda que: ⚠ debes ver pronto al médico; ⚠H acude de inmediato al hospital.

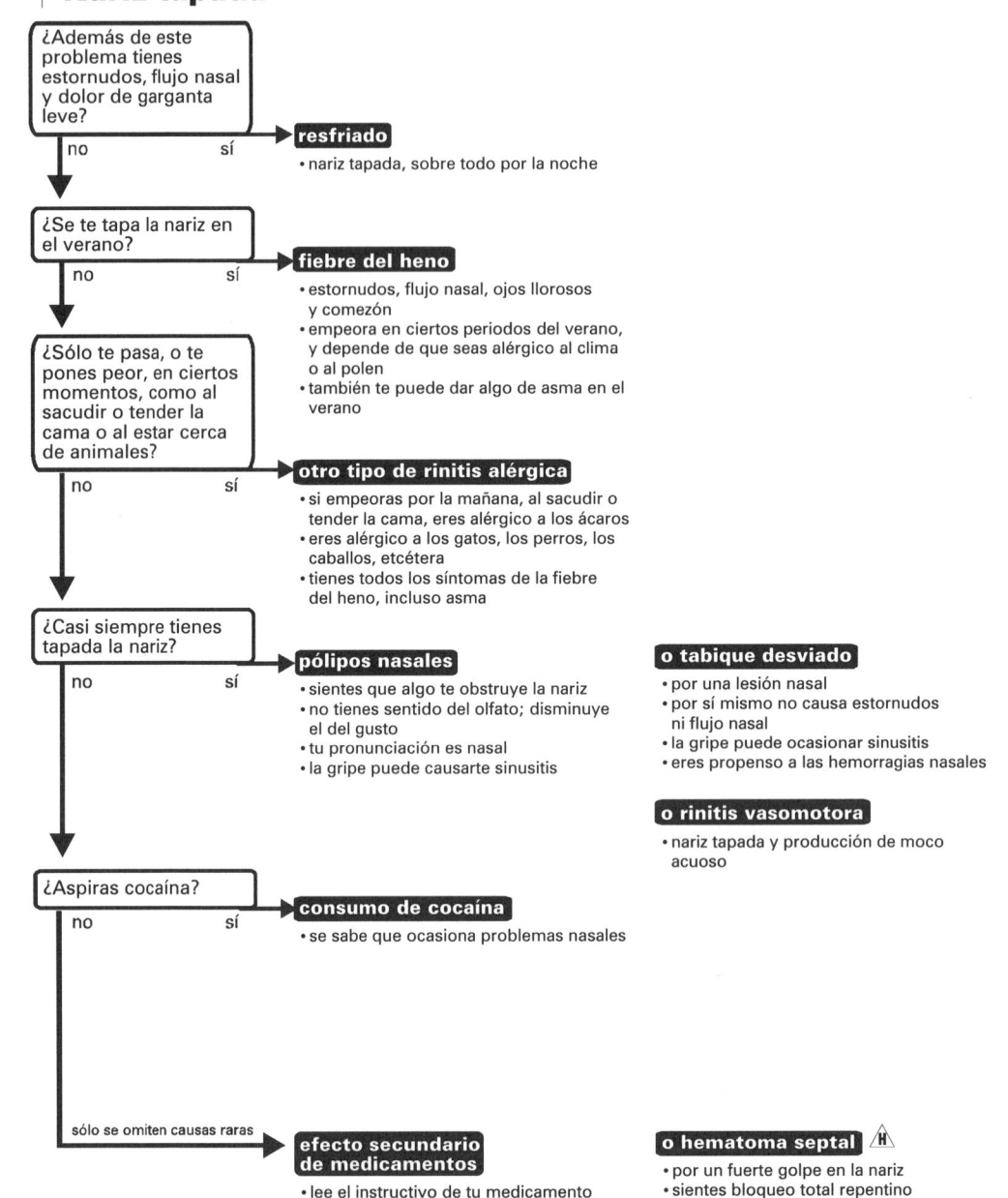

Nariz tapada

Clave: **Muy probables** **Posibles** **Poco probables**

Resfriado Cuando tu nariz reacciona a los virus, aumenta el flujo nasal (rinorrea) para impedir que invadan tu organismo los microbios. Esto ocasiona el conocido taponamiento nasal.

Tratamiento No tiene caso ir al médico porque el catarro no tiene cura mágica. Toma muchos líquidos y paracetamol contra el dolor de cabeza o de garganta. El resfriado nasal se alivia inhalando vapor.

Fiebre del heno Es una alergia al polen que ocasiona inflamación interna de la nariz y la garganta. Tus glándulas nasales entran en gran actividad y producen tanto moco que hay escurrimiento, bloqueo nasal y estornudos.

Tratamiento Se requieren medidas sencillas, como evitar caminatas largas cuando hay mucho polen en el aire (en especial, al amanecer y al anochecer), mantener cerrados los vidrios de tu auto (puede convertirse en una caja de polen). En la sección *Ojos irritados* (p. 103) hay más consejos para resolver los problemas debidos a esta fiebre. Platica con tu farmacéutico; ya que ahora es posible comprar sin receta medicamentos eficaces contra la fiebre del heno, incluso antihistamínicos y atomizadores nasales con esteroides. Si no mejoras, consulta a tu médico. Él podrá prescribirte otros antihistamínicos o atomizadores nasales; si estás muy mal, también te administrará esteroides en tabletas o en inyecciones.

Otros tipos de rinitis alérgica Tal vez seas alérgico a otra cosa que no sea el polen, y sentirás síntomas muy parecidos a los de la fiebre del heno (rinitis), los cuales pueden aparecer sólo en ciertas circunstancias (como en la alergia a los gatos) o molestarte todo el tiempo (p. ej., alergia a los ácaros del polvo).

Tratamiento Si es posible, evita lo que causa tu alergia. Las pruebas para determinar alergias no sirven de mucho –o bien es obvio a qué eres alérgico; o si no, es probable que sea a algo que casi no podrás evitar (p. ej., los ácaros del polvo)–; sin embargo, en este caso, recuerda que las almohadas de pluma guardan polvo, así que mejor utiliza las de hule espuma). En la farmacia puedes adquirir medicamentos eficaces, como antihistamínicos y atomizadores nasales con esteroides.

Rinitis vasomotora Tu nariz produce tanto moco que escurre como si hubieras abierto una llave de agua. Lo más probable es que haya fugas de los vasos sanguíneos de la nariz.

Tratamiento Prueba a usar atomizadores nasales con esteroides, aunque tal vez no sirvan tanto como en las rinitis alérgica. De otra manera, consulta a tu médico, quien te prescribirá otro tipo de tratamiento. Si hay mucha molestia, se puede considerar la cirugía.

Pólipos nasales Son pequeños trocitos de carne que crecen dentro de la nariz y la bloquean. Son comunes en personas con rinitis alérgica o asma.

Tratamiento Los atomizadores con esteroides que se venden en la farmacia pueden reducir los pólipos lo suficiente para que desaparezca el bloqueo. Si no te alivias y piensas en operarte, acude al doctor, quien te enviará con un otorrinolaringólogo. Aunque se extraigan, los pólipos pueden formarse de nuevo.

Consumo de cocaína Aspirar sustancias prohibidas lesiona y provoca escurrimiento y bloqueo nasales.

Tratamiento Muy sencillo: no aspires cocaína.

Tabique desviado El tabique nasal es el hueso a la mitad de la nariz que separa las dos fosas nasales. Si se desvía a un lado ocasiona un bloqueo. Ocurre por una lesión antigua o, en algunos casos, se nace con él.

Tratamiento La única manera de curarlo es con cirugía. Por tanto, si la desviación es grave, habla con el médico, y él te enviará con un otorrinolaringólogo.

Efecto secundario de medicamentos Algunas medicinas (de venta libre o con receta) causan bloqueo nasal. Por ejemplo, ciertos tipos de atomizadores que alivian la nariz tapada y la sinusitis (de venta en farmacias) tienen una reacción de "rebote"; es decir, que ayudarán mientras los consumas, pero cuando los dejes, la congestión empeorará. En consecuencia, hay quienes siempre los usan, porque se ponen muy mal al interrumpirlos. Por otro lado, las píldoras para la presión y la próstata también tapan la nariz.

Tratamiento Si sientes que empeoras con el atomizador que utilizas, coméntalo con el farmacéutico o el médico. Antes de tomar un medicamento, lee el instructivo; si menciona como efecto secundario el bloqueo o escurrimiento nasal, ve al doctor ya que él puede interrumpir el tratamiento o recetar alguna otra cosa.

Hematoma septal Es una gran contusión en el tabique nasal (véase la parte sobre tabique desviado). La inflamación interna es tan grande que bloquea la nariz. Es un mal raro, pero a veces ocurre por un fuerte puñetazo en la nariz.

Tratamiento Ve a una sala de urgencias. Es preciso drenar la sangre que causa la inflamación interna; de otro modo, el daño nasal puede ser irreversible.

Ojos irritados

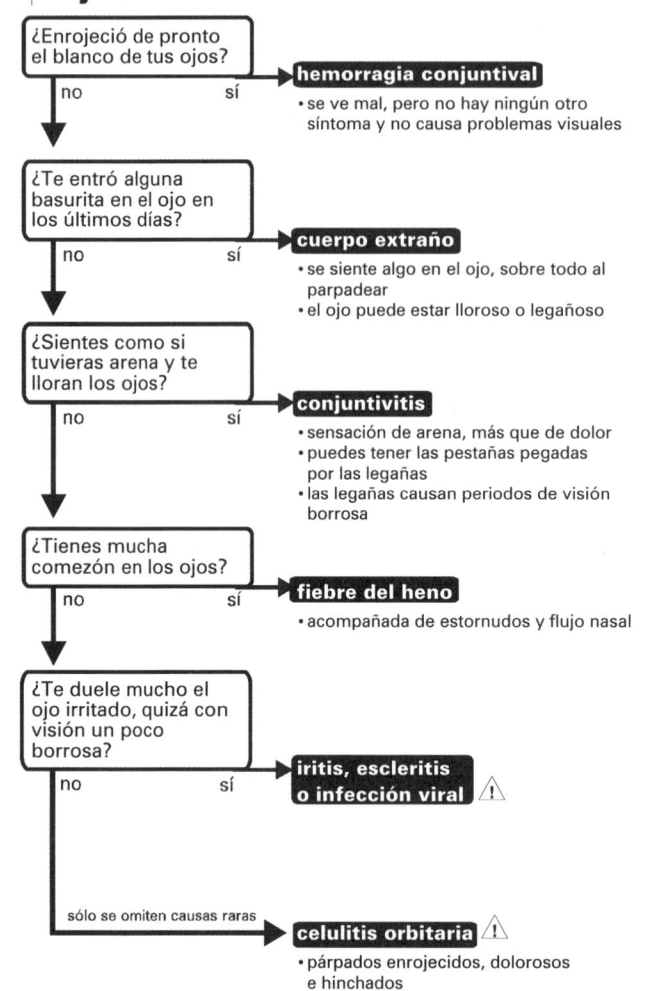

¿Enrojeció de pronto el blanco de tus ojos?
no → / sí →

hemorragia conjuntival
- se ve mal, pero no hay ningún otro síntoma y no causa problemas visuales

¿Te entró alguna basurita en el ojo en los últimos días?
no ↓ / sí →

cuerpo extraño
- se siente algo en el ojo, sobre todo al parpadear
- el ojo puede estar lloroso o legañoso

o abrasión de la córnea ⚠
- irritación de la parte delantera del ojo, sobre todo al parpadear
- el ojo puede estar muy lloroso

o quemadura
p. ej., química o eléctrica ⚠

¿Sientes como si tuvieras arena y te lloran los ojos?
no ↓ / sí →

conjuntivitis
- sensación de arena, más que de dolor
- puedes tener las pestañas pegadas por las legañas
- las legañas causan periodos de visión borrosa

¿Tienes mucha comezón en los ojos?
no ↓ / sí →

fiebre del heno
- acompañada de estornudos y flujo nasal

¿Te duele mucho el ojo irritado, quizá con visión un poco borrosa?
no ↓ / sí →

iritis, escleritis o infección viral ⚠

o glaucoma ⚠
- intenso dolor repentino
- se acompaña de vómito y malestar general

sólo se omiten causas raras

celulitis orbitaria ⚠
- párpados enrojecidos, dolorosos e hinchados
- malestar general, a veces con fiebre

Recuerda que: ⚠ debes ver pronto al médico; 🏥 acude de inmediato al hospital.

Clave: **Muy probables** **Posibles** **Poco probables**

Ojos irritados

Conjuntivitis El ojo tiene una delicada película pegajosa que lo cubre; es la conjuntiva. La conjuntivitis es una infección en la conjuntiva —generalmente a causa de un catarro— que enrojece y vierte secreciones mucosas purulentas.

Tratamiento Si el trastorno es leve, se puede curar con abundantes lavados de ojos, usando un algodón empapado con agua tibia. Si no logras ninguna mejoría o tienes muy pegajosos y adoloridos los ojos, consulta a tu médico para que te prescriba un ungüento oftálmico con antibiótico.

Fiebre del heno Este trastorno es una alergia al polen. Es posible que sólo afecte los ojos o que la molestia ocular sea parte del trastorno general, con flujo nasal y estornudos.

Tratamiento Las principales y sencillas medidas son evitar caminatas largas cuando hay mucho polen en la atmósfera (sobre todo al amanecer y al anochecer), usar gafas para sol a fin de reducir los reflejos, y mantener cerradas las ventanillas del automóvil (de lo contrario, el vehículo se convertirá en una trampa de polen). Vale la pena consultar al farmacéutico, pues hay diversas gotas oftálmicas o tabletas de antihistamínicos que pueden ayudar mucho.

Cuerpo extraño Cualquier mota de polvo o basurita que caiga al ojo o bajo los párpados causará irritación.

Tratamiento Si con el viento te entró algo en el ojo, pide a otra persona que te lo quite cuidadosamente con la punta de un pañuelo. Hay varias maneras de sacar algo que se ha metido debajo de los párpados. Una es voltear el párpado hacia afuera; podrás hacerlo si tomas tus pestañas con una mano y con la otra una torunda de algodón, en torno a la cual enrollarás el párpado; entonces, otra persona podrá "pescar" la basurita que te esté molestando. Si estás solo, toma tu párpado superior por las pestañas, estíralo hacia el párpado inferior y luego suéltalo. Cuando el párpado superior regrese a su lugar, es posible que las pestañas del inferior desplacen hacia afuera el cuerpo extraño. Al pulir un metal, de éste salen despedidas pequeñas esquirlas que se pueden enterrar en la córnea o penetrar hasta el interior del ojo; en tal caso deberán revisarte en urgencias.

Abrasión de la córnea Es un rasguño en la parte delantera del ojo. Por lo regular lo provoca una lesión menor (como la que pueden causar una ramita o la uña de un bebé) o un cuerpo extraño (consulta el apartado anterior).

Tratamiento Ve al doctor. El valorará el daño y tal vez te dé tratamiento con un ungüento que tenga antibiótico. Si no te curas pronto (generalmente en uno o dos días) tal vez tendrás que ver a un oftalmólogo (especialista en ojos).

Hemorragia en la conjuntiva Es un derrame de sangre en esa cubierta ocular. Por lo regular se produce sin causa aparente, pero pueden provocarla tos o vómito violentos.

Tratamiento A pesar de su impresionante aspecto, no requiere tratamiento alguno; es totalmente inocua y desaparece en pocos días.

Iritis Inflamación de la parte coloreada del ojo (el iris). A veces se debe a tipos raros de artritis.

Tratamiento Consulta a tu médico, quien tal vez te envíe con urgencia a un oftalmólogo para que te revise y te dé tratamiento con gotas oftálmicas. Como el problema puede repetirse, el especialista te indicará qué debes hacer si surgen más problemas.

Quemaduras Cuando algún producto químico cae en los ojos, puede ocasionar quemaduras. Lo mismo sucede si miras directamente a la luz de la soldadura eléctrica; si no usas gafas protectoras, la luz del arco te quemará los ojos.

Tratamiento Si te cayó algún producto químico en el ojo, lávatelo con mucha agua y a continuación ve a un servicio de urgencias para que te den tratamiento (no olvides el nombre del producto). Si te lastimó la luz de la soldadura eléctrica, ve al doctor para que te cure con gotas y, en el futuro, usa gafas protectoras.

Infección viral, herpes simple o herpes zóster El virus del herpes simple es el que provoca el trastorno labial. En raras ocasiones, esta infección afecta los ojos, donde causa úlceras e inflamación. Un virus similar causa el herpes zóster y también puede atacar los ojos (en la sección *Ampollas*, p. 22, se dan más detalles al respecto).

Tratamiento Debe tratarlo el médico y si confirma la infección, tal vez debas ver a un especialista para que te dé tratamiento urgente.

Escleritis Es una inflamación en el blanco del ojo. Igual que la iritis, puede estar relacionada con problemas en articulaciones (como artritis reumatoide).

Tratamiento Consulta a tu médico; es probable que debas ver a un oftalmólogo.

Celulitis orbitaria Es una afección de la órbita (la cavidad que aloja los ojos), de donde generalmente se disemina al globo ocular.

Tratamiento Puede ser grave si no se trata pronto con antibióticos. Ve al doctor, que tal vez te envíe al hospital.

Glaucoma agudo Es un aumento súbito de la presión que ejerce el líquido intraocular. Es muy raro en menores de 50 años.

Tratamiento Si tu médico piensa que padeces glaucoma agudo —lo que es muy improbable— te enviará directamente con el oftalmólogo.

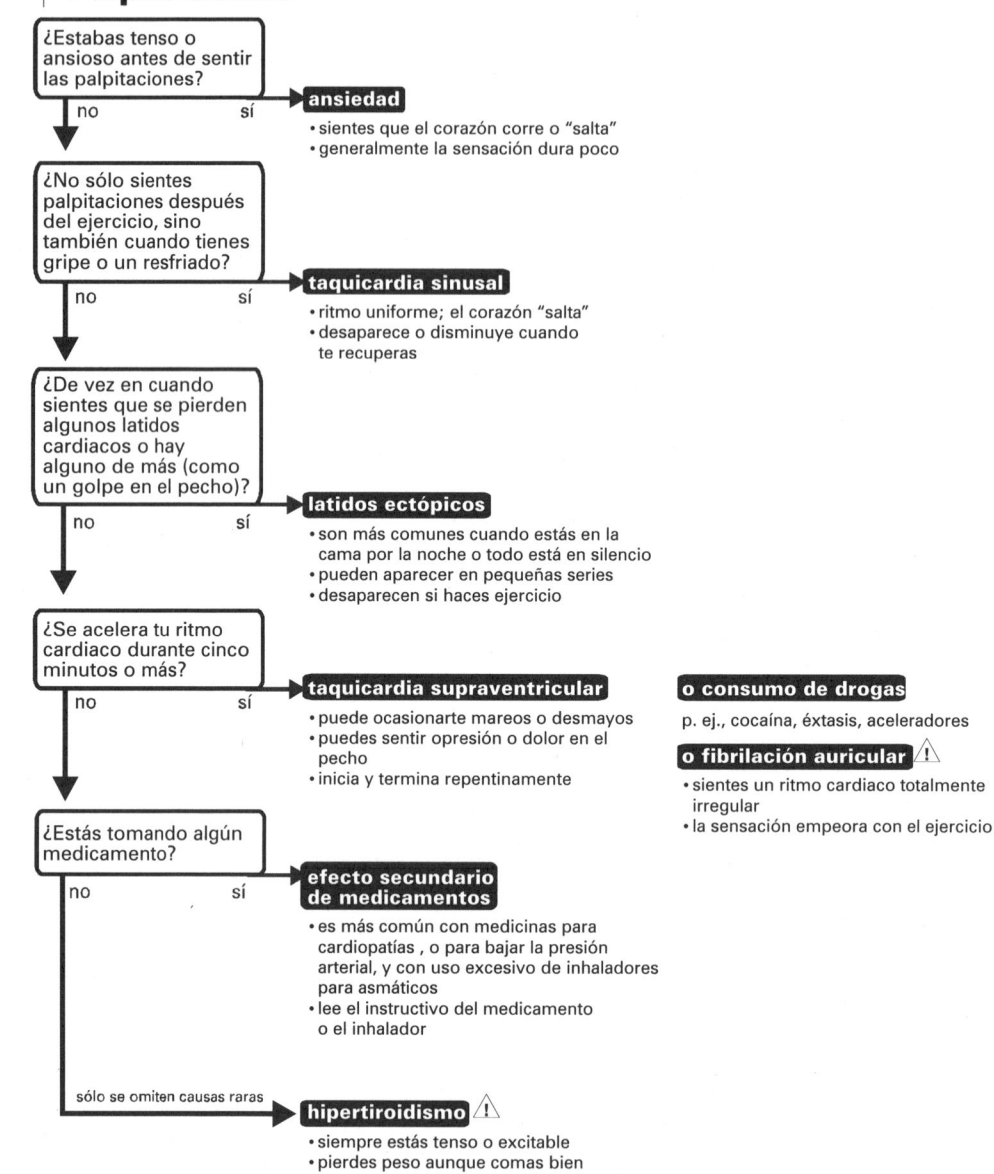

Palpitaciones

¿Estabas tenso o ansioso antes de sentir las palpitaciones?

no → (continúa)
sí → **ansiedad**
- sientes que el corazón corre o "salta"
- generalmente la sensación dura poco

¿No sólo sientes palpitaciones después del ejercicio, sino también cuando tienes gripe o un resfriado?

no → (continúa)
sí → **taquicardia sinusal**
- ritmo uniforme; el corazón "salta"
- desaparece o disminuye cuando te recuperas

¿De vez en cuando sientes que se pierden algunos latidos cardiacos o hay alguno de más (como un golpe en el pecho)?

no → (continúa)
sí → **latidos ectópicos**
- son más comunes cuando estás en la cama por la noche o todo está en silencio
- pueden aparecer en pequeñas series
- desaparecen si haces ejercicio

¿Se acelera tu ritmo cardiaco durante cinco minutos o más?

no → (continúa)
sí → **taquicardia supraventricular**
- puede ocasionarte mareos o desmayos
- puedes sentir opresión o dolor en el pecho
- inicia y termina repentinamente

o consumo de drogas
p. ej., cocaína, éxtasis, aceleradores

o fibrilación auricular ⚠
- sientes un ritmo cardiaco totalmente irregular
- la sensación empeora con el ejercicio

¿Estás tomando algún medicamento?

no → (continúa)
sí → **efecto secundario de medicamentos**
- es más común con medicinas para cardiopatías, o para bajar la presión arterial, y con uso excesivo de inhaladores para asmáticos
- lee el instructivo del medicamento o el inhalador

sólo se omiten causas raras → **hipertiroidismo** ⚠
- siempre estás tenso o excitable
- pierdes peso aunque comas bien

Recuerda que: ⚠ debes ver pronto al médico; ⚠ acude de inmediato al hospital.

Clave: **Muy probables** **Posibles** **Poco probables**

Palpitaciones

Ansiedad Las personas que sufren este problema están más atentas a sus latidos cardiacos y a veces creen que su corazón está muy acelerado o late con violencia, aunque su ritmo sea completamente normal. Si estás muy tenso, resulta del todo normal que los latidos cardiacos sean más rápidos; la mayoría de personas se da cuenta de esto cuando se hallan en circunstancias que las ponen nerviosas, como antes de decir un discurso. A tales sensaciones se les conoce generalmente como "palpitaciones".

Tratamiento Es importante darse cuenta de que esa sensación no es dañina; de otro modo, te preocuparías por la posibilidad de un problema cardiaco, lo cual elevaría más tu nivel de ansiedad y generaría mayores palpitaciones. Si estás tenso la mayor parte del tiempo, trata de llegar a la raíz del problema mediante la solución de los aspectos estresantes de tu vida. Te ayudará hacer más ejercicio físico, aplicar técnicas de relajación y anular tu consumo de cafeína (té, café y bebidas de cola). Si el problema te crea muchas dificultades, pero sólo ocurre en ciertas circunstancias predecibles —p. ej., cuando haces una presentación en el trabajo— conviene que consultes a tu médico, quien te podrá recomendar otras técnicas de relajación o enviarte con alguien que te ayude a manejar la ansiedad; si te ve desesperado, tal vez te prescriba algo que reduzca las palpitaciones, lo que seguramente deberás tomar de vez en cuando, siempre que te halles en las circunstancias que te provocan las palpitaciones.

Taquicardia sinusal Es cuando el ritmo cardiaco es en verdad rápido. La frecuencia normal es de 60 a 100 latidos por minuto, pero con la taquicardia sinusal es de 100 a 140. Esto puede suceder después de hacer ejercicio o durante una fiebre; en ambos casos, el cuerpo necesita más oxígeno, de modo que el corazón bombea sangre a mayor velocidad; a ello se debe el aumento de la frecuencia.

Tratamiento Se trata de una respuesta cardiaca normal; por tanto, este tipo de taquicardia no requiere tratamiento alguno.

Latidos ectópicos El corazón late de manera regular, pero también es normal que ocasionalmente pierda algunos latidos o dé algunos "extra". Estos latidos irregulares no son signo de enfermedad cardiaca, pero los notas más, o son más frecuentes, cuando tienes estrés; además, son los causantes de la bien conocida sensación de "mariposas en el estómago".

Tratamiento. Generalmente no requieren tratamiento específico, sobre todo cuando sabes que los latidos son inocuos. Si te molestan, aplica las técnicas de relajación ya descritas. Conviene que dejes de consumir cafeína, alcohol y cigarrillos, que agravan el problema.

Taquicardia supraventricular El corazón tiene su propio marcapasos, que lo mantiene latiendo a ritmo normal. A veces se produce un "cortocircuito" que acelera la frecuencia cardiaca mucho más allá de lo normal. Como las demás causas de palpitaciones, por lo regular no se debe a ninguna cardiopatía.

Tratamiento La mayoría de ataques termina en más o menos media hora. Si dura más o te hace sentir muy mal, pide que alguien te lleve al hospital para que te den un tratamiento que normalice tu ritmo cardiaco. Algunas personas que sufren ataques repetidos han descubierto algunos trucos para detener el ataque; por ejemplo, introducirse los dedos en la garganta para provocarse el vómito o masticar rápidamente algo muy frío (como un bocado de nieve). También hay tabletas para prevenir los ataques, de modo que si tu problema es repetitivo, consulta al doctor, quien te hará los exámenes necesarios y puede iniciar un tratamiento.

Consumo de drogas Algunas drogas ilícitas, como la cocaína, el éxtasis, los aceleradores (nitrito de amilo) y las anfetaminas pueden elevar la frecuencia cardiaca.

Tratamiento Aunque sea desagradable, el pulso acelerado en sí no te causará problemas, a menos que ya sufras un trastorno cardiaco, lo que es improbable en menores de 45 años. Por supuesto, la única manera de evitar este tipo de palpitaciones es no consumir la droga que las causa.

Efecto secundario de medicamentos Algunos medicamentos que se prescriben tienen el efecto colateral de acelerar el pulso. Sobre todo los inhaladores contra el asma (con salbutamol o terbutalina), en especial cuando se utilizan más de lo recomendado. Algunos comprimidos para la presión también pueden provocar palpitaciones.

Tratamiento Si sientes que un fármaco que te haya prescrito el doctor te causa palpitaciones, coméntalo con él.

Hipertiroidismo Este trastorno conlleva un tratamiento el cual se expone en la sección *Transpiración excesiva* (p. 149).

Fibrilación auricular Provoca que el corazón lata con rapidez y de forma irregular. Es muy rara en menores de 45 años, en quienes la causa más probable es el consumo de alcohol.

Tratamiento Este problema requiere que el médico te prescriba medicamentos o que reduzcas el consumo de alcohol, si ésa es la causa.

Pérdida de peso

¿Ha cambiado mucho tu estilo de vida recientemente?
- no
- sí → **cambios en la dieta y ejercicio**
  - los cambios que influyen pueden ser caminar más o subir escaleras
  - los cambios en el hogar pueden ser una dieta distinta o más saludable, hacer más labores de casa o jardinería, o incluso más sexo (si tienes mucha suerte), o más fiestas

¿Has estado bajo mucha presión o te sientes decaído?
- no
- sí → **estrés**
  - puedes estar ansioso, irritable o tenso
  - tal vez tengas dificultad para despertar, estés inquieto o se interrumpa tu sueño porque en la noche despiertas preocupado

  o depresión ⚠
  - te sientes peor en la mañana y mejoras al avanzar el día
  - no disfrutas ni nada te hace ilusión
  - no comes ni tienes relaciones sexuales
  - despiertas de madrugada (3 o 4 a.m.) y no puedes reconciliar el sueño
  - si es grave, tal vez te den ganas de lastimarte a ti mismo

¿Estás tomando o fumando mucho, o consumes drogas?
- no
- sí → **consumo excesivo de alcohol o drogas**
  - para ti, comer o comprar comida es menos importante que tu adicción; el aficionarse a juegos de azar puede causar el mismo efecto

¿Sufres indigestión o dolor abdominal persistentes, o ha variado la frecuencia con que defecas (sobre todo por diarrea)?
- no
- sí → **enfermedad gastrointestinal**
  - (Consulta las pp. 44 o 150) ⚠
  - si causa pérdida de peso (que no sea transitoria, como la debida a un ataque de gastroenteritis, por ejemplo) es probable que el trastorno sea grave y requiera atención médica

¿Tienes sed a todas horas?
- no
- sí → **diabetes** ⚠
  - tomas agua, aun en el transcurso de la noche
  - orinas grandes cantidades
  - tal vez tengas comezón o un poco de secreciones por el pene

¿Has perdido peso a pesar de comer bien?
- no
- sí → **hipertiroidismo** ⚠
  - te sientes tenso o nervioso en todo momento
  - tal vez tengas palpitaciones
  - quizá transpires mucho

sólo se omiten causas raras → **cáncer** ⚠

o tuberculosis ⚠

o trastornos del apetito

⚠ Si empezaste a bajar de peso y te da mucha sed, es posible que estés desarrollando diabetes y necesitas buscar pronto ayuda médica.

Clave: **Muy probables** **Posibles** **Poco probables**

Pérdida de peso

Cambios de dieta y ejercicio Normalmente hay un balance entre el combustible que introduces a tu cuerpo (es decir, lo que comes) y el que quemas (en el ejercicio que practiques). Cuando se rompe el equilibrio se produce un cambio de peso corporal; así, si haces más ejercicio o comes menos, adelgazas.
Tratamiento Resulta obvio que este tipo de cambio es normal, y bueno para la salud si estabas gordo.

Estrés El que te sientas siempre presionado ocasiona que gastes más energía; además, la tensión emocional suele hacerte perder el apetito y por eso, pierdes peso.
Tratamiento Este tema se trata en otras partes del libro —principalmente en la sección *Tensión emocional* (p. 143) y el apartado *Ansiedad* de la sección *Palpitaciones* (p. 105).

Depresión A menudo, la depresión afecta el apetito; cuando es profunda puede incluir tensión emocional, lo que agravará la pérdida de peso. En la sección *Desánimo* (p. 37) se habla con más detalle sobre la depresión y su tratamiento.

Consumo excesivo de alcohol o drogas Abusar del alcohol o las drogas puede ocasionarte pérdida de peso por varias vías. Provoca caos en tu estilo de vida y hace que la alimentación adecuada pase a un segundo plano en tu lista de prioridades; puede ocasionar ansiedad y depresión; puede afectar tus finanzas al grado de que no te alcance para comprar alimentos adecuados; es causa de enfermedades (como la hepatitis); además, algunas drogas (como las anfetaminas) simplemente queman calorías.
Tratamiento Disminuye —o mejor, elimina— el consumo de esas sustancias y revisa tu manera de vivir. Si te cuesta trabajo y quieres ayuda, dirígete a las instituciones antialcohólicas o contra la drogadicción que haya en tu localidad (puedes hallarlas en la guía telefónica), o consulta a tu médico.

Enfermedad gastrointestinal El aparato digestivo comienza en la boca y termina en el ano: los trastornos en cualquier parte del trayecto pueden hacer que bajes de peso. Entre tales problemas están úlceras duodenales que interrumpen tu alimentación adecuada (lee la parte *Gastritis/úlcera* de la sección *Dolor abdominal recurrente*, p. 45), inflamación intestinal y malabsorción (porque la diarrea expulsa la comida e impide que el intestino absorba los nutrimentos; consulta la sección *Diarrea*, p. 39).
Tratamiento Si padeces un trastorno intestinal tan intenso que te hace perder peso, debes ver al doctor.

Diabetes En la sección *Impotencia* (p. 83) se explica esta enfermedad y cómo tratarla.

Hipertiroidismo La pérdida de peso es uno de los múltiples síntomas de este trastorno. En la sección *Transpiración excesiva* (p. 149) se dan más detalles sobre esta enfermedad y la manera de tratarla.

Trastornos del apetito Éste es el término médico moderno para referirse a distintos problemas de alimentación, conocidos como anorexia y bulimia nerviosa; afectan sobre todo a mujeres, pero también a unos cuantos hombres. Es obvio que las personas con estas enfermedades tienen un problema psicológico, pero nadie sabe exactamente qué las provoca.
Tratamiento Lo mejor sería que empezaras a comer bien y dejaras de hacer trucos para adelgazar (como tomar laxantes o provocarte el vómito) con la finalidad de alcanzar tu peso "ideal" lo más pronto posible. Esto es más fácil de decir que de hacer, sobre todo si no aceptas que tienes un trastorno. Es probable que tus familiares y amigos traten de persuadirte para que vayas al doctor; vale la pena hacerlo por si hay algún problema, en particular si has perdido mucho peso, pues las alteraciones del apetito pueden causar que enfermes de gravedad. El médico podrá ayudarte con algún consejo y a resolver la depresión o la ansiedad que pueden acompañar al trastorno; si no logra resultados o tu enfermedad es grave, te enviará con alguien especializado en esta clase de problemas, como un psicólogo o un psiquiatra.

Rarezas médicas Algunas enfermedades muy poco frecuentes (como cáncer, tuberculosis o SIDA) pueden provocar impresionantes pérdidas de peso, aunque normalmente se acompañan de síntomas que indican que estás muy enfermo.
Tratamiento Si crees que puedes padecer alguno de estos trastornos consulta de inmediato a tu médico.

Pérdida del apetito sexual

NOTA: No confundir este problema con dificultad para lograr la erección; si lo que te afecta no es que hayas dejado de practicar el sexo, sino que no logras la erección, consulta la sección *Impotencia* (p. 82).

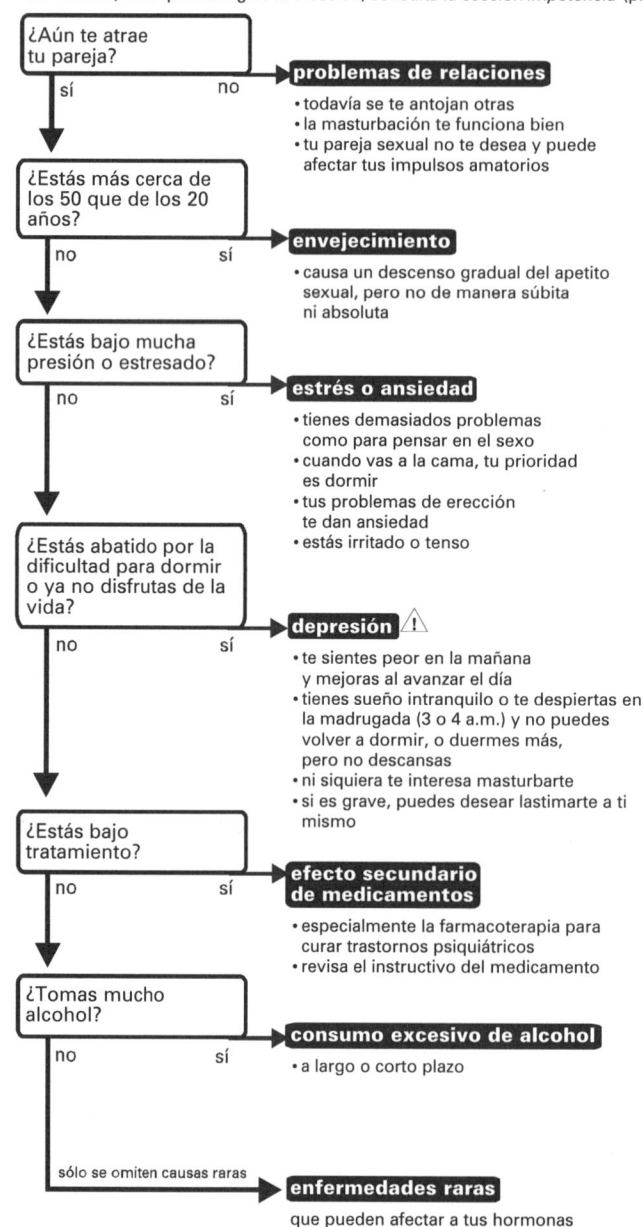

¿Aún te atrae tu pareja? — no →

problemas de relaciones
- todavía se te antojan otras
- la masturbación te funciona bien
- tu pareja sexual no te desea y puede afectar tus impulsos amatorios

↓ sí

¿Estás más cerca de los 50 que de los 20 años? — sí →

envejecimiento
- causa un descenso gradual del apetito sexual, pero no de manera súbita ni absoluta

↓ no

¿Estás bajo mucha presión o estresado? — sí →

estrés o ansiedad
- tienes demasiados problemas como para pensar en el sexo
- cuando vas a la cama, tu prioridad es dormir
- tus problemas de erección te dan ansiedad
- estás irritado o tenso

↓ no

¿Estás abatido por la dificultad para dormir o ya no disfrutas de la vida? — sí →

depresión ⚠
- te sientes peor en la mañana y mejoras al avanzar el día
- tienes sueño intranquilo o te despiertas en la madrugada (3 o 4 a.m.) y no puedes volver a dormir, o duermes más, pero no descansas
- ni siquiera te interesa masturbarte
- si es grave, puedes desear lastimarte a ti mismo

↓ no

¿Estás bajo tratamiento? — sí →

efecto secundario de medicamentos
- especialmente la farmacoterapia para curar trastornos psiquiátricos
- revisa el instructivo del medicamento

↓ no

¿Tomas mucho alcohol? — sí →

consumo excesivo de alcohol
- a largo o corto plazo

↓ no

sólo se omiten causas raras →

enfermedades raras
que pueden afectar a tus hormonas

Recuerda que: ⚠ debes ver pronto al médico; 🏥 acude de inmediato al hospital.

Clave: **Muy probables** **Posibles** **Poco probables**

Pérdida del apetito sexual

Estrés o ansiedad Tal vez todo se debe a que estás preocupado por una serie de problemas y tensiones y no tienes tiempo de pensar en el sexo. Entonces, como dice el refrán: lo que no se usa, se descompone. Puede que te hayas acostumbrado a no tener relaciones sexuales y eso te haya hecho perder el interés en ello. Pero la ansiedad puede afectar tu apetito sexual de otra manera. Por ejemplo, tal vez te preocupes por no dejar embarazada a tu pareja (o precisamente porque no se embaraza), o piensas que no eres bueno en la cama. Este tipo de inquietudes (sobre todo el temor a fallar) puede inhibir tu impulso sexual, como medio para evadir el problema.

Tratamiento Si estás muy tenso, sigue las indicaciones de la parte *Estilo de vida y estrés* en la sección *Tensión emocional* (p. 143). Trata de analizar las cosas con tu pareja, sobre todo si gran parte del problema es "ansiedad por cumplir bien". Ella notará sin duda que has abandonado la actividad sexual y tal vez también esté preocupada; por tanto, lo mejor es hablarlo abiertamente. Si no logran resolver el problema, consulta al médico (y lleva a tu pareja). Él podrá ayudarte, o bien, enviarte con un consejero en temas psicosexuales (un experto en esta clase de problemas que intentará ayudarte a resolver el tuyo).

Problemas de relaciones No sorprende que tu vida sexual se trastorne si tienes constantes roces con tu pareja o sencillamente están separados. A menos que sufras mucho estrés, es posible que todavía tengas apetito sexual, pero no lo volcarás con tu pareja.

Tratamiento Es obvio que la única solución para esto es que trates de resolver las dificultades que tengas con ella.

Depresión Tu apetito sexual es una de las muchas áreas que pueden resultar afectadas por la depresión. Esto se explica más a fondo en la sección *Desánimo* (p. 37), donde también se dice cómo tratarlo.

Consumo excesivo de alcohol A corto plazo, después de una borrachera, puedes sufrir tal resaca (cruda) que sencillamente no te interese el sexo. A largo plazo, el consumo excesivo de alcohol puede ocasionarte daño en el hígado; a su vez, esto provocará menor producción de hormonas, incluida la de la virilidad, la testosterona, y cuando ésta disminuye, también se reduce el apetito sexual.

Tratamiento Si has tomado tanto alcohol que tu hígado se lesionó, tienes un grave problema y debes ver al doctor para que te revise y aconseje al respecto. Sin embargo, es poco probable que una enfermedad hepática por alcohol sea descubierta por tu falta de apetito sexual, pues más bien se manifestará con otros síntomas.

Envejecimiento Después de los treinta años de edad, la concentración de testosterona disminuye gradualmente; sin embargo, aun a edad avanzada, la mayoría de hombres conserva la suficiente testosterona en la sangre para tener un apetito sexual razonable.

Tratamiento Se considera normal que, al envejecer, el apetito sexual del varón disminuya un poco; generalmente, esto no causa problemas. Si crees que tus deseos de sexo son menores de lo que debieran, es muy improbable que el trastorno se deba a deficiencia de testosterona por envejecimiento. No obstante, en muy contados casos, la concentración de esa hormona disminuye a niveles anormales, lo que casi siempre es causado por enfermedades poco frecuentes (consulta más adelante) y no depende de la edad. Se ha dicho que el varón atraviesa por una "menopausia masculina" o "andropausia", pero la mayoría de médicos no lo cree y considera que los tratamientos con píldoras o inyecciones de testosterona son muy discutibles, de modo que casi ninguno los prescribe.

Efecto secundario de medicamentos Son raros los medicamentos de prescripción que llegan a reducir el apetito sexual; esto puede ocurrir, por ejemplo, con algunos fármacos empleados para el tratamiento de trastornos psiquiátricos. Sin embargo, siempre es difícil saber si el problema es un efecto de la enfermedad o del medicamento usado para tratarla.

Tratamiento Si estás bajo tratamiento con un fármaco del cual temas que afecte tu vida sexual, coméntalo con el doctor.

Problemas médicos raros Hay diversas enfermedades (sobre todo afecciones hormonales) que, aun cuando son poco frecuentes, pueden reducir tu apetito sexual.

Tratamiento Es muy difícil que tú padezcas una de estas rarezas médicas, pero si estás preocupado, consulta a tu médico y él revisará si tienes tales problemas.

Pérdida del conocimiento

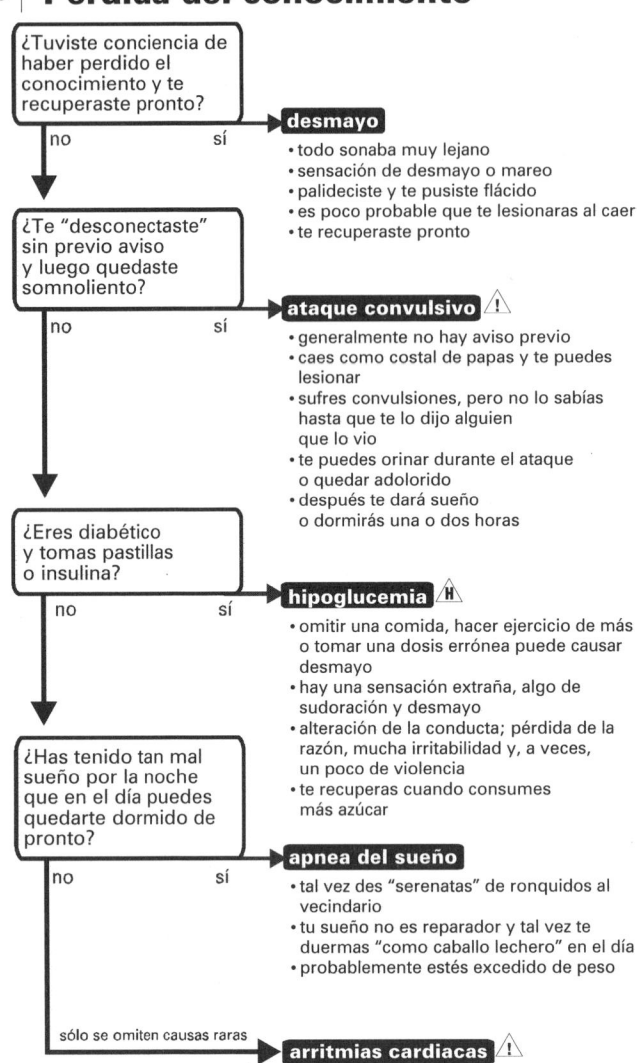

¿Tuviste conciencia de haber perdido el conocimiento y te recuperaste pronto?

- no
- sí → **desmayo**
  - todo sonaba muy lejano
  - sensación de desmayo o mareo
  - palideciste y te pusiste flácido
  - es poco probable que te lesionaras al caer
  - te recuperaste pronto

¿Te "desconectaste" sin previo aviso y luego quedaste somnoliento?

- no
- sí → **ataque convulsivo** ⚠
  - generalmente no hay aviso previo
  - caes como costal de papas y te puedes lesionar
  - sufres convulsiones, pero no lo sabías hasta que te lo dijo alguien que lo vio
  - te puedes orinar durante el ataque o quedar adolorido
  - después te dará sueño o dormirás una o dos horas

¿Eres diabético y tomas pastillas o insulina?

- no
- sí → **hipoglucemia** 🄷
  - omitir una comida, hacer ejercicio de más o tomar una dosis errónea puede causar desmayo
  - hay una sensación extraña, algo de sudoración y desmayo
  - alteración de la conducta; pérdida de la razón, mucha irritabilidad y, a veces, un poco de violencia
  - te recuperas cuando consumes más azúcar

¿Has tenido tan mal sueño por la noche que en el día puedes quedarte dormido de pronto?

- no
- sí → **apnea del sueño**
  - tal vez des "serenatas" de ronquidos al vecindario
  - tu sueño no es reparador y tal vez te duermas "como caballo lechero" en el día
  - probablemente estés excedido de peso

sólo se omiten causas raras → **arritmias cardiacas** ⚠

🄷 Quien esté generalmente enfermo y pierda el conocimiento o quede inconsciente después de sufrir un golpe en la cabeza debe ser llevado directo al hospital.

Recuerda que: ⚠ debes ver pronto al médico; 🄷 acude de inmediato al hospital.

Clave: **Muy probables** **Posibles** **Poco probables**

Pérdida del conocimiento

Desmayo Si no te llega suficiente sangre al cerebro, te desmayas; es la manera natural de resolver el problema, porque en posición horizontal la sangre no tiene que luchar contra la gravedad para llevar oxígeno al cerebro. Muchas cosas pueden provocar un desmayo; la más común es haber permanecido de pie demasiado tiempo en un lugar caluroso y mal ventilado. Normalmente, los movimientos musculares de la pierna sirven para bombear la sangre de regreso al corazón, pero si estás parado durante cierto tiempo, en especial si hace calor, la sangre se "estanca" en las piernas y eso provoca el desmayo. Levantarse de pronto de la tina con agua caliente produce el mismo efecto. Otras causas posibles son ataque intenso de tos (que impide el arribo de la sangre al cerebro) y miedo o dolor repentinos (que desaceleran el ritmo cardiaco). El estar un poco débil (p. ej. a causa de un catarro) también puede aumentar las probabilidades de sufrir un desmayo. Algunas personas sencillamente son propensas a estos desvanecimientos y los sufren con frecuencia, pero casi nunca se debe a ningún trastorno grave. Ciertos medicamentos (como algunas píldoras para la presión arterial y antidepresivos) también pueden ocasionar desmayos o sensación de desmayo.

Tratamiento La atención que debe darse a una persona que se desmaya es muy sencilla: si reaccionas con suficiente rapidez, la detienes antes de que se caiga, para que no se lastime, y luego la acuestas con delicadeza en el suelo; después le levantas los pies durante 30 segundos para facilitar que le llegue sangre al cerebro y vuelva pronto en sí. Cuanto sientas que tú te vas a desmayar, acuéstate cuanto antes; si no es posible, siéntate y coloca la cabeza entre las rodillas hasta que la sensación se pase. Las personas propensas a desmayarse pueden tomar medidas preventivas, como evitar las circunstancias que provocan el trastorno y activar el bombeo con los músculos de la pantorrilla (moviendo arriba y abajo la punta del pie, como si pisaran un acelerador invisible) si han estado parados por algún tiempo. Si el doctor te prescribió algún medicamento y tú crees que te esté causando o agravando un problema de desmayos, coméntaselo.

Ataques convulsivos La manera más fácil de entender en qué consisten es imaginar que las innumerables conexiones nerviosas del cerebro forman un complejo sistema de alambres eléctricos; cuando hay un "cortocircuito" ocasiona diversos tipos de ataques convulsivos. Los más conocidos son los del "gran mal", pero hay otros distintos, algunos de los cuales pueden llegar a ser muy sutiles. No se conoce la causa, pero en algunos casos es hereditario. Muchas cosas pueden desencadenar un ataque, incluso el agotamiento excesivo, una borrachera, luces parpadeantes y, en los epilépticos, olvidar el consumo de su medicamento.

Tratamiento Si crees que padeciste una convulsión o alguien que te acompañaba se dio cuenta de lo que sucedía, pide una cita con tu doctor. Cuando vayas a verlo, procura que te acompañe un testigo ocular porque tú no sabrás lo que ocurrió antes y lo que pasó inmediatamente después del ataque. El médico te enviará con un neurólogo (especialista en sistema nervioso) para que te haga algunas pruebas. Es poco probable que te diagnostiquen epilepsia de inmediato, ya que muchas personas sufren un solo ataque en su vida. Sin embargo, si se repiten los ataques es posible que sí te diagnostiquen epilepsia y te pongan bajo tratamiento para reducir al mínimo sus repeticiones en el futuro. No olvides informar a tu compañía de seguros personal o del automóvil que padeces este trastorno; es posible que se te prohíba conducir durante un año o más, dependiendo de ciertas circunstancias.

Hipoglucemia Significa baja concentración de azúcar en la sangre, lo que origina gran escasez de energía en el cerebro. Si ésta es la causa de tu perdida del conocimiento, es posible que padezcas una enfermedad muy rara o que tengas diabetes. Los diabéticos bajo tratamiento son muy propensos a este problema, generalmente cuando omiten una comida, hacen más ejercicio del que acostumbran o toman dosis incorrectas de sus pastillas o de insulina.

Tratamiento Necesitas azúcar de inmediato. Si estás semiconsciente y puedes tragar, que alguien te ponga una bebida dulce en la boca. Si no, habrá que llevarte a un hospital para que te curen. Una vez que te recuperes, piensa por qué te sucedió. Si has tenido bajos los niveles de azúcar desde hace tiempo, tal vez debas modificar tu tratamiento para la diabetes. Si no estás seguro de cómo hacerlo, pregúntaselo al médico o a la enfermera que te atienda.

Apnea del sueño Muchas personas roncan que da gusto por la noche y algunas de ellas realmente dejan de respirar por momentos; esto es la apnea del sueño. Tú no sabes si lo haces, pero tu pareja sí, porque seguramente permanecerá acostada, pero despierta, preguntándose si acabas de dar tu última bocanada. Por lo regular, este problema trastorna tu sueño y ocasiona que te sientas tan cansado que te quedes dormido durante el día (p. ej., durante una comida o cuando vas conduciendo tu automóvil).

Tratamiento Si estás excedido de peso, adelgaza y no tomes copas por la noche. Si eso no funciona, ve a ver al médico y lleva contigo a tu pareja, para que pueda dar su testimonio "de oídas". Es posible que te envíen con un otorrinolaringólogo, si tu problema es de oído, nariz o garganta.

Causas médicas raras Pocas causan pérdida del conocimiento, como problemas valvulares o de arritmias cardiacas, pero son tan poco frecuentes y es tan probable que provoquen otros síntomas que podemos omitirlas.

Tratamiento Si el médico sospecha que tienes una de estas enfermedades raras te enviará con un especialista para que te examine.

Problemas de la vista

(*Si tienes los ojos irritados, consulta la p. 102*)

¿Tu problema consiste en que se te dificulta cada vez más leer o ver de lejos?
— no / sí →

trastornos de refracción
- a medida que se envejece, la capacidad visual puede disminuir
- siempre sirve revisar si están limpios los lentes de los anteojos

¿Ves imágenes distorsionadas con luces o manchas frente al ojo?
— no / sí →

"moscas volantes"
- pequeñas motas que se ven contra un fondo blanco
- "vuelan" por tu campo de visión o se mueven cuando giras los ojos

o desprendimiento de retina ⚠
- aparición repentina de muchas "moscas volantes" o efecto de persiana en tu campo de visión
- puede causar reducción visual
- más probable si padeces miopía

o migraña
- puedes ver luces o líneas en zigzag antes de sufrir dolor pulsante en un lado del cerebro
- puedes sentirte muy mal o vomitar
- generalmente los ataques se repiten

¿Sufres alguna enfermedad seria, como diabetes o hipertensión arterial?
— no / sí →

diabetes
- las alteraciones en la concentración de azúcar pueden causar visión borrosa

o retinopatía
- la lesión persistente de los vasos sanguíneos oculares, debido a diabetes o presión arterial alta, puede provocar pérdida repentina o gradual de la vista

o efecto secundario de medicamentos
p. ej., antidepresivos
- revisa el instructivo del medicamento

¿Crees que tu campo visual está reducido con respecto a como era normalmente?
— no / sí →

neuritis óptica ⚠
- visión borrosa con posibles "huecos" en el campo visual
- te duelen los ojos, sobre todo al moverlos o después de una ducha caliente
- puede haber alteraciones de color en lo que ves

o glaucoma
- es difícil detectarlo antes de que haya lesionado la vista en grado importante
- el área ciega afecta primero la parte externa del campo visual
- a veces es hereditario

sólo se omiten causas raras

⚠ Si de pronto aparecen muchas luces o "moscas volantes", sobre todo con visión disminuida, o repentinamente sufres pérdida total o parcial del campo de visión, busca ayuda médica con urgencia.

Clave: **Muy probables** **Posibles** **Poco probables**

Problemas de la vista

Trastornos de refracción El ojo es como una cámara fotográfica; el iris funciona como obturador y deja entrar la luz, que es enfocada por el cristalino y la córnea (la parte blanca del ojo) hacia la retina, que está en la parte posterior del ojo y funciona como una película. Si la córnea, el cristalino o la forma del ojo son defectuosos no permitirán enfocar bien la luz sobre la retina, causando trastornos de refracción. Los principales son: miopía, que te permite ver bien de cerca, pero no a distancia; hipermetropía, que es lo contrario de lo anterior, y astigmatismo, que es mala curvatura de la córnea y causa visión borrosa, de cerca y de lejos.

Tratamiento No es necesario que hagas nada si el trastorno no te molesta, pero asegúrate de que aún ves lo suficiente para conducir el automóvil. Si quieres corregir el problema, ve con el oculista, quien te pondrá anteojos o lentes de contacto. También puedes considerar una cirugía que modifique la curvatura de tus córneas para mejorar tu vista, pero ten presente que los resultados no siempre son excelentes, pues puede haber efectos secundarios y sólo la practican oculistas particulares, de modo que deberás "aflojar" un montón de dinero.

"Moscas volantes" Dentro del ojo pueden acumularse pequeñas basuras y flotar en el líquido que hay dentro del ojo; tú las verás (sobre todo contra un fondo blanco) como pequeñas motas o sombras como patas de araña.

Tratamiento Pueden ser molestas, pero son inocuas. No hay tratamiento y por lo regular son permanentes, aunque uno se acostumbra a ellas, de modo que con el tiempo resultan menos notables. En raras ocasiones, pueden ser signo de *desprendimiento de retina* (mira el apartado *Otros problemas médicos raros*, más adelante); en tal caso aparecen repentinamente durante una ducha caliente, generalmente con visión borrosa. Este trastorno requiere atención médica urgente.

Migraña Si sufres este padecimiento, tu sentido de la vista puede alterarse antes de que inicie el dolor de cabeza. Esto se debe a que la migraña comienza con la constricción de los vasos sanguíneos cerebrales, lo cual puede ocasionar que el área de la visión quede privada de oxígeno por poco tiempo; tal eventualidad provoca visión borrosa, luces o visión en túnel. En la sección *Dolor de cabeza* (p. 47) se da más información sobre la migraña.

Diabetes En la sección *Impotencia* (p. 83) se describe esta enfermedad. La concentración elevada de azúcar en la sangre puede provocar visión borrosa; además, es posible que la diabetes ocasione *retinopatía* (consulta más adelante).

Tratamiento Lee la sección *Impotencia* (p. 82). Si tienes diabetes comprobada, sé constante en la medición de tus niveles de azúcar y ajusta el tratamiento, si es necesario y sabes bien lo que debes hacer; de lo contrario, comunícate con el doctor o la enfermera especializada que te atienda.

Retinopatía Es una enfermedad de la retina. Las causas más comunes son hipertensión arterial y diabetes. Estos trastornos pueden causar otros problemas graves en la vista, como ceguera repentina —parcial o completa—, pero también pueden ocasionar visión borrosa.

Tratamiento Ve con el doctor para que diagnostique la causa y la trate. A veces, quien descubre el problema es el oculista, que te enviará con tu médico.

Efecto secundario de medicamentos Algunos fármacos prescritos, como los antidepresivos, pueden afectar el mecanismo de enfoque en los ojos y causar visión borrosa.

Tratamiento Generalmente, el problema se resuelve solo, a medida que tu cuerpo se acostumbra al tratamiento; por tanto, persevera, si te es posible; de no lograrlo, habla con tu médico, quien puede interrumpir la terapéutica o cambiar el medicamento.

Neuritis óptica Es una inflamación del nervio que llega a la retina. Se cree que a veces el problema es viral. En otros casos es parte —o el primer signo— de esclerosis múltiple (que se explica con mayor detalle en la sección *Hormigueo y entumecimiento*, p. 80).

Tratamiento Ve de inmediato al doctor; si tienes esclerosis múltiple comprobada, él quizá deje que el problema se resuelva por sí solo o tal vez te prescriba esteroides. De lo contrario, es posible que el médico sólo vigile el caso, pues la mayoría de ataques —sobre todo los de origen viral— se resuelven por sí solos, aunque pueden dejar un poco de visión borrosa o reducida (especialmente a los colores). Si el doctor cree que estás desarrollando esclerosis múltiple, te enviará con el neurólogo (especialista en nervios).

Glaucoma Cuando la presión del líquido intraocular aumenta demasiado, puede lesionar la retina. A veces, esto es un mal de familia. Es difícil que lo notes, sobre todo al principio, pues generalmente afecta la visión en los extremos de los ojos. Lo más probable es que lo detecte el oculista durante un examen de rutina.

Tratamiento El oculista te dará una carta para el médico, quien casi seguro te enviará con un especialista para que te revise y, de ser necesario, te ponga un tratamiento. Si tienes antecedentes familiares de glaucoma, aunque no tengas el problema tú mismo, es importante que el oculista te revise periódicamente.

Otros problemas médicos raros Hay diversos trastornos poco frecuentes que pueden provocar visión borrosa, como desprendimiento de retina, infecciones raras y tumores cerebrales.

Tratamiento Es muy difícil que padezcas alguno de estos trastornos, pero si estás preocupado, habla con tu médico.

Problemas en el pene

NOTA: Esta sección trata sobre diversos problemas que pueden afectar al pene. Los trastornos de úlceras y secreciones en el pene y los de erección se abordan en las secciones *Úlceras o supuración del pene*, p.160, e *Impotencia*, p. 82.

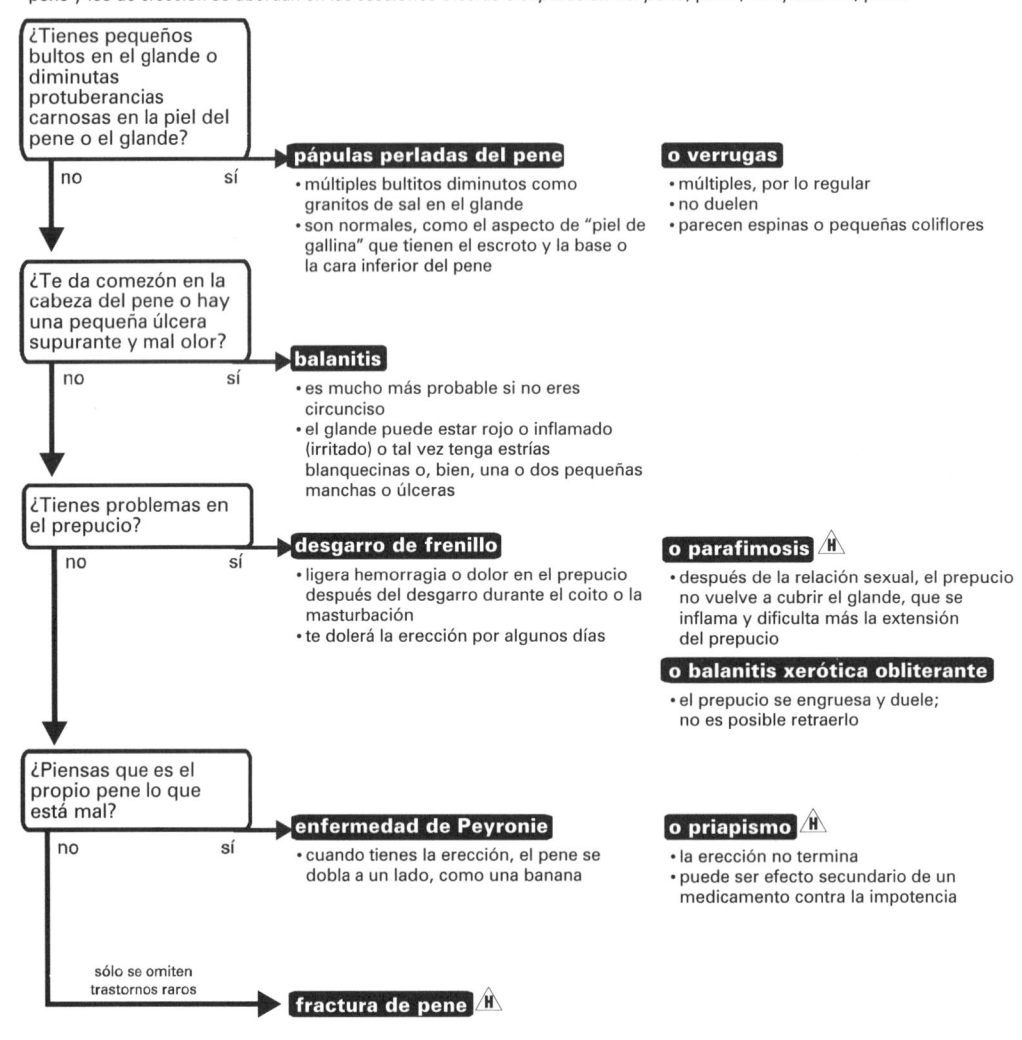

¿Tienes pequeños bultos en el glande o diminutas protuberancias carnosas en la piel del pene o el glande?
- no / sí →

pápulas perladas del pene
- múltiples bultitos diminutos como granitos de sal en el glande
- son normales, como el aspecto de "piel de gallina" que tienen el escroto y la base o la cara inferior del pene

o verrugas
- múltiples, por lo regular
- no duelen
- parecen espinas o pequeñas coliflores

¿Te da comezón en la cabeza del pene o hay una pequeña úlcera supurante y mal olor?
- no / sí →

balanitis
- es mucho más probable si no eres circunciso
- el glande puede estar rojo o inflamado (irritado) o tal vez tenga estrías blanquecinas o, bien, una o dos pequeñas manchas o úlceras

¿Tienes problemas en el prepucio?
- no / sí →

desgarro de frenillo
- ligera hemorragia o dolor en el prepucio después del desgarro durante el coito o la masturbación
- te dolerá la erección por algunos días

o parafimosis
- después de la relación sexual, el prepucio no vuelve a cubrir el glande, que se inflama y dificulta más la extensión del prepucio

o balanitis xerótica obliterante
- el prepucio se engruesa y duele; no es posible retraerlo

¿Piensas que es el propio pene lo que está mal?
- no / sí →

enfermedad de Peyronie
- cuando tienes la erección, el pene se dobla a un lado, como una banana

o priapismo
- la erección no termina
- puede ser efecto secundario de un medicamento contra la impotencia

sólo se omiten trastornos raros →

fractura de pene

Clave: **Muy probables** **Posibles** **Poco probables**

Problemas en el pene

Pápulas perladas del pene Diminutas protuberancias en la cabeza (glande) del pene, más o menos del tamaño de un grano de sal; puede haber gran cantidad de ellas, pero son completamente normales. Es posible que las hayas tenido desde hace siglos, pero apenas las descubriste; tal vez tu pareja te hizo notar que las tienes o quizá las viste tú mismo y estás preocupado por si "pescaste" una infección.

Tratamiento Como son normales —muchos hombres las tienen— no requieren de tratamiento. Si quieres comprobarlo con el médico, pídele que te revise.

Balanitis Lee la sección *Úlceras o supuración del pene* (p. 161).

Verrugas Son causadas por un virus y las que aparecen en tus partes íntimas generalmente se contagian por contacto sexual.

Tratamiento Ve a la Clínica de Enfermedades Venéreas en el hospital de tu localidad (puede tener otros nombres, como Departamento de Medicina Genitourinaria, Clínica de Enfermedades de Transmisión Sexual o Clínica de Enfermedades Sexuales). La mayoría de hospitales tiene estos departamentos; basta telefonear y pedir cita. Lleva a tu pareja para que también la revisen y usa condón hasta que te hayas curado de las verrugas, para que no se las transmitas a nadie.

Desgarro del frenillo del prepucio Este frenillo es el pliegue cutáneo que une al glande con el prepucio en hombres no circuncidados. Este "pellejo" se pone muy tirante, sobre todo cuando tienes una erección. A veces, durante la relación sexual, puede sufrir un pequeño desgarro que ocasiona hemorragia y dolor; cuando sana, se forma una pequeña cicatriz que aumenta la tensión y se vuelve a desgarrar.

Tratamiento Si has tenido este problema en una o dos ocasiones, abstente de relaciones sexuales durante un par de semanas para dar oportunidad a que la lesión se cure por completo. Al intentarlo de nuevo emplea lubricante (como vaselina) y condón por algún tiempo; eso ayuda a evitar otros desgarros. Si el problema continúa, consulta a tu médico, quien tal vez te envíe con un cirujano. Quizás haya que practicarte una pequeña operación para alargar el frenillo o hacerte la circuncisión (extirpación del prepucio).

Enfermedad de Peyronie Se debe al engrosamiento de un lado del pene, lo que ocasiona que se doble en la erección.

Tratamiento Si el doblez es pequeño procura ignorarlo, pero si es muy doloroso e impide la relación sexual, ve al doctor; el problema se puede resolver con cirugía.

Parafimosis Si los hombres no circuncidados no extienden de nuevo el prepucio después de tener relaciones sexuales, corren el riesgo de parafimosis —estrangulamiento del glande por el prepucio— que provoca inflamación, mucho dolor y les impide extender de nuevo el prepucio.

Tratamiento Acude a un servicio de urgencias, donde tratarán de bajar la inflamación con compresas de hielo, para que puedas volver a extender el prepucio. Si esto no funciona, lo más probable es que necesites la circuncisión.

Balanitis xerótica obliterante Con este trastorno el prepucio se engruesa, duele y no se puede retraer. Nadie sabe a qué se debe.

Tratamiento Necesitas la circuncisión, de manera que ve al doctor, quien hará los arreglos necesarios para la operación.

Priapismo Es una erección que no termina. No es nada gracioso, como pudiera parecer, ya que causa mucho dolor y puede lesionar el pene. Las causas posibles son trastornos de la sangre o medicamentos contra la impotencia; generalmente comienza como una erección normal durante el acto sexual, pero no termina con flacidez del pene después de terminar el coito.

Tratamiento Olvídate de vergüenzas y ve de inmediato a un hospital.

"Fractura del pene" Sí, puede suceder. En realidad se trata del rompimiento de los tejidos rígidos del pene erecto; es muy dolorosa y puede causar lesión grave del miembro viril. Por lo regular se debe a prácticas sexuales demasiado "circenses", pero tranquilízate, ocurre muy rara vez.

Tratamiento Igual al del priapismo (consulta el apartado anterior).

Problemas en las uñas

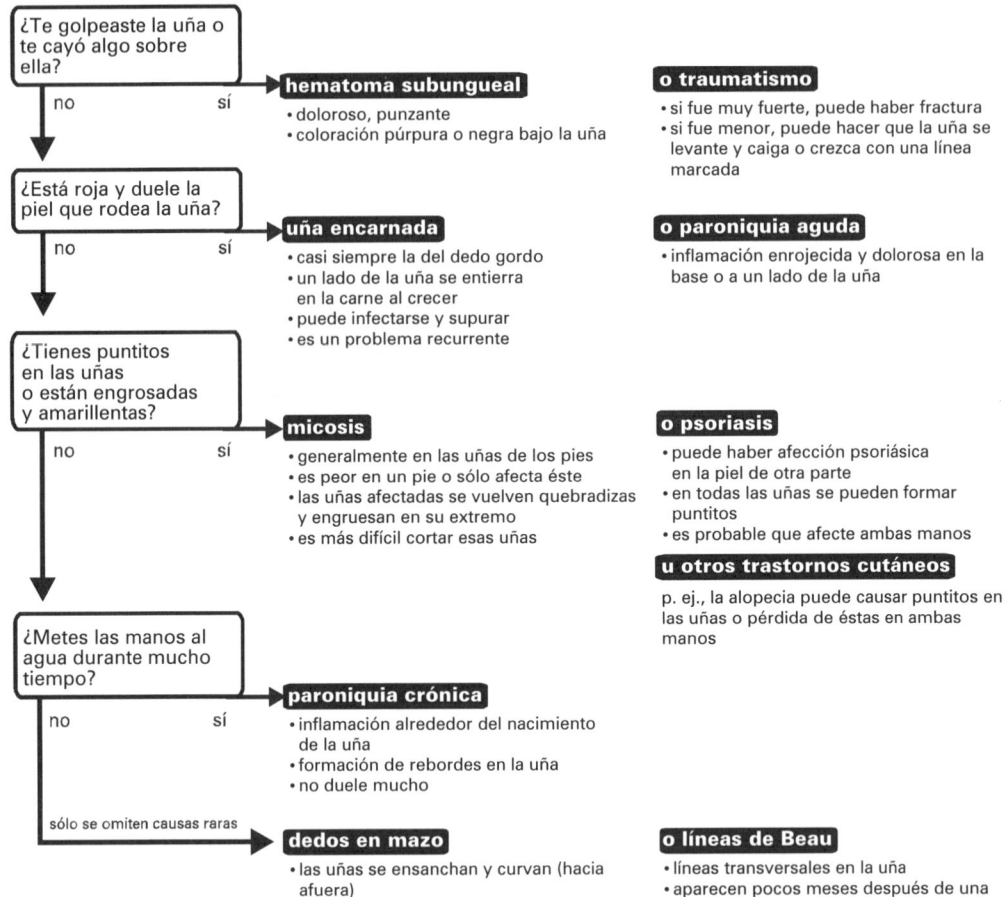

¿Te golpeaste la uña o te cayó algo sobre ella?

no → / sí →

hematoma subungueal
- doloroso, punzante
- coloración púrpura o negra bajo la uña

o traumatismo
- si fue muy fuerte, puede haber fractura
- si fue menor, puede hacer que la uña se levante y caiga o crezca con una línea marcada

¿Está roja y duele la piel que rodea la uña?

no → / sí →

uña encarnada
- casi siempre la del dedo gordo
- un lado de la uña se entierra en la carne al crecer
- puede infectarse y supurar
- es un problema recurrente

o paroniquia aguda
- inflamación enrojecida y dolorosa en la base o a un lado de la uña

¿Tienes puntitos en las uñas o están engrosadas y amarillentas?

no → / sí →

micosis
- generalmente en las uñas de los pies
- es peor en un pie o sólo afecta éste
- las uñas afectadas se vuelven quebradizas y engruesan en su extremo
- es más difícil cortar esas uñas

o psoriasis
- puede haber afección psoriásica en la piel de otra parte
- en todas las uñas se pueden formar puntitos
- es probable que afecte ambas manos

u otros trastornos cutáneos
p. ej., la alopecia puede causar puntitos en las uñas o pérdida de éstas en ambas manos

¿Metes las manos al agua durante mucho tiempo?

no → / sí →

paroniquia crónica
- inflamación alrededor del nacimiento de la uña
- formación de rebordes en la uña
- no duele mucho

sólo se omiten causas raras

dedos en mazo
- las uñas se ensanchan y curvan (hacia afuera)

o líneas de Beau
- líneas transversales en la uña
- aparecen pocos meses después de una enfermedad grave

Clave: **Muy probables** **Posibles** **Poco probables**

Problemas en las uñas

Hematoma subungueal Es una hemorragia bajo las uñas producida por una lesión; es característico que accidentalmente te hayas dado un martillazo en la uña. La sangre derramada queda bajo presión y duele una barbaridad.

Tratamiento Si puedes soportar el dolor, conviene que dejes la uña en paz, porque la sangre se reabsorberá en pocos días. Pero si sufres fuertes punzadas y eres valiente puedes tratar de perforar la uña; sólo calienta al rojo vivo la punta de un *clip* desdoblado o la de una aguja; luego, coloca la punta en el centro de la uña y aprieta los dientes; la quemadura abrirá un hoyo y la sangre, que está a presión, brotará de pronto con lo que sentirás alivio instantáneo. Te dolerá cuando atravieses la uña y toques el tejido sensible que tiene debajo, pero sólo por un segundo. No lo intentes si el dedo está muy machucado, pues la perforación puede introducir una infección; en tal caso, ve a un servicio de urgencias.

Uña encarnada Casi siempre es la del dedo gordo del pie. Un lado de la uña crece contra la carne, que se hincha y duele. Si se infecta, aumenta el dolor y la inflamación, además de salir pus.

Tratamiento No uses calzado de punta estrecha y al cortar la uña déjala recta transversalmente, no curva. Las cremas con antiséptico sirven para curar un principio de infección, pero si está sucia y hay inflamación, tal vez necesites antibióticos; sin embargo, éstos sólo curan la infección, no la uña encarnada. Hay un par de tratamientos caseros que puedes intentar; puedes cortar una pequeña V en la punta de la uña, al centro, lo cual le dará más flexibilidad y aliviará la presión de la uña encarnada. La otra posibilidad es que introduzcas por debajo de la uña encarnada una torunda de algodón empapada en desinfectante con la ayuda de un agitador de bebidas, por la parte roma; si repites esto a diario podrás curarte, aunque puedes tardar meses porque la uña crece muy despacio. Si todo esto falla, tu médico puede ordenar una pequeña operación para resolver el problema.

Paroniquia aguda Es una infección bacteriana que penetra bajo la piel en el nacimiento de la uña.

Tratamiento Si recién comenzó, ve con el doctor para que te prescriba un antibiótico. Si ya llevas varios días con el trastorno y la parte inflamada duele y está muy blanda, se requerirá una punción para dejar que salga el pus; te la pueden practicar en un hospital o tu médico; llámalo para ver qué dice al respecto.

Traumatismo Una lesión muy leve puede levantar la uña como si hubiera crecido; otra posibilidad es que forme un surco o un reborde.

Tratamiento No es necesario que hagas nada al respecto. Si la uña se desprende, no te preocupes; te dolerá por algunos días, pero crecerá una nueva.

Micosis Es una infección por hongos, que puede invadir la uña y hacerla más gruesa y quebradiza.

Tratamiento Estas infecciones son difíciles de curar, de modo que si no te molesta, no le hagas caso; es posible que termine por salirse por sí sola o que de vez en cuando tengas que cortar o limar la parte afectada. Si te duele u odias su aspecto, ve con tu médico, quien puede prescribirte antimicóticos que te curarán.

Psoriasis En la sección *Salpullido* (p. 128) se explica este trastorno; algunas personas que lo padecen descubren que también afecta sus uñas, formando puntitos y engrosándolas.

Tratamiento No hay tratamiento eficaz contra este problema.

Otros trastornos cutáneos La piel y las uñas están estrechamente unidas, de modo que diversos trastornos cutáneos también pueden afectar las uñas, como eczema en las manos y alopecia areata (consulta *Caída del cabello,* p. 31).

Tratamiento En este caso tampoco ayudan los tratamientos.

Paroniquia crónica Si sumerges las manos en el agua con frecuencia (tal vez seas *barman* o aún no has comprado un lavavajillas), puede desaparecer el delgado borde de piel que hay en el nacimiento de la uña (la cutícula), lo que provocará una leve inflamación en torno a la base ungueal (de la uña) y la formación de rebordes en la propia uña. A esto se le llama paroniquia crónica.

Tratamiento La curación depende de que mantengas las manos fuera del agua. Si te resulta imposible, usa guantes de hule con una capa interna de algodón. La aplicación de cremas fungicidas (como las de cotrimazol, que se venden sin receta) sobre el área inflamada también puede ayudar, aunque su efecto puede tardar semanas.

Problemas raros Por ejemplo, las líneas de Beau y los dedos en mazo. Muchas enfermedades graves pueden disminuir el crecimiento de las uñas, lo cual provoca la aparición de líneas horizontales (líneas de Beau) en todas las uñas (sobre todo en las manos), que por lo regular se notan hasta meses después de la enfermedad que las causó. Distintos trastornos raros (como enfermedad pulmonar o intestinal) pueden afectar el crecimiento de las uñas, las cuales se hacen más anchas y curvas (como garras). También las yemas de los dedos pueden ensancharse y curvarse. En esto consisten los dedos en mazo.

Tratamiento No se requiere tratamiento para las líneas de Beau, ya que saldrán solas al crecer la uña. Si tienes dedos en mazo desde niño y algunos de tus familiares también, se trata de una conformación hereditaria de las manos y no es dañina; pero si son de formación reciente, consulta a tu médico para que ordene los estudios necesarios.

Problemas para deglutir

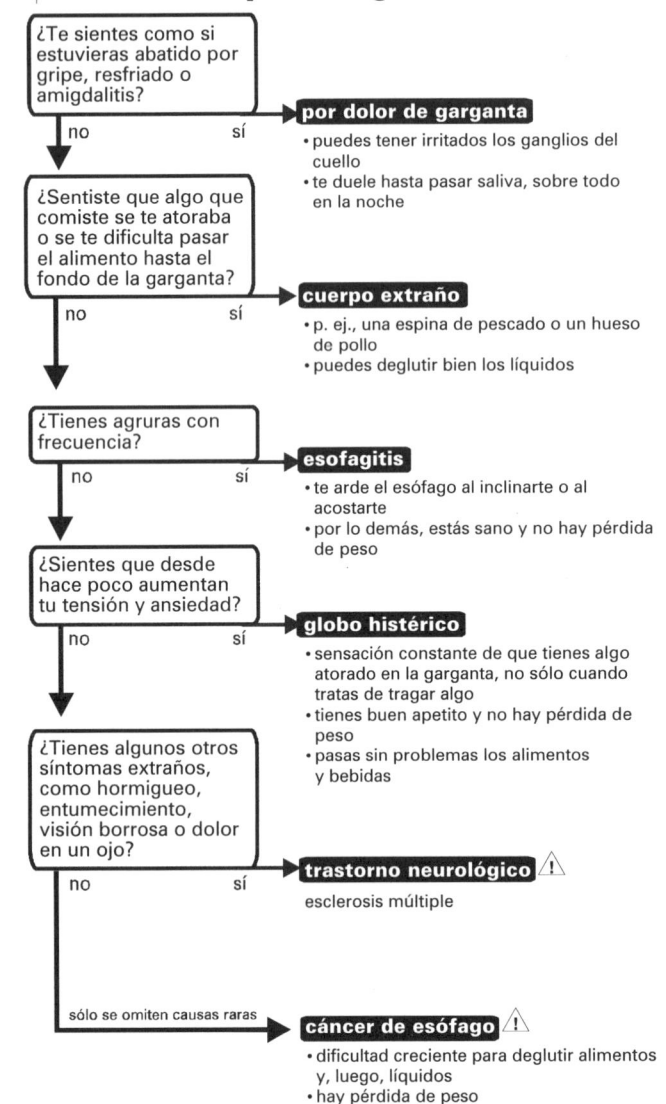

¿Te sientes como si estuvieras abatido por gripe, resfriado o amigdalitis?

→ sí → **por dolor de garganta**
- puedes tener irritados los ganglios del cuello
- te duele hasta pasar saliva, sobre todo en la noche

↓ no

¿Sentiste que algo que comiste se te atoraba o se te dificulta pasar el alimento hasta el fondo de la garganta?

→ sí → **cuerpo extraño**
- p. ej., una espina de pescado o un hueso de pollo
- puedes deglutir bien los líquidos

↓ no

¿Tienes agruras con frecuencia?

→ sí → **esofagitis**
- te arde el esófago al inclinarte o al acostarte
- por lo demás, estás sano y no hay pérdida de peso

↓ no

¿Sientes que desde hace poco aumentan tu tensión y ansiedad?

→ sí → **globo histérico**
- sensación constante de que tienes algo atorado en la garganta, no sólo cuando tratas de tragar algo
- tienes buen apetito y no hay pérdida de peso
- pasas sin problemas los alimentos y bebidas

↓ no

¿Tienes algunos otros síntomas extraños, como hormigueo, entumecimiento, visión borrosa o dolor en un ojo?

→ sí → **trastorno neurológico** ⚠
esclerosis múltiple

↓ no

sólo se omiten causas raras → **cáncer de esófago** ⚠
- dificultad creciente para deglutir alimentos y, luego, líquidos
- hay pérdida de peso

Recuerda que: ⚠ debes ver pronto al médico; 🄷 acude de inmediato al hospital.

Clave: **Muy probables** **Posibles** **Poco probables**

Problemas para deglutir

Garganta irritada por cualquier causa Si tienes la garganta irritada, resulta obvio que te dolerá al tragar. En la sección *Dolor de garganta* (p. 51) encontrarás detalles sobre las causas y tratamiento de este problema.

Cuerpo extraño Es posible que un trozo de alimento con bordes irregulares (como papas fritas quebradas) se atore en la garganta, causando molestia y dificultad para deglutir.

Tratamiento El rasguño sanará en pocos días, sin tratamiento. Si crees que se te atoró un huesito, come pan y toma mucha agua, con lo que puedes lograr que se destrabe. Si el problema persiste, lo mejor es que vayas a un servicio de urgencias para que ahí lo resuelvan.

Esofagitis El estómago secreta ácidos que participan en la digestión de la comida y, en su parte superior, tiene una válvula para impedir que los ácidos asciendan (reflujo) hacia la garganta. A veces, la válvula no funciona bien y permite que el ácido suba e irrite el esófago (esofagitis). Tú percibirás esto como un ardor molesto en el centro del pecho, sobre todo al inclinarte hacia adelante o acostarte (esto es lo que se conoce como agruras); en ocasiones puedes percibir el sabor ácido en la boca. El área irritada del esófago puede inflamarse y doler al deglutir y, a veces, sientes que la comida se atora algunos segundos, antes de llegar al estómago.

Tratamiento En la farmacia puedes conseguir productos para una cura rápida y sencilla; por ejemplo, tabletas y líquidos con antiácidos que cubren la garganta y el esófago y neutralizan el ácido, así como otras sustancias con acción antiácida más potente. Sin embargo, también conviene que revises tus hábitos porque, de otro modo, el problema se repetirá. Intenta dejar de fumar, de tomar alcohol (sobre todo borracheras) y los alimentos muy condimentados; también evita productos ácidos, como la aspirina y el ibuprofeno. Reduce los kilos que tengas de más, come adecuadamente y en horario regular, y no consumas alimentos ni bebidas dos horas antes de acostarte a dormir (al comer o beber se abre la válvula y puede haber reflujo hacia el esófago mientras duermes). Si despiertas por la noche con agruras, puedes resolver sencillamente el problema si elevas algunos centímetros la cabecera de la cama (por ejemplo, puedes poner un par de ladrillos bajo las patas de la cabecera), para que duermas en una ligera pendiente, con la cabeza más arriba que los pies. No intentes hacerlo con más almohadas, pues esto puede agravar el problema. Si todo esto falla, consulta a tu médico, quien podrá prescribirte antiácidos más potentes.

Globo histérico Cuando deglutes, la comida desciende por un embudo muscular –la faringe– que la canaliza hacia el esófago. Si estás tenso, los músculos de la faringe se contraen y tienes la sensación de que tienes algo atorado en la garganta, lo que muchos describen como el corazón de una manzana (globo histérico). Para librarte de esa sensación intentas tragar; lo malo es que si te concentras en el síntoma y te preocupas por si es algo grave, aumenta la tensión y la sensación se agudiza.

Tratamiento Tendrás ganada gran parte de la batalla si te das cuenta de que la causa del síntoma es el estrés, en vez de una enfermedad letal; con esto romperás el círculo vicioso de tensión que causa el síntoma que, a su vez, genera más tensión. Obviamente, lo importante es que resuelvas el asunto de tu vida que te provoca tensión o estrés; también te ayudará tratar de relajarte y hacer algo de ejercicio; consulta la sección *Tensión emocional* (p. 143).

Trastorno neurológico Es decir, una enfermedad del sistema nervioso (que regula y coordina las sensaciones y movimientos corporales). Este tipo de trastornos afecta al organismo de diversas maneras, incluso en la coordinación del esófago y en el funcionamiento adecuado de la válvula de entrada al estómago. Hay varios tipos de enfermedades neurológicas pero, por fortuna, todas ocurren con muy poca frecuencia.

Tratamiento Si el médico tiene la misma preocupación que tú, ordenará que te hagan algunas pruebas.

Cáncer Es muy difícil que las personas menores de 50 años sufran cáncer de esófago. Son más frecuentes los tumores de ganglios linfáticos, que pueden provocar problemas de deglución si presionan el esófago, pero es muy improbable que se manifiesten precisamente por este síntoma.

Tratamiento Comenta tus síntomas con el doctor, quien ordenará los exámenes necesarios o te enviará con un especialista.

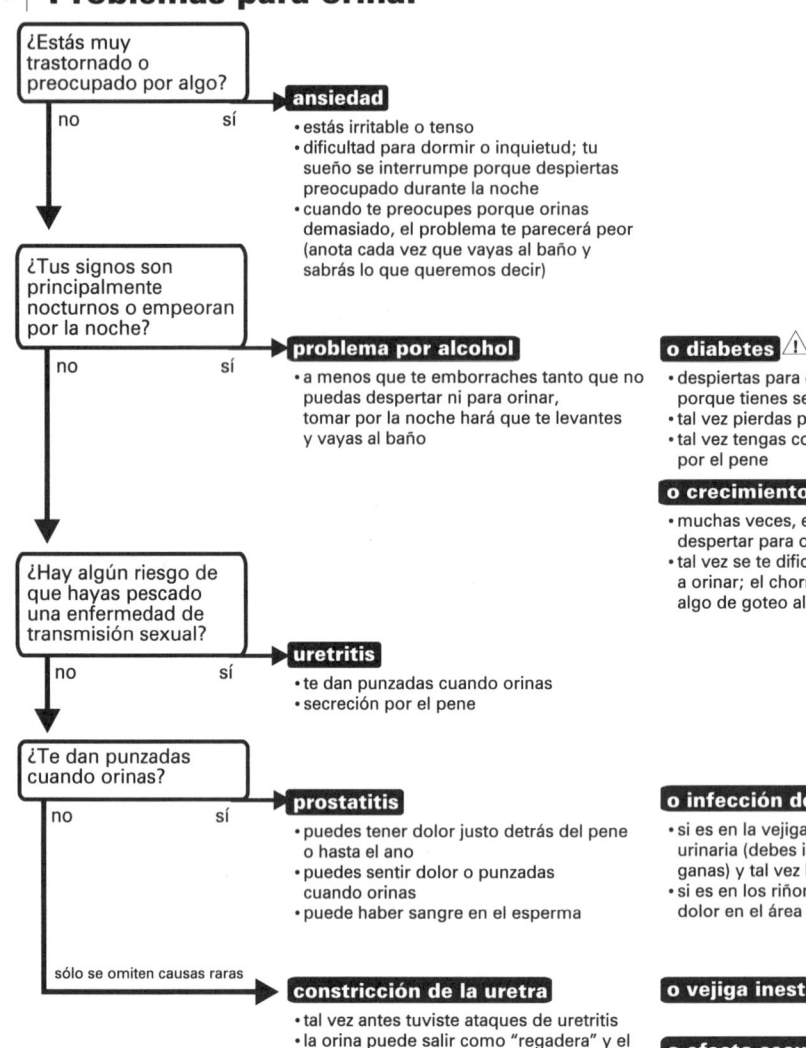

Problemas para orinar

¿Estás muy trastornado o preocupado por algo?
- no
- sí → **ansiedad**
  - estás irritable o tenso
  - dificultad para dormir o inquietud; tu sueño se interrumpe porque despiertas preocupado durante la noche
  - cuando te preocupes porque orinas demasiado, el problema te parecerá peor (anota cada vez que vayas al baño y sabrás lo que queremos decir)

¿Tus signos son principalmente nocturnos o empeoran por la noche?
- no
- sí →
  - **problema por alcohol**
    - a menos que te emborraches tanto que no puedas despertar ni para orinar, tomar por la noche hará que te levantes y vayas al baño
  - **o diabetes** ⚠
    - despiertas para orinar y beber líquido porque tienes sed
    - tal vez pierdas peso
    - tal vez tengas comezón o secreción leve por el pene
  - **o crecimiento prostático**
    - muchas veces, el primer signo es despertar para orinar
    - tal vez se te dificulte un poco al empezar a orinar; el chorro no es fuerte; algo de goteo al terminar

¿Hay algún riesgo de que hayas pescado una enfermedad de transmisión sexual?
- no
- sí → **uretritis**
  - te dan punzadas cuando orinas
  - secreción por el pene

¿Te dan punzadas cuando orinas?
- no
- sí →
  - **prostatitis**
    - puedes tener dolor justo detrás del pene o hasta el ano
    - puedes sentir dolor o punzadas cuando orinas
    - puede haber sangre en el esperma
  - **o infección de vías urinarias**
    - si es en la vejiga, sentirás ardor y urgencia urinaria (debes ir al baño tan pronto te dan ganas) y tal vez haya sangre en la orina
    - si es en los riñones, puedes tener fiebre; dolor en el área renal

sólo se omiten causas raras

constricción de la uretra
- tal vez antes tuviste ataques de uretritis
- la orina puede salir como "regadera" y el chorro será débil

o cálculo renal

o vejiga inestable

o efecto secundario de medicamentos
- tal vez por consumir diuréticos, que a veces se emplean para tratar hipertensión arterial

Recuerda que: ⚠ debes ver pronto al médico; 🏥 acude de inmediato al hospital.

Clave: **Muy probables** **Posibles** **Poco probables**

Problemas para orinar

Ansiedad La vejiga es una bolsa muscular (parecida a la cámara de algunos balones) y actúa como reservorio de orina, hasta que llega el momento de orinar. Si estás presionado, la vejiga se tensa y no puede contener tanta orina como de costumbre. El estrés también hace que se crispe la vejiga, lo que asimismo te hará correr al baño. Lo habrás notado cuando estás nervioso por algo (p. ej., antes de una entrevista). Lo mismo puede suceder cuando tienes mucho frío.

Tratamiento Es una reacción natural y no requiere tratamiento. El problema puede persistir si siempre estás ansioso; intenta las técnicas explicadas en la parte *Ansiedad* de las secciones *Tensión emocional* (p. 143) y *Palpitaciones* (p. 105).

Uretritis En la sección *Problemas en el pene* (p. 115) se explica este trastorno y la forma de tratarlo.

Problema por alcohol El alcohol tiende a producir grandes cantidades de orina; por eso debes hacer múltiples visitas al mingitorio cuando vas a la cantina. El problema afecta más a unos que a otros, ya que las vejigas tienen distinta capacidad. Una borrachera puede ocasionar que te mojes los pantalones, porque el alcohol disminuye la conciencia de lo que estás haciendo.

Tratamiento Reduce tu consumo de alcohol si te causa problemas. Toma copas pequeñas, en vez de cerveza o copas grandes, porque su volumen es menor.

Prostatitis En la sección *Sangre en el esperma* (p. 132) se explica este trastorno. Las infecciones de próstata pueden hacer que orines con mayor frecuencia y tengas molestias al hacerlo.

Tratamiento Consulta la sección *Sangre en el esperma* (p. 132).

Infección de vías urinarias Algunas bacterias pueden infectar la vejiga, haciendo que orines a menudo y tengas que correr al baño. Estas infecciones pueden ocasionar que sientas punzadas al orinar, pero a diferencia de la uretritis, no se transmiten por vía sexual.

Tratamiento Ve al doctor y lleva una muestra de orina para que la analice. Si tienes infección urinaria, te prescribirá antibióticos. Tal vez te envíe al hospital para que te examine un especialista, pues es bastante raro que los hombres tengan estas infecciones; hay una probabilidad de uno contra cuatro de que sufras algún otro problema, como un cálculo (consulta más adelante).

Constricción de la uretra Es un estrechamiento de este conducto urinario. Por lo regular se debe a una lesión o una infección anterior (en especial uretritis).

Tratamiento Si te da problemas ve al doctor. La solución puede ser una pequeña cirugía para abrir la uretra, aunque es probable que en el futuro se deba repetir la operación.

Vejiga inestable Consiste en que esta bolsa muscular funciona para eliminar la orina cuando menos te lo esperas y, por tanto, tienes que correr al baño, tal vez para orinar muy poco, aunque quizá no llegues a tiempo. Es mucho más frecuente en mujeres que en hombres.

Tratamiento También debes ir al doctor, y con tu muestra de orina para que la analice. Si él cree que tienes vejiga inestable, probablemente te enviará con un especialista para que te examine.

Cálculos en la vejiga Son piedrecillas —como gravilla— que pueden formarse en cualquier parte del aparato urinario. Las que están en la vejiga pueden "saltar" y provocar que evites orinar o sientas que no vaciaste bien la vejiga.

Tratamiento Serás enviado con un urólogo (especialista en aparato urinario) para que te trate.

Efecto secundario de medicamentos Algunos fármacos que se prescriben, como los antidepresivos, causan dificultades para orinar bien; otros (llamados diuréticos) hacen que orines más, pero es muy improbable que te los hayan prescrito.

Tratamiento Si crees que el medicamento trastorna tus vías urinarias, consulta a tu médico.

Diabetes Se aborda este problema y su tratamiento en la sección *Impotencia* p. 83.

Crecimiento prostático La próstata es una glándula del tamaño de una nuez, ubicada en la base de la vejiga y el conducto que lleva la orina (la uretra) la atraviesa. La glándula secreta un líquido que forma la mayor parte del esperma y crece al avanzar la edad (hipertrofia benigna), de modo que puede presionar y oprimir la vejiga, creando diversos problemas para orinar. En contadas ocasiones, el crecimiento de la glándula se debe a cáncer prostático.

Tratamiento Comenta el problema con tu médico; es probable que te tranquilice después de examinarte y, tal vez te ordene un análisis de sangre; o quizá considere que debe enviarte con un urólogo.

Rigidez o dolor en el cuello

¿Tienes algunos signos de gripe, dolor de garganta o catarro?

- **sí → virus**
  - con crecimiento de los ganglios de la nuca que provocan dolor y rigidez
- **o meningitis** ⚠
  - rara, pero puede manifestarse con síntomas similares a los del catarro, dolor de cabeza cada vez más fuerte y rigidez en la nuca
  - puede haber vómito e intolerancia a luces brillantes
  - puede haber erupción con puntos rojos

no ↓

¿Apareció la rigidez en la nuca de repente o por la noche?

- **sí → cuello torcido**
  - dolor muscular en un lado del cuello
  - espasmo muscular que te obliga a inclinar la cabeza a un lado

no ↓

¿Ocurrió uno o dos días después de forzar el cuello o de un accidente automovilístico?

- **sí → traumatismo cervical**
  - realmente sólo es una distensión muscular
  - el dolor aumenta al moverte
  - debe aliviarse en una o dos semanas, pero en algunos casos tarda de seis a ocho semanas o, raras veces, más tiempo

no ↓

¿Has estado sometido a mucha presión recientemente?

- **sí → estado de tensión**
  - los músculos del cuello se tensan, luego se ponen rígidos y duelen
  - puede acompañarse de dolores de cabeza

no ↓

¿Produce chasquidos o te rechina el cuello cuando lo mueves?

- **sí → espondilosis cervical o artritis del cuello**
  - los síntomas pueden ser peores por la mañana, hasta que empiezas a moverte
  - puede provocar dolor en el hombro o el brazo

no → sólo se omiten causas raras

- **otros tipos de artritis**
- **o fractura** ⚠
- **o hemorragia subaracnoidea** ⚠
  - dolor intenso de inicio súbito en la nuca, como si recibieras un balazo, con o sin dolor de cabeza intenso y repentino
  - estabas bien, pero el dolor puede hacerte vomitar o perder el conocimiento

⚠ Si sufres un dolor intenso y repentino en el cuello o aumentan el dolor de cabeza y la rigidez de nuca, busca de inmediato ayuda médica para que investiguen si padeces hemorragia subaracnoidea o meningitis.

Clave: **Muy probables** **Posibles** **Poco probables**

Rigidez o dolor en el cuello

Virus con ganglios inflamados en el cuello Cuando tienes un virus que te causa dolor de garganta o catarro, los ganglios del cuello se inflaman, lo cual es un signo de que el sistema inmunológico de tu cuerpo está luchando contra el virus; sin embargo, los ganglios inflamados llegan a irritar los músculos del cuello y provocar su rigidez.

Tratamiento Es poco probable que necesites algo más que paracetamol o aspirina, tomar muchos líquidos y que te mimen un poco.

Cuello torcido Se debe al espasmo (contracción) de los músculos del cuello. Lo provoca un nervio cervical pellizcado o dormir en mala posición, por lo que los músculos se acalambran, causando dolor, rigidez y, a veces, inclinación de la cabeza hacia un lado.

Tratamiento Aplica calor, date masajes, toma analgésicos que puedes comprar en la farmacia y trata de mover el cuello lo más pronto que puedas. Por lo regular, el problema se resuelve por sí solo en un par de días. En casos raros, se sufre un trastorno llamado *tortícolis espasmódica*, que puede repetirse y a veces requiere tratamiento especial, de modo que deberás ver al doctor si quieres librarte de los dolores de cuello.

Estado de tensión Cuando te sientes presionado, tus músculos se tensan, sobre todo los del cuello; esto provoca rigidez y un dolor sordo y constante.

Tratamiento Generalmente se logran buenos resultados con masaje, calor y ejercicios del cuello; también puedes tomar analgésicos que se venden sin receta, si los necesitas. Además, trata de llegar a la raíz del problema y resuelve lo que te cause tensión. Te ayudará mejorar tu condición física y hacer ejercicios de relajación.

Traumatismo cervical Se debe a estiramiento repentino de los músculos del cuello; éstos se inflaman, duelen y se ponen rígidos, aunque a menudo lo hacen hasta uno o dos días después de sufrir la lesión. La causa típica es un accidente automovilístico, viajando en el asiento trasero, cuando de pronto tu cabeza es impulsada hacia atrás y de inmediato hacia adelante (o viceversa), como un látigo al chasquear.

Tratamiento Lo principal es que muevas el cuello lo más pronto que puedas. Es posible que lo tengas rígido y te duela, de modo que deberás tomar analgésicos potentes con regularidad; pide al farmacéutico que te aconseje. Como sucede en casi todos los casos de torcedura del cuello, el masaje te servirá. A mucha gente le funciona usar un collar, pero hay que tener cuidado, pues los investigadores han demostrado que si te lo pones por más de dos días, la rigidez tarda más en desaparecer. Por tanto, si te ponen un collar, libérate de él lo más pronto que puedas, aprieta los dientes y ejercita el cuello. La mayoría de lesiones cervicales se alivia en pocos días, pero algunas tardan meses, o incluso más. En este caso, las radiografías no sirven y otros tratamientos, como la fisioterapia, son de poca ayuda.

Espondilosis cervical La espina dorsal, incluida la parte del cuello, está formada por una hilera de pequeños huesos (vértebras) entrelazados entre sí mediante numerosas articulaciones muy pequeñas. Al avanzar la edad, estas articulaciones sufren fricción y desgaste (osteoartritis); en el cuello, este trastorno se llama espondilosis cervical y ocasiona chasquidos y crujidos, con episodios de dolor y rigidez.

Tratamiento Todos los tratamientos mencionados en esta sección sirven para este trastorno. Aquí también se alivia la rigidez con ejercicios de cuello; asimismo ayudan los antiinflamatorios (que se consiguen en la farmacia). A veces, la espondilitis cervical es peor por la mañana, tal vez porque, accidentalmente, durante la noche colocas el cuello en posiciones incómodas. Para evitarlo, no es complicado hacer una almohada especial para descansar la cabeza; basta que ates apretadamente un cordón en torno al centro de una almohada, hasta que adquiera la forma de corbata de moño, lo que te ayudará a mantener la cabeza fija durante la noche.

Otros tipos de artritis Hay algunos en especial, como las artritis reumatoide y la anquilosante, que afectan distintas articulaciones y, a veces, también otras partes del cuerpo; estos trastornos pueden afectar el cuello.

Tratamiento Es probable que el médico te prescriba antiinflamatorios, pero también es posible que te envíe con un reumatólogo (especialista en articulaciones) para que te dé tratamiento especializado.

Fractura Hay lesiones graves, como la que sufrirías si te lanzaras de clavado en la parte poco profunda de una piscina y te golpearas la cabeza en el fondo del tanque; esto puede ocasionar que se rompan los pequeños huesos del cuello. No sorprende que tal fractura cause dolor y espasmos cervicales.

Tratamiento Seguramente no tendrás que preocuparte mucho por lo que debes hacer, pues lo más probable es que ya estés en el hospital.

Meningitis Es una inflamación de la cubierta cerebral. Entre otros problemas, ocasiona espasmo de los músculos cervicales, de manera que no podrás inclinar la cabeza, o sea que no podrás tocarte el pecho con la barbilla. Es un trastorno grave, pero poco frecuente y si tienes la mala fortuna de padecerlo, con seguridad te quejarás más de otras cosas que de la rigidez de la nuca.

Tratamiento Ve al hospital sin demora.

Hemorragia subaracnoidea En la sección *Dolor de cabeza* (p. 47) se explica el trastorno. Igual que la meningitis, este problema causa rigidez en la nuca.

Ronquera

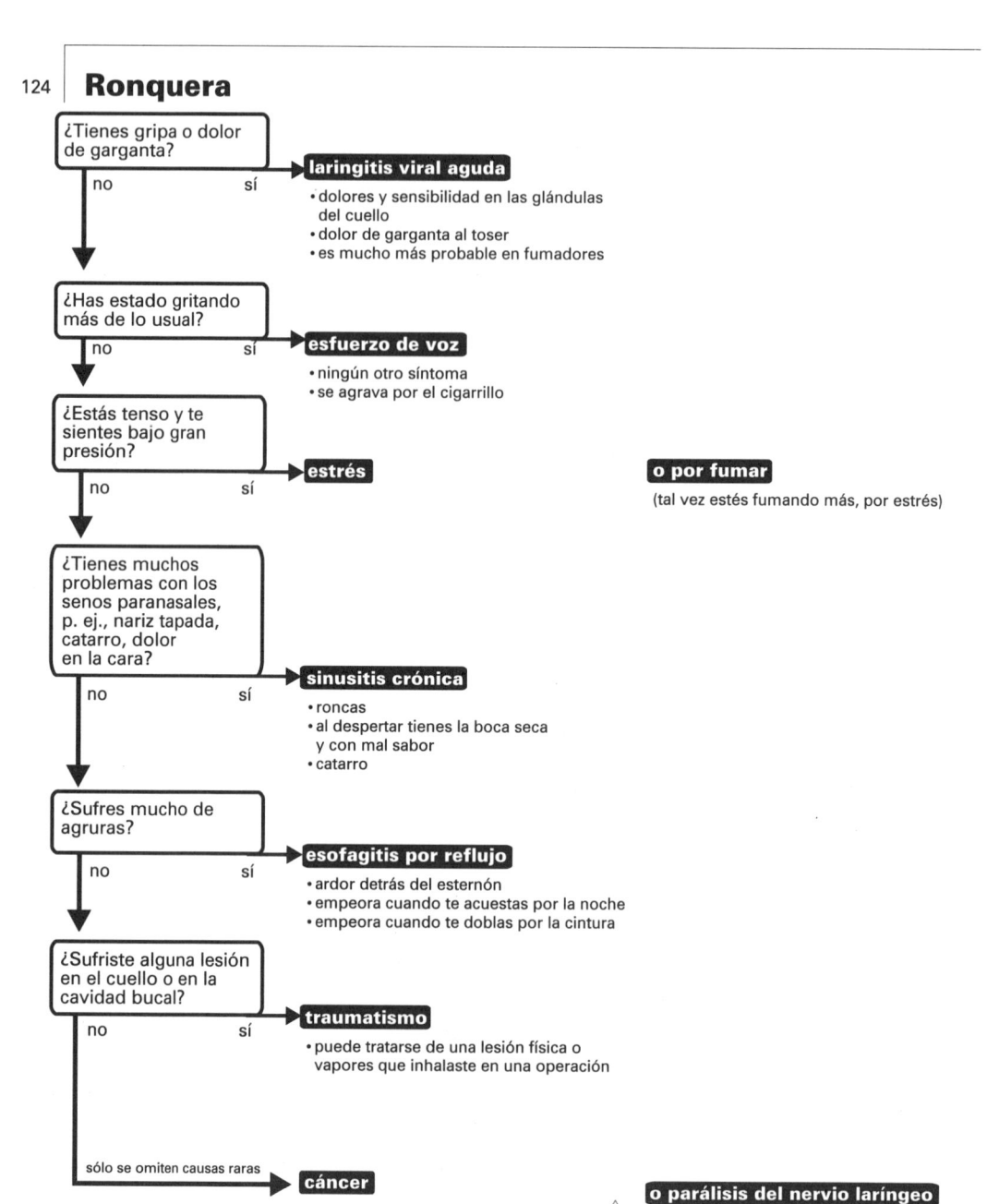

¿Tienes gripa o dolor de garganta?
- no →
- sí → **laringitis viral aguda**
  - dolores y sensibilidad en las glándulas del cuello
  - dolor de garganta al toser
  - es mucho más probable en fumadores

¿Has estado gritando más de lo usual?
- no →
- sí → **esfuerzo de voz**
  - ningún otro síntoma
  - se agrava por el cigarrillo

¿Estás tenso y te sientes bajo gran presión?
- no →
- sí → **estrés**   **o por fumar**
  (tal vez estés fumando más, por estrés)

¿Tienes muchos problemas con los senos paranasales, p. ej., nariz tapada, catarro, dolor en la cara?
- no →
- sí → **sinusitis crónica**
  - roncas
  - al despertar tienes la boca seca y con mal sabor
  - catarro

¿Sufres mucho de agruras?
- no →
- sí → **esofagitis por reflujo**
  - ardor detrás del esternón
  - empeora cuando te acuestas por la noche
  - empeora cuando te doblas por la cintura

¿Sufriste alguna lesión en el cuello o en la cavidad bucal?
- no →
- sí → **traumatismo**
  - puede tratarse de una lesión física o vapores que inhalaste en una operación

sólo se omiten causas raras → **cáncer**   **o parálisis del nervio laríngeo**
  (en la cavidad bucal o en los pulmones) ⚠
  - ronquera persistente (por más de tres semanas)
  - probablemente eres fumador

Recuerda que: ⚠ debes ver pronto al médico; 🏥 acude de inmediato al hospital.

Clave: **Muy probables** **Posibles** **Poco probables**   # Ronquera

Laringitis viral aguda Los mismos virus que causan gripe y dolor de garganta pueden inflamar la laringe y causar ronquera.

Tratamiento Toma algunas medidas caseras sencillas, como tomar líquidos calientes, inhalar vapor y tomar paracetamol, mientras esperas unos días a que se solucione el problema. Además, evita el humo del cigarrillo y no hables mucho ni muy fuerte. Por ejemplo, no grites ni tengas largas conversaciones telefónicas. Por lo regular, los antibióticos no ayudan con estos trastornos, pero si también tienes tos con flemas verdosas o amarillentas, puede que tengas una infección en el pecho (consulta la sección *Tos*, p. 147) que requiere tratamiento breve con antibióticos.

Esfuerzo de la voz Los hay de dos clases. Los "agudos" son cuando esfuerzas tu laringe por un grito. No es necesario que vayas al doctor para decirle que estuviste gritando desde la azotea o para hacerte escuchar en medio de una fiesta y que esto te produjo ronquera por uno o dos días. El esfuerzo "crónico" es causado por el uso continuo de la voz (como las personas que cantan sin la preparación adecuada) y hace que tu voz sea más ronca, en cierta medida, la mayor parte del tiempo. A veces, esto ocasiona pequeños tumores (nódulos del cantante) en las cuerdas vocales.

Tratamiento El esfuerzo crónico de la voz sólo se remedia si dejas de hacer lo que lastima la laringe o empiezas a hacerlo de la manera apropiada. Por tanto, si eres un cantante con este problema, toma clases de canto. Si has padecido la ronquera durante mucho tiempo y ésta continúa, a pesar de tu mejor esfuerzo, es muy probable que tengas nódulos de cantante. Los cirujanos de oído nariz y garganta pueden resolver este problema con facilidad, por tanto, coméntalo con tu médico.

Tabaquismo El humo del cigarrillo irrita las cuerdas vocales y les provoca ligera inflamación. Esto puede ocasionar que la voz sea continuamente ronca.

Tratamiento Dejar de fumar debería resolver el problema, a menos que también abuses de tus cuerdas vocales de alguna otra manera (consulta el apartado *Esfuerzo de la voz*, arriba).

Estrés Los pequeños músculos de la laringe ayudan a producir los sonidos de tu voz. Si estás estresado, estos músculos se tensan y, debido a ello, no producen los sonidos adecuados. Por lo regular, esto sucede en ciertas situaciones estresantes, como al decir un discurso o hacer una presentación; a veces, si estás muy tenso en todo momento, la voz tiende a mantenerse ronca.

Tratamiento Haz los ejercicios de relajación que se indican en el apartado *Ansiedad* de la sección *Palpi-* *taciones* (p. 104). Los estudios de vocalización pueden servir si la voz solamente te da problemas en circunstancias estresantes.

Sinusitis crónica Los senos paranasales son espacios huecos en el cráneo. Si tienes algún trastorno en la nariz (como bloqueo causado por pólipos, alergia o una lesión antigua), el sistema de drenaje de los senos trabaja mal. Esto ocasiona que los senos se llenen de líquido que se infecta y generalmente gotea hacia atrás, hacia la garganta, lo que ocasiona catarro e inflamación de la laringe.

Tratamiento Las principales medidas son inhalaciones de vapor y dejar de fumar. Si tienes la nariz tapada o escurrimiento nasal por mucho tiempo, puedes aplicarte un antialérgico para la nariz, que se consigue en la farmacia, como la beclometasona. Si no logras ninguna mejoría y el síntoma es muy molesto, consulta a tu médico, quien puede prescribirte otros tratamientos o enviarte con un cirujano de oído, nariz y garganta para posible cirugía que desbloquee tu nariz.

Traumatismo Todo daño que sufra la laringe puede ocasionar ronquera. Causas posibles son un puñetazo, respirar accidentalmente vapor caliente o vapores químicos, o bien, alguna operación bajo anestesia (debido a la sonda que te introducen hasta la garganta durante la operación).

Tratamiento La ronquera desaparecerá por sí sola en pocos días. Busca ayuda médica con urgencia cuando la causa que te dificulte la respiración sea un golpe en la garganta o que hayas inhalado algo peligroso.

Lesión del nervio laríngeo Si este nervio sufre daños, una o tus dos cuerdas vocales quedarán paralizadas. Este trastorno suele obedecer a causas muy poco frecuentes.

Tratamiento Seguramente tu médico te enviará con un otorrinolaringólogo para resolver el problema.

Esofagitis por reflujo Se explica este trastorno en la sección *Indigestión* (p. 84). Puede ocasionar ronquera si el ácido llega hasta la laringe, donde causa una irritación.

Tratamiento Consulta la sección *Indigestión* (p. 85).

Cáncer Es muy poco probable en menores de 50 años de edad y prácticamente imposible en no fumadores.

Tratamiento Consulta a tu médico, quien te enviará de urgencia al hospital, si es que le preocupa la posibilidad de cáncer.

Ruidos en el oído

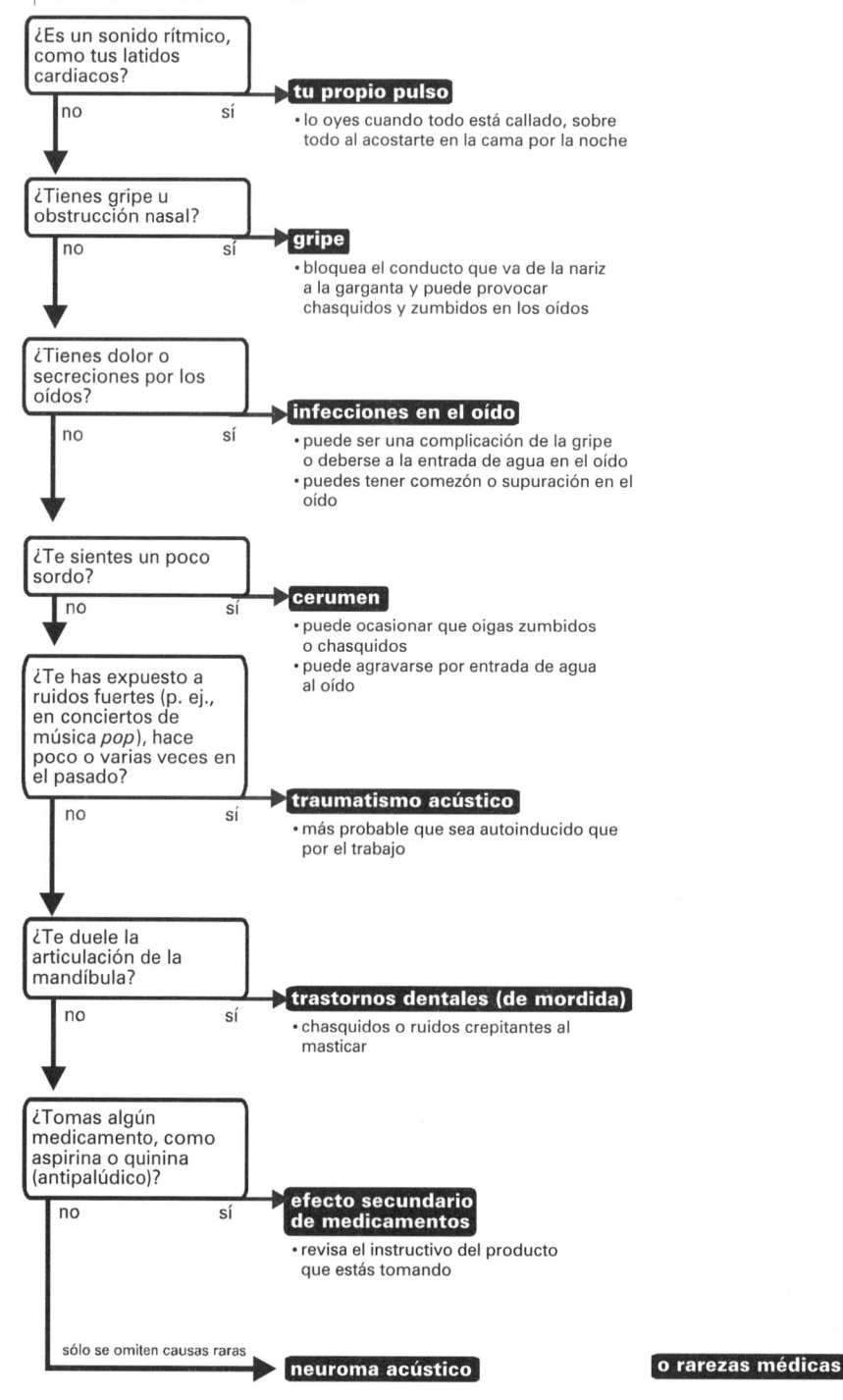

¿Es un sonido rítmico, como tus latidos cardiacos?
- sí → **tu propio pulso**
  - lo oyes cuando todo está callado, sobre todo al acostarte en la cama por la noche
- no ↓

¿Tienes gripe u obstrucción nasal?
- sí → **gripe**
  - bloquea el conducto que va de la nariz a la garganta y puede provocar chasquidos y zumbidos en los oídos
- no ↓

¿Tienes dolor o secreciones por los oídos?
- sí → **infecciones en el oído**
  - puede ser una complicación de la gripe o deberse a la entrada de agua en el oído
  - puedes tener comezón o supuración en el oído
- no ↓

¿Te sientes un poco sordo?
- sí → **cerumen**
  - puede ocasionar que oigas zumbidos o chasquidos
  - puede agravarse por entrada de agua al oído
- no ↓

¿Te has expuesto a ruidos fuertes (p. ej., en conciertos de música *pop*), hace poco o varias veces en el pasado?
- sí → **traumatismo acústico**
  - más probable que sea autoinducido que por el trabajo
- no ↓

¿Te duele la articulación de la mandíbula?
- sí → **trastornos dentales (de mordida)**
  - chasquidos o ruidos crepitantes al masticar
- no ↓

¿Tomas algún medicamento, como aspirina o quinina (antipalúdico)?
- sí → **efecto secundario de medicamentos**
  - revisa el instructivo del producto que estás tomando
- no ↓

sólo se omiten causas raras → **neuroma acústico**   **o rarezas médicas**

Ruidos en el oído

Clave: **Muy probables** **Posibles** **Poco probables**

Tu propio pulso La mayor parte del tiempo no estás consciente de este ruido, pero cuando todo está callado (regularmente por la noche), puedes sentirlo en los oídos. Es más probable que lo escuches cuando tus pulsaciones son más fuertes o aceleradas de lo normal, como cuando estás ansioso o tienes fiebre.

Tratamiento Esto es normal y no requiere tratamiento. Si estás en cama cuando te moleste el ruido, puedes girar tu cuerpo y acostarte sobre tu otro costado.

Gripe La causa un virus y conlleva inflamación de oídos, nariz y garganta. El catarro bloquea los tubos de entrada respiratoria, provoca cambios de presión en los oídos, donde sientes como una burbuja a punto de reventar. La presión sobre los tímpanos causa zumbidos en el oído (tinnitus).

Tratamiento No hay cura mágica contra la gripe; por ello no tiene caso que vayas al doctor. Los síntomas desaparecerán en pocos días. Las inhalaciones de vapor pueden aliviar la sensación de congestionamiento y los ruidos en el oído; así que ponte una toalla en la cabeza, coloca la cara sobre un recipiente con agua caliente e inhala el vapor.

Cerumen En la sección *Sordera* (p. 139) se explica este tipo de secreción, que puede presionar los tímpanos y provocar tinnitus.

Tratamiento Consulta la sección *Sordera* (p. 139).

Infecciones en el oído Hay distintos tipos de infecciones que atacan el oído. Algunas sólo causan problemas en el conducto auditivo externo, pero otras son más profundas y afectan el tímpano o más allá. Unas veces es un trastorno aislado, otras es recurrente y algunas más persiste hasta que la trate tu médico o un especialista. Todas pueden ocasionar secreciones por el oído; en ocasiones lesionan el tímpano y otras partes del aparato auditivo; además, pueden causar tinnitus.

Tratamiento El doctor es quien debe determinar el tipo de infección y prescribir el tratamiento adecuado, generalmente con gotas o antibióticos. Tal vez debas ver a un otorrinolaringólogo, cuando la infección persista o cause demasiados problemas. Podrás reducir al mínimo los problemas futuros si no empleas hisopos de algodón y cuidas que no te entre agua en los oídos; por tanto, usa orejeras o un tapón de tela de algodón empapado en vaselina cuando nades o te laves la cabeza.

Traumatismos acústicos Son las lesiones provocadas por ruidos fuertes. Es normal que te zumben los oídos después oír un ruido fuerte, como una explosión, pero generalmente esto termina pronto. Sin embargo, la exposición repetida a ruidos fuertes, por ejemplo por estar sin protección auricular en un taller muy ruidoso, o las sobredosis de *heavy metal* por uso excesivo de audífonos, pueden lesionar los oídos, ocasionando tinnitus persistente y sordera.

Tratamiento Es importante protegerse los oídos a fin de evitar otros problemas; para ello hay que usar orejeras y dejar de oír música estridente a través de audífonos. Desafortunadamente, no es posible curar esta clase de tinnitus. Si te causa muchos problemas, convendrá que consultes a tu médico. Los tratamientos que pueden ayudarte consisten en usar dispositivos amortiguadores (que producen "sonido puro" y reducen el tinnitus), ayuda psicológica (para que aprendas a relajarte e ignorar el ruido) y antidepresivos (si los síntomas afectan tu ánimo).

Trastornos dentales Estos problemas, en especial los de desviación de los maxilares de la línea de mordida, pueden hacer que se inflame la articulación temporomandibular (la que une el maxilar inferior a la cabeza). Esto ocasiona que escuches chasquidos y ruidos crepitantes, sobre todo al masticar.

Tratamiento Aprieta los dientes y ve al doctor.

Efecto secundario de medicamentos Algunos fármacos que se venden sin receta (p. ej., aspirina e ibuprofeno) provocan tinnitus como efecto secundario, sobre todo cuando tomas dosis superiores a las recomendadas.

Tratamiento Deja de consumir el fármaco. Si accidental o deliberadamente tomas una dosis mayor a la establecida, de inmediato busca ayuda en un servicio de urgencias.

Rarezas médicas Algunas enfermedades poco frecuentes pueden provocar zumbidos en los oídos. Por ejemplo, la enfermedad de Menière (aumento de presión de líquidos en el oído profundo), la otosclerosis (crecimiento de los huesecillos del oído) y el neuroma acústico (crecimientos en el nervio auditivo).

Tratamiento Consulta a tu médico. Si le preocupa el problema, te enviará con un otorrinolaringólogo que te haga pruebas y te trate.

Salpullido

¿Lo tienes sólo en la cara, te da mucha comezón y hay ampollas?

→ sí → **consulta**
- *Erupción en la cara,* p. 70
- o *Comezón en la piel,* p. 34
- o *Ampollas,* p. 22

↓ no

¿Te has sentido enfermo, con dolor de garganta, fiebre y dolores, o has estado en contacto con alguien que tenga salpullido?

→ sí → **virus**
- casi siempre, el salpullido será de puntos rojos, planos o un poco elevados
- el salpullido puede ser el primer signo de infección viral

↓ no

¿El salpullido te ataca en "parches", es decir, zonas bien delimitadas, distintas del resto de la piel?

→ sí → **eczema**
- piel seca o enrojecida, a veces con pequeñas vesículas que dan comezón
- si supuran, puede ser signo de que se infectaron
- puede ser una alergia; p. ej., a metales o cosméticos
- puede haber repetición de episodios

o psoriasis
- placas cutáneas gruesas, rojas y escamosas, sobre todo en codos, rodillas o cuero cabelludo

o infecciones micóticas
- puede estar en axilas, cuerpo (tiña del cuerpo), ingles (tiña inguinal) o pies (pie de atleta)
- piel seca y enrojecida, sobre todo en los bordes del área infectada; pero las ingles y los dedos de la piel pueden estar húmedos y agrietados

↓ no

¿Se extiende el salpullido a casi todo el cuerpo?

→ sí → **alergia a un medicamento**
- sobre todo a antibióticos, como la penicilina
- inicio impresionante de la erupción; puedes sentir náuseas y tener fiebre
- si es como urticaria, casi siempre la causan los antibióticos
- si es como varicela (puntos rojos, dispersos y un poco elevados) casi siempre la causa la amoxicilina o los antirreumáticos
- en la forma más grave aparecen vesículas que erosionan la piel ⚠

o pitiriasis rosácea
- aparece un parche y luego otros en el resto del cuerpo
- parches ovalados, escamosos, color de rosa, de unos 2 cm de diámetro cada uno
- generalmente están dispuestos alrededor del tronco, en las líneas de las costillas

o eczema ⚠
- que se puede diseminar de pronto

o psoriasis ⚠
- pequeños puntos escamosos en todo el cuerpo, después de una infección de garganta
- puede empeorar de pronto con diseminación de manchas rojas y escamosas por todo el cuerpo y puedes enfermar gravemente

↓ no

Sólo se omiten enfermedades cutáneas raras o trastornos comunes con síntomas inusuales

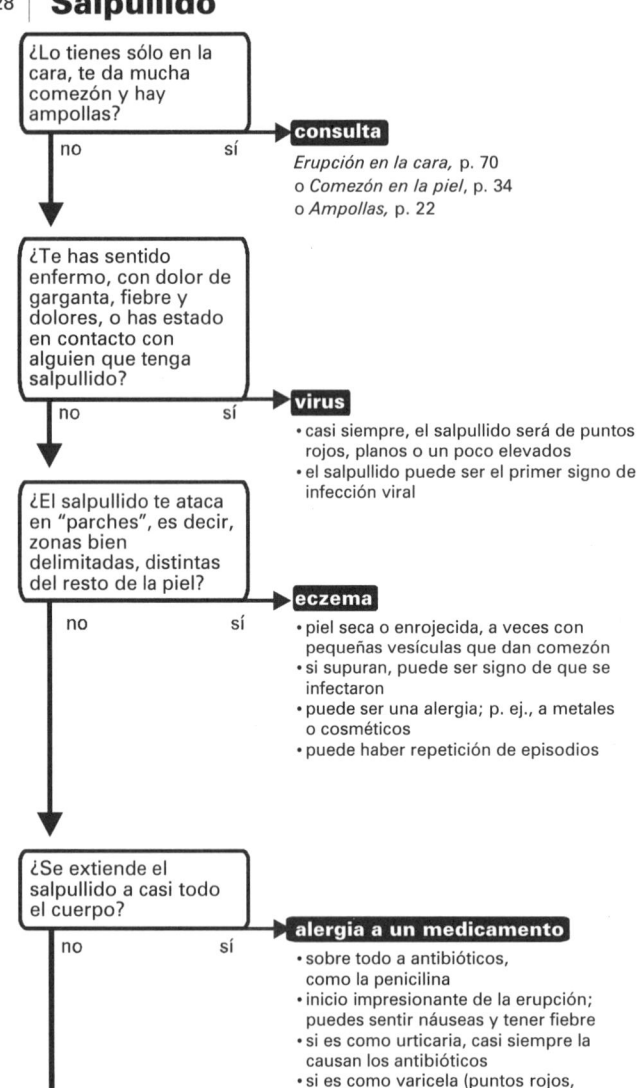

Recuerda que: ⚠ debes ver pronto al médico; 🏥 acude de inmediato al hospital.

Clave: **Muy probables** **Posibles** **Poco probables** # Salpullido

Virus El salpullido es sólo uno entre muchos síntomas (como fiebre y dolor de garganta) causados por la proliferación de virus en el cuerpo.

Tratamiento No hay cura mágica para las infecciones virales. Toma paracetamol si sientes calentura y dolores, y aplícate loción de calamina si sufres comezón. Por lo regular, la infección desaparece en pocos días. Debes alejarte de las embarazadas (o que puedan estarlo) hasta que sanes, pues nunca sabes qué tipo de virus te invadió y hay algunos que pueden dañar al bebé. Hallarás más información sobre varicela y herpes (causadas por cierto tipo de virus) en la sección *Ampollas,* p. 22.

Eczema y dermatitis En la sección *Comezón en la piel* (p. 35) se explican estos trastornos y la manera de tratarlos.

Psoriasis Las capas de nuestra piel se renuevan cada mes. Pero, si padeces psoriasis, por alguna razón las capas se superponen y forman parches gruesos y escamosos. En algunos casos viene de familia.

Tratamiento Igual que con el eczema, puede haber zonas delimitadas (parches) que surgen y desaparecen o tal vez constituyan una afección cutánea constante. Te pueden servir los humectantes y las cremas o lociones con alquitrán (que puedes comprar en la farmacia). Si no mejoras, consulta a tu médico, ya que hay muchos otros tratamientos eficaces y, si es necesario, te enviará con un dermatólogo (especialista en piel).

Infecciones micóticas Son las causadas por hongos, como el pie de atleta. También pueden haber otras infecciones similares en otras áreas de la piel, sobre todo las más húmedas, como las axilas o las ingles.

Tratamiento Conserva limpias y secas las áreas mencionadas y consigue una crema antimicótica en la farmacia.

Pitiriasis rosada Este trastorno es muy común durante otoño e invierno, sobre todo en adolescentes y adultos jóvenes. Tal vez lo cause un virus, pero no es infeccioso.

Tratamiento No se requiere tratamiento, pues desaparece por sí sola, aunque puede tardar semanas. Si te irrita, puedes usar un humectante que conseguirás en la farmacia.

Alergia a medicamentos Los fármacos (de venta libre o con receta) pueden causar erupción alérgica; esto sucede principalmente con los antibióticos, la aspirina o los antiinflamatorios como el ibuprofeno. Hay distintas clases de erupciones, pero es probable que sea tipo urticaria (consulta la sección *Comezón en la piel,* p. 35). Es posible que no relaciones la erupción con el medicamento, porque tal vez lo has consumido anteriormente sin problemas o porque el trastorno apareció tres semanas después de tomar la primera dosis.

Tratamiento Interrumpe el consumo de la sustancia causante de la erupción y no vuelvas a tomarla. Además, informa al doctor de lo sucedido (basta que le dejes un mensaje) para que registre la alergia en tu historia clínica. Generalmente, la erupción desaparece en pocos días. Si padeces urticaria, sigue los consejos que se dan en el apartado *Urticaria* de la sección *Comezón en la piel* (p. 35).

Trastornos cutáneos raros Hay muchos problemas cutáneos poco frecuentes. Además, es probable que incluso las enfermedades de la piel más comunes provoquen erupciones atípicas.

Tratamiento Ve con el doctor para que revise la erupción. Si no halla una respuesta, pero sigues con la molestia, seguramente te enviará con un dermatólogo.

Sangre al escupir

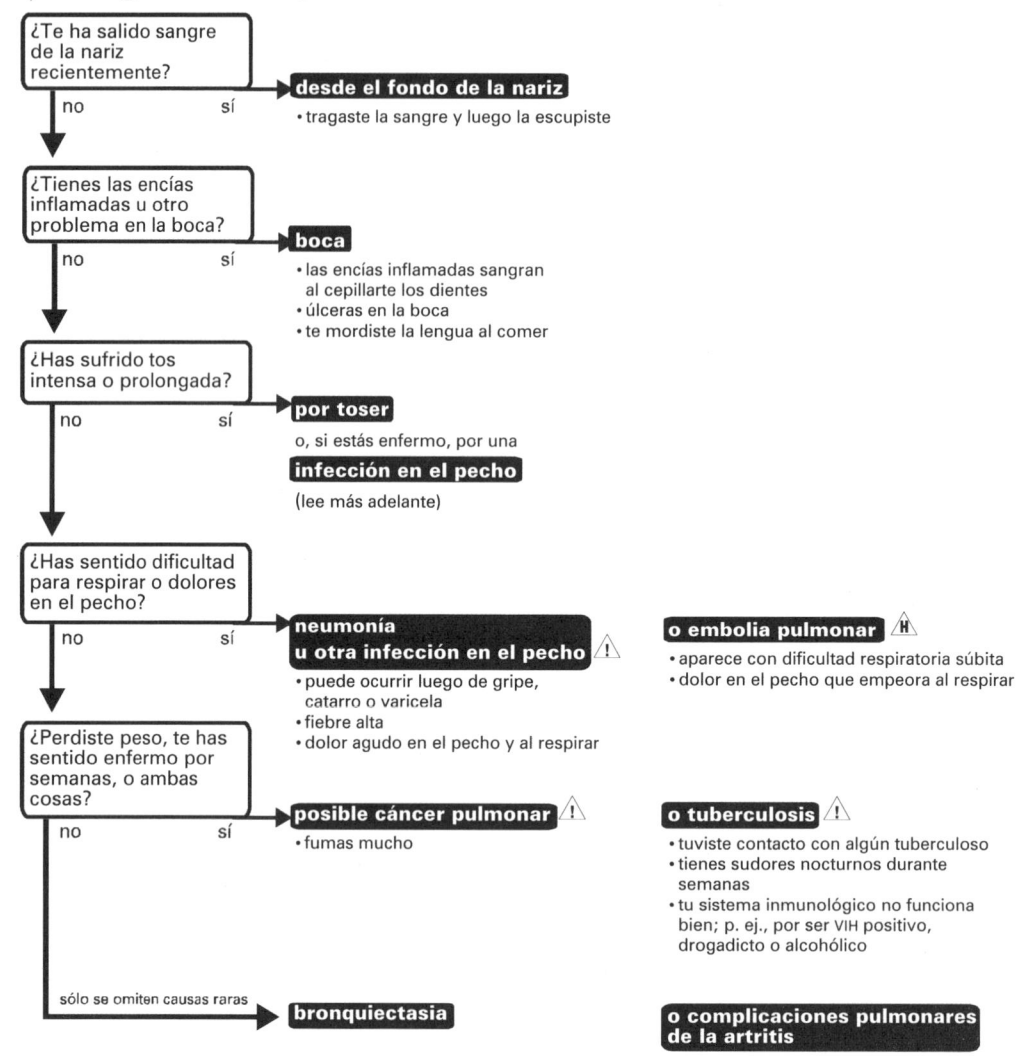

¿Te ha salido sangre de la nariz recientemente?
- no ↓
- sí → **desde el fondo de la nariz**
  - tragaste la sangre y luego la escupiste

¿Tienes las encías inflamadas u otro problema en la boca?
- no ↓
- sí → **boca**
  - las encías inflamadas sangran al cepillarte los dientes
  - úlceras en la boca
  - te mordiste la lengua al comer

¿Has sufrido tos intensa o prolongada?
- no ↓
- sí → **por toser**
  - o, si estás enfermo, por una **infección en el pecho**
  - (lee más adelante)

¿Has sentido dificultad para respirar o dolores en el pecho?
- no ↓
- sí → **neumonía u otra infección en el pecho** ⚠
  - puede ocurrir luego de gripe, catarro o varicela
  - fiebre alta
  - dolor agudo en el pecho y al respirar

  o embolia pulmonar 🏥
  - aparece con dificultad respiratoria súbita
  - dolor en el pecho que empeora al respirar

¿Perdiste peso, te has sentido enfermo por semanas, o ambas cosas?
- no ↓
- sí → **posible cáncer pulmonar** ⚠
  - fumas mucho

  o tuberculosis ⚠
  - tuviste contacto con algún tuberculoso
  - tienes sudores nocturnos durante semanas
  - tu sistema inmunológico no funciona bien; p. ej., por ser VIH positivo, drogadicto o alcohólico

sólo se omiten causas raras → **bronquiectasia**

o complicaciones pulmonares de la artritis

Recuerda que: ⚠ debes ver pronto al médico; 🏥 acude de inmediato al hospital.

Clave: **Muy probables** **Posibles** **Poco probables**

Sangre al escupir

Tos intensa o prolongada Si has tenido tos durante mucho tiempo y con intensidad, sin importar la causa, tal vez se te rompieron los pequeños vasos sanguíneos de tu tráquea y la sangre se filtró a la saliva que expulsaste al toser. Se terminará cuando cicatricen tus vasos sanguíneos.

Tratamiento No se requiere ninguno en especial; verás sangre en tus flemas un par de veces, antes de que la hemorragia se calme. Si no es así, necesitarás atacar la causa de la tos, probablemente por una infección viral en la garganta y la tráquea. No hay cura mágica, pero ayudan las inhalaciones de vapor, beber muchos líquidos y evitar el humo de los cigarrillos. Si escupes flemas verdes o amarillentas y te sientes enfermo, con dificultad respiratoria o tienes fiebre, requerirás antibióticos, por lo que debes acudir a tu médico.

Hemorragia nasal o bucal La sangre de una hemorragia nasal se va hacia la garganta y luego se escupe. Lo mismo sucede cuando sangras por la boca (p. ej., por un corte o una hemorragia de las encías).

Tratamiento Estas situaciones no son peligrosas y no necesitan ningún tratamiento especial.

Neumonía Es una forma grave de infección en el pecho. Consulta la sección *Tos* (p. 147).

Tratamiento Se expone en la misma sección.

Embolia pulmonar Se debe a un coágulo en los pulmones, casi siempre se forma en otra parte del cuerpo y es transportado por la circulación a los pulmones, donde bloquea un vaso sanguíneo. En consecuencia, a una pequeña parte del pulmón le falta oxígeno, y esto causa dolor, dificultad para respirar y sangre al escupir. La embolia es rara en menores de 50 años; muy pocas veces se debe a coágulos formados en las venas de las piernas, cuando no se realiza ninguna actividad por un tiempo (p. ej., durante un largo viaje por avión, o con la pierna enyesada).

Tratamiento Sin duda debes hospitalizarte. Puesto que es un asunto grave no dudarás sobre qué hacer, ya que los síntomas serán muy fuertes: llama una ambulancia. No obstante, los signos pueden ser leves. Si tienes dudas consulta a tu médico.

Tuberculosis Es una infección de los pulmones causada por un microbio que te enferma gravemente y a veces resulta difícil de tratar. No es muy común, aunque afecta a ciertas personas.

Tratamiento Lo mejor es que primero veas a tu médico. Luego de hacerte algunas pruebas, sobre todo radiografías del tórax, te enviará con el especialista para que te dé tratamiento específico.

Cáncer de pulmón Afecta principalmente a personas entre 50 y 75 años de edad, por ello los jóvenes no deben preocuparse. Los vasos sanguíneos que irrigan el tumor pueden tener fugas y causar sangrado al escupir, el primer signo de este mal.

Tratamiento Igual que con la tuberculosis, una radiografía mostrará una sombra y el especialista ordenará más análisis para confirmar el diagnóstico y así saber cómo tratarte. Tal vez se requiera cirugía (para extirpar el mal), radioterapia (tratamiento con radiaciones) o quimioterapia (mediante sustancias muy potentes).

Otras rarezas médicas Hay muchos trastornos médicos raros que pueden manifestar sangre al escupir. Algunos afectan sólo a los pulmones (como la bronquiectasia; lesión e infección constante de un área del pulmón) y otros sólo atacan otras partes del cuerpo (algunas enfermedades articulares raras).

Tratamiento Es poco probable que tengas alguno de estos trastornos; pero ve al doctor para verificarlo.

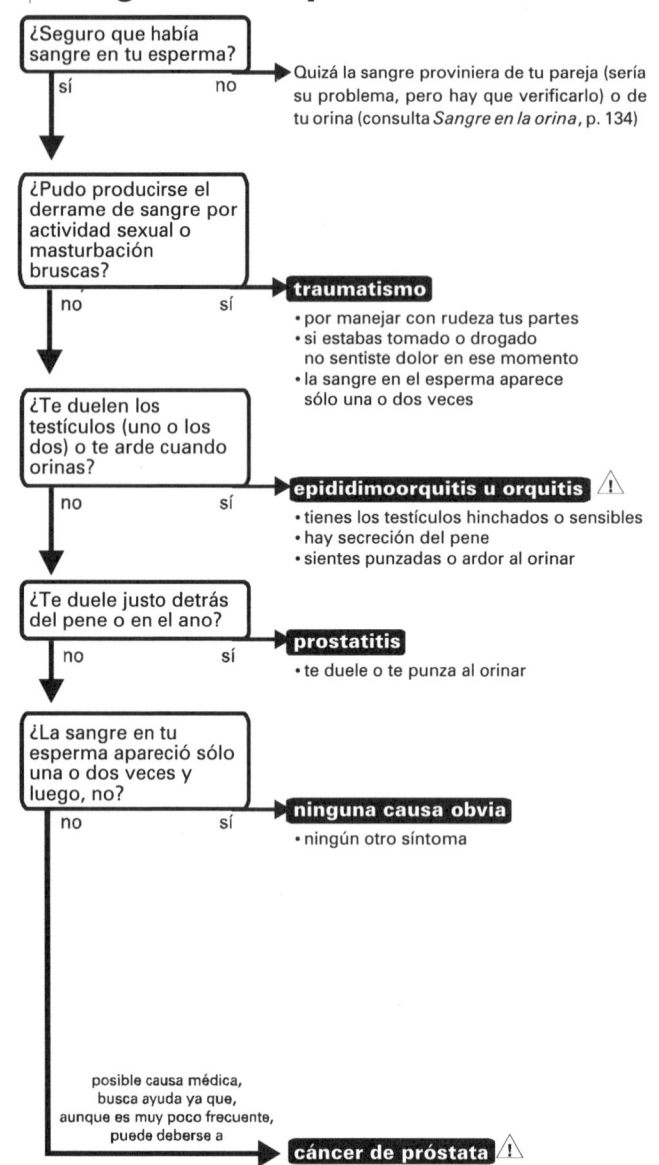

Sangre en el esperma

¿Seguro que había sangre en tu esperma?
- sí ↓
- no → Quizá la sangre proviniera de tu pareja (sería su problema, pero hay que verificarlo) o de tu orina (consulta *Sangre en la orina*, p. 134)

¿Pudo producirse el derrame de sangre por actividad sexual o masturbación bruscas?
- no ↓
- sí → **traumatismo**
  - por manejar con rudeza tus partes
  - si estabas tomado o drogado no sentiste dolor en ese momento
  - la sangre en el esperma aparece sólo una o dos veces

¿Te duelen los testículos (uno o los dos) o te arde cuando orinas?
- no ↓
- sí → **epididimoorquitis u orquitis** ⚠
  - tienes los testículos hinchados o sensibles
  - hay secreción del pene
  - sientes punzadas o ardor al orinar

¿Te duele justo detrás del pene o en el ano?
- no ↓
- sí → **prostatitis**
  - te duele o te punza al orinar

¿La sangre en tu esperma apareció sólo una o dos veces y luego, no?
- no ↓
- sí → **ninguna causa obvia**
  - ningún otro síntoma

posible causa médica, busca ayuda ya que, aunque es muy poco frecuente, puede deberse a → **cáncer de próstata** ⚠

Recuerda que: ⚠ debes ver pronto al médico; 🏥 acude de inmediato al hospital.

Clave: **Muy probables** **Posibles** **Poco probables**

Sangre en el esperma

Traumatismo Hay muchos vasos sanguíneos en el pene, en los testículos y en el cordón espermático (tubo que lleva el semen desde los testículos hasta el pene). Si alguno se lastima, saldrá un poco de sangre con el esperma. Las causas más probables son actividad sexual o masturbación enérgicas.

Tratamiento Después de que te hayas recuperado de la impresión de ver sangre en tu esperma, no hay más que hacer sino esperar y observar. Cuando la causa es traumatismo, por lo regular hay sangre una sola vez y no corres riesgos, así que pronto olvidarás el incidente.

Ninguna causa obvia No hay razón para hallar sangre en el esperma, pero si esto sigue ocurriendo y ya te hiciste un examen médico completo; se ha demostrado que en menores de 40 años, sólo se logra descubrir en 20% de los casos.

Tratamiento Generalmente, el problema se resuelve en menos de un mes. Si no es así, visita al médico; él puede hacerte un examen completo u ordenarte algunas pruebas para que estés seguro de que no tienes nada grave.

Epididimoorquitis u orquitis En las secciones *Dolor en los testículos* (p. 65) e *Inflamación en las ingles* (p. 95) se explica más ampliamente este problema.

Prostatitis La glándula prostática tiene el tamaño de una pequeña nuez y está ubicada en la base de la vejiga, junto al conducto que lleva la orina (la uretra) y vierte sus secreciones en él. Produce parte del líquido que forma el esperma. Si algún microbio la infecta, se produce inflamación y dolor; además, puede aparecer sangre en el esperma (prostatitis aguda). A veces, el germen se adquiere por contacto sexual, pero no siempre. En ocasiones, una bacteria permanece en la próstata por mucho tiempo y causa problemas repetidos o persistentes (prostatitis crónica).

Tratamiento Consulta a tu médico. Tal vez necesites examinarte, con la denigrante prueba de la introducción del dedo por tu ano (él palpa la próstata a través del recto). Si el diagnóstico es prostatitis, necesitarás antibióticos durante algunas semanas (tal vez más, si es crónica). Cuando la causa es un germen transmitido sexualmente, quizá te envíe a una clínica para que te hagan más análisis; y asegurarse de que no tengas microbios que requieran tratamiento. En la clínica también solicitarán examinar a tu pareja.

Causas médicas raras Algunos problemas, muy improbables, pueden provocar sangre en el esperma. Las causas son desde tuberculosis hasta cáncer en la próstata.

Tratamiento Si consideras que tus síntomas coinciden con alguno de estos trastornos, quizás estés en un error, pero mejor haz que el médico te examine.

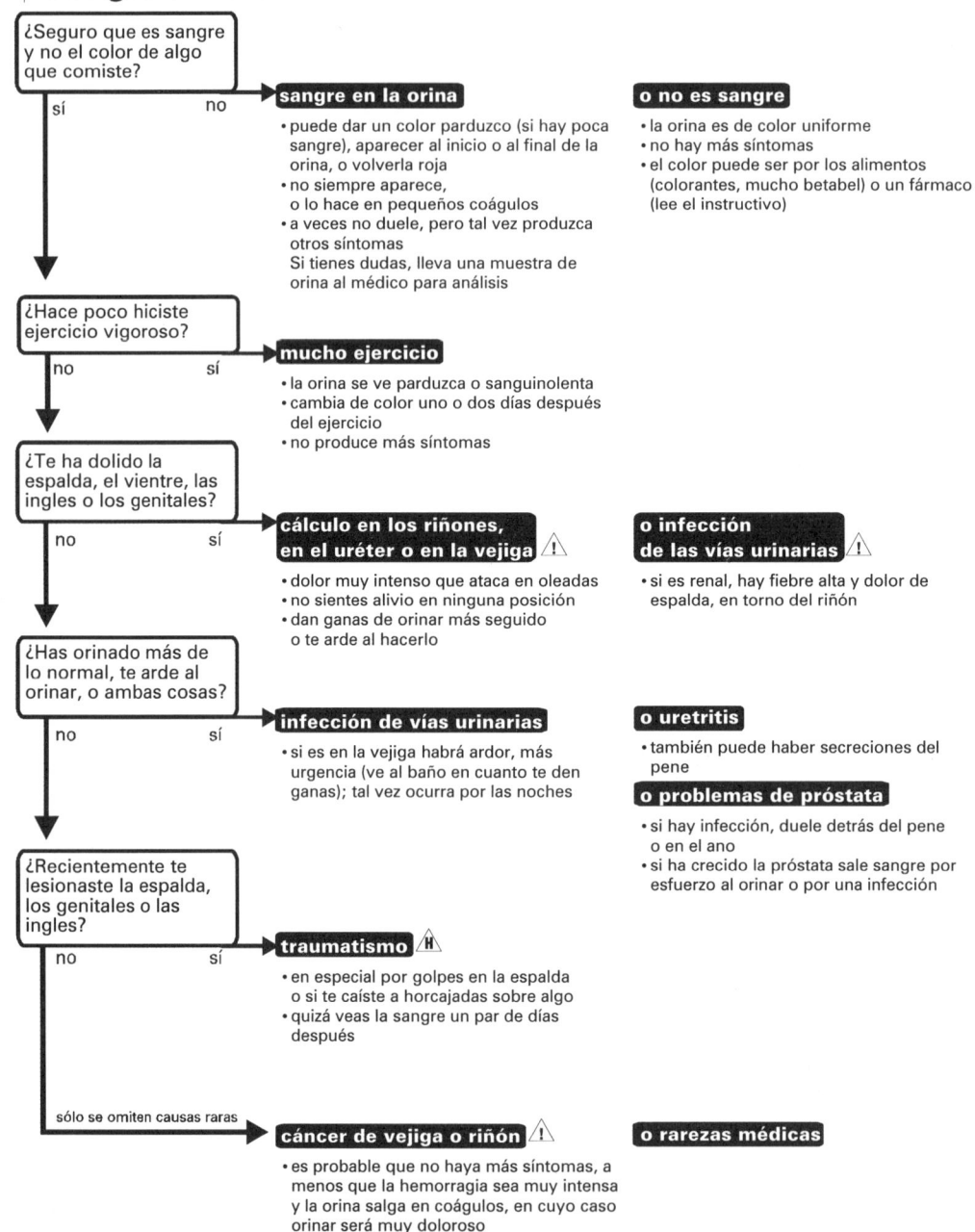

Sangre en la orina

¿Seguro que es sangre y no el color de algo que comiste?

→ sí ↓ → no →

sangre en la orina
- puede dar un color parduzco (si hay poca sangre), aparecer al inicio o al final de la orina, o volverla roja
- no siempre aparece, o lo hace en pequeños coágulos
- a veces no duele, pero tal vez produzca otros síntomas
Si tienes dudas, lleva una muestra de orina al médico para análisis

o no es sangre
- la orina es de color uniforme
- no hay más síntomas
- el color puede ser por los alimentos (colorantes, mucho betabel) o un fármaco (lee el instructivo)

¿Hace poco hiciste ejercicio vigoroso?

→ no ↓ → sí →

mucho ejercicio
- la orina se ve parduzca o sanguinolenta
- cambia de color uno o dos días después del ejercicio
- no produce más síntomas

¿Te ha dolido la espalda, el vientre, las ingles o los genitales?

→ no ↓ → sí →

cálculo en los riñones, en el uréter o en la vejiga ⚠
- dolor muy intenso que ataca en oleadas
- no sientes alivio en ninguna posición
- dan ganas de orinar más seguido o te arde al hacerlo

o infección de las vías urinarias ⚠
- si es renal, hay fiebre alta y dolor de espalda, en torno del riñón

¿Has orinado más de lo normal, te arde al orinar, o ambas cosas?

→ no ↓ → sí →

infección de vías urinarias
- si es en la vejiga habrá ardor, más urgencia (ve al baño en cuanto te den ganas); tal vez ocurra por las noches

o uretritis
- también puede haber secreciones del pene

o problemas de próstata
- si hay infección, duele detrás del pene o en el ano
- si ha crecido la próstata sale sangre por esfuerzo al orinar o por una infección

¿Recientemente te lesionaste la espalda, los genitales o las ingles?

→ no ↓ → sí →

traumatismo 🏥
- en especial por golpes en la espalda o si te caíste a horcajadas sobre algo
- quizá veas la sangre un par de días después

sólo se omiten causas raras

cáncer de vejiga o riñón ⚠
- es probable que no haya más síntomas, a menos que la hemorragia sea muy intensa y la orina salga en coágulos, en cuyo caso orinar será muy doloroso

o rarezas médicas

Recuerda que: ⚠ debes ver pronto al médico; 🏥 acude de inmediato al hospital.

Sangre en la orina

Clave: **Muy probables** **Posibles** **Poco probables**

Cálculo renal Es una piedrecilla que se forma en el riñón (órgano que produce la orina) o en la vejiga (la que la almacena). La irritación que ocasiona provoca hemorragia, que sale con la orina. Ocurre lo mismo si el cálculo baja por el uréter, un conducto que va del riñón a la vejiga, y esto resulta muy doloroso (lee *Cólico renal* de la sección *Dolor de espalda*, p. 49).
Tratamiento Consulta las secciones *Dolor de espalda* (p. 49) y *Problemas para orinar* (p. 121), ahí se explica cómo tratar los cálculos renales y en la vejiga.

Ejercicio intenso Correr grandes distancias o un partido de futbol sobre una superficie dura puede hacer que "orines sangre", aunque en realidad no sea sangre, sino que, con el impacto de los pies, los glóbulos rojos se comprimen al pasar por los vasos sanguíneos y liberan un pigmento, que parece sangre.
Tratamiento No es peligroso si no sucede cada vez que haces ejercicio (en cuyo caso provoca anemia). Pero si no estás seguro de la causa o te sientes mal, visita a tu médico (procura llevar una muestra de orina para que la examine).

Infección de las vías urinarias Si un microbio invade tu aparato urinario, se inflaman los riñones, la vejiga o la uretra (el conducto por el que sale la orina), lo que a veces ocasiona que pierdas sangre. En la parte *Infección de las vías urinarias* de la sección *Problemas para orinar* (p. 121) se explica cómo tratar este trastorno.

Uretritis Hay microbios que se transmiten por contacto sexual y causan tal inflamación de la uretra que puede haber una leve hemorragia al orinar.
Tratamiento Consulta *Uretritis* en la sección *Úlceras o supuración del pene* (p. 161).

Trastornos de la próstata Si esta glándula está infectada o agrandada, puede derramar sangre en la orina (porque esté inflamada o porque haya fugas en sus vasos sanguíneos). En las secciones *Sangre en el esperma* (p. 133) y *Problemas para orinar* (p.121) encontrarás más detalles.

Traumatismo Algunas lesiones hacen que aparezca sangre en la orina. Por ejemplo, si te caes a horcajadas sobre la escuadra de tu bicicleta te puedes lesionar la uretra. También se sabe que algunos tipos se introducen alambres u otras excentricidades por ahí. Asimismo, podría ser que los riñones hayan sufrido contusiones o lesiones; por ejemplo, por un puntapié o un golpe en la espalda baja (entre la última costilla y la parte superior de la pelvis).
Tratamiento Si ves sangre en tu orina después de un golpe, ve directamente a urgencias, pues es posible que tengas una lesión grave.

Cáncer de riñón o de vejiga Por lo regular, el cáncer en la vejiga se manifiesta con sangre en la orina; sin embargo, recuerda que sólo es común observarlo en mayores de 60 años. El cáncer de riñón es menos usual, pero puede atacar a menores de 40 años.
Tratamiento Consulta a tu médico. Si le preocupa tu caso, te enviará con un urólogo (especialista en vías urinarias) para que te revise más a fondo.

Otras rarezas médicas Muchos trastornos poco comunes pueden provocar la salida de sangre por la orina, como la glomerulonefritis (inflamación de los riñones), riñones poliquísticos (bultos en los riñones, de origen hereditario) y trastornos hemorrágicos (sangre demasiado delgada o que no coagula bien).
Tratamiento Es poco probable que padezcas uno de estos problemas. Si te preocupa, habla con tu doctor, quien te hará los exámenes necesarios.

Secreciones por los oídos

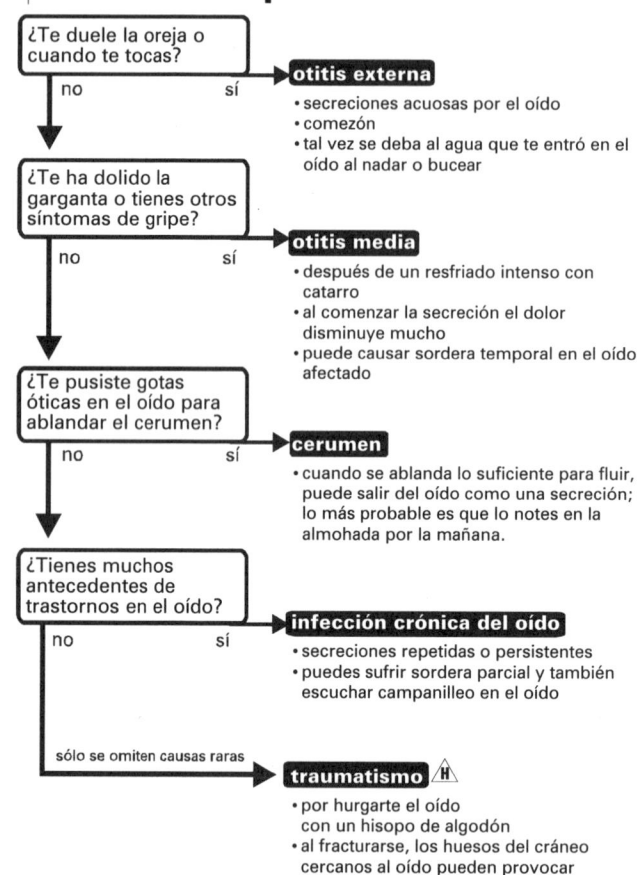

¿Te duele la oreja o cuando te tocas?
- no →
- sí →

otitis externa
- secreciones acuosas por el oído
- comezón
- tal vez se deba al agua que te entró en el oído al nadar o bucear

o furúnculo en el conducto auditivo
- el dolor desaparece al iniciarse la secreción

¿Te ha dolido la garganta o tienes otros síntomas de gripe?
- no →
- sí →

otitis media
- después de un resfriado intenso con catarro
- al comenzar la secreción el dolor disminuye mucho
- puede causar sordera temporal en el oído afectado

¿Te pusiste gotas óticas en el oído para ablandar el cerumen?
- no →
- sí →

cerumen
- cuando se ablanda lo suficiente para fluir, puede salir del oído como una secreción; lo más probable es que lo notes en la almohada por la mañana.

¿Tienes muchos antecedentes de trastornos en el oído?
- no →
- sí →

infección crónica del oído
- secreciones repetidas o persistentes
- puedes sufrir sordera parcial y también escuchar campanilleo en el oído

sólo se omiten causas raras

traumatismo ⚠H
- por hurgarte el oído con un hisopo de algodón
- al fracturarse, los huesos del cráneo cercanos al oído pueden provocar secreciones claras o sanguinolentas por el conducto auditivo

Recuerda que: ⚠ debes ver pronto al médico; ⚠H acude de inmediato al hospital.

Clave: **Muy probables** **Posibles** **Poco probables**

Secreciones por los oídos

Otitis externa En la sección *Dolor de oídos* (p. 53) se explica este trastorno y se dice cómo tratarlo.

Furúnculos Son infecciones que producen un bulto lleno de pus. Pueden formarse en el conducto auditivo externo y como están confinados a ese espacio, duelen como picadura. Sólo aguanta el dolor o toma analgésicos hasta que el furúnculo desaparezca o se rompa dejando salir una secreción.

Tratamiento Cuando el furúnculo ya esté supurando, se curará por sí solo. Por lo regular, el dolor disminuye tan pronto como empieza la secreción. La suciedad que produce debe desaparecer en un par de días; si no, visita al médico para que te revise.

Otitis media Es una infección del tímpano, generalmente debida a una gripe. Detrás del tímpano se puede acumular pus bajo presión, causando dolor y, a veces, perforando esa membrana, de manera que el pus escapará en forma de secreción por el oído.

Tratamiento Por lo regular, el dolor se calma al comenzar la secreción, ya que se alivia la presión sobre el tímpano. A no ser que las secreciones y el dolor desaparezcan rápidamente en un día más o menos, este tipo de infección requiere de antibióticos (en tabletas ingeribles o gotas óticas); por tanto, debes ver al doctor. El hecho de que salgan secreciones por los oídos significa que debe haber una perforación en el tímpano. Esto puede tardar unas cuantas semanas en sanar, de modo que no te sorprendas si tu capacidad auditiva disminuye por un tiempo (e impide que te entre agua a los oídos hasta que oigas normalmente). Si la secreción persiste, se reinicia o tu audición no es de 100% pasado un mes, ve con el médico para que te revise de nuevo.

Cerumen Es normal tenerlo en los oídos. Algunas personas producen grandes cantidades y otras apenas. Cuando se acumula el cerumen, puede salir como una masa endurecida o como una pasta aguada que fluye, de color café. Esto último es más probable cuando te pones gotas óticas porque el exceso de cerumen te ha causado problemas de audición.

Tratamiento El cerumen es normal y, por tanto, no requiere de tratamiento. Límpiate todo el que puedas, pero evita la tentación de introducir hisopos de algodón en el conducto auditivo (la parte donde puedes introducir tu dedo meñique), pues con ello sólo empujas el cerumen hacia atrás y puedes lesionarte el tímpano.

Infección crónica de oídos A veces una infección como la otitis media no se cura del todo o se repite. Se dice que es una infección crónica de oídos (la palabra crónica se refiere a que dura mucho tiempo, no a que sea más dolorosa que otros tipos de infección de oídos). Esto generalmente significa que el tímpano aún tiene una perforación que no ha cicatrizado y puede causar mucho daño a tu aparato auditivo.

Tratamiento Visita a tu médico para que te revise; si él no puede resolver el problema, te enviará con un otorrinolaringólogo.

Traumatismo Los más comunes son los ocasionados por hurgarse con un hisopo de algodón. Este dispositivo puede causar rozaduras en el conducto auditivo y provocar hemorragia ligera. Pero si eres muy obstinado, podrás lesionarte el tímpano, con lo que obtendrás dolor, hemorragia y un problema repentino con tu capacidad para oír. Otro tipo de traumatismo, menos probable, se debe a lesiones graves en la cabeza, con fractura de un hueso del cráneo cercano al oído, lo cual puede ocasionar pérdida de sangre o secreciones claras por el oído.

Tratamiento Si sólo se trata de un rasguño, no te preocupes, pues sanará por sí solo. En el futuro, evita utilizar hisopos de algodón. Si crees que sufriste una lesión más grave, visita de inmediato a tu médico. Si tuvieras fractura en un hueso del cráneo, no estarías leyendo esto, porque te encontrarías en una sala de urgencias.

Sordera

¿Comenzó tu sordera recientemente y no hay ninguna causa obvia?

sí → **cerumen**
- también es posible que oigas zumbidos y crepitaciones en el oído
- pudo agravarse porque te entró agua al oído

no ↓

¿Padeces fiebre del heno o sufriste un resfriado en fecha reciente?

sí → **disfunción del conducto auditivo** | **u otitis media**
- al tragar sientes algo raro el oído
- al bostezar puedes recuperar el oído momentáneamente

el catarro provoca dolor de oídos

no ↓

¿Sale alguna secreción de tu oído?

sí → **otitis externa** | **o cualquier otra causa de las secreciones**
- escurrimiento de secreciones por el oído
- comezón
- agua en el oído por nadar o bucear

no ↓

¿Has buceado o volado recientemente?

sí → **barotrauma**
- dolor de oídos
- oyes crepitaciones en el oído cuando tragas

no ↓

¿Recibiste recientemente algún golpe en el oído o escuchaste un gran ruido repentino, como una explosión?

sí → **traumatismo** ⚠ | **o traumatismo acústico agudo**

no ↓

¿Has sometido tus oídos a ruido fuerte durante mucho tiempo?

sí → **traumatismo acústico crónico**
- el ruido puede ser por tu trabajo (se agravará si no usas protectores de oídos) o por discos, reproductora de casetes con audífonos, etcétera

no ↓

¿Hay antecedentes de sordera en jóvenes o personas maduras de tu familia?

sí → **otosclerosis**
- generalmente no hay más síntomas que la sordera, que puede ser grave, y tal vez ruidos en los oídos

no ↓

sólo se omiten causas raras → **enfermedad de Menière**

Recuerda que: ⚠ debes ver pronto al médico; 🄷 acude de inmediato al hospital.

Clave: **Muy probables** **Posibles** **Poco probables** # Sordera

Cerumen El conducto auditivo externo (el orificio donde puedes introducir el dedo meñique y que llega hasta el tímpano) produce cerumen. Esto es muy normal, pero cuando se acumula mucho (o se compacta dentro del conducto porque tratas de extraerlo con hisopos de algodón) puede bloquear el conducto auditivo completamente y causar sordera.

Tratamiento No trates de extraer el cerumen por ti mismo. Las torundas de algodón sólo lo empujan hacia adentro y lo endurecen, lo cual dificulta la extracción. Por el contrario, ablanda el cerumen por un par de días con gotas óticas (para el oído) que puedes conseguir en la farmacia. Tal vez con esto se resuelva el problema. Si no es así, ve con tu médico o con su enfermera, quienes podrán extraer el cerumen con una jeringa.

Disfunción del conducto auditivo El conducto auditivo interno o trompa de Eustaquio comunica la parte interna de este aparato con la parte trasera de la garganta. Amortigua los cambios de presión y drena el flujo catarral del oído. Cuando se bloquea (casi siempre a causa de un resfriado o fiebre del heno) no funciona de manera adecuada (disfunción del conducto auditivo), lo cual ocasiona acumulación de flujo catarral que provoca sordera.

Tratamiento Por lo general, el problema se resuelve solo en unos cuantos días. Te puede servir que inhales vapor de un recipiente con agua caliente y algo de mentol, porque hará salir parte del flujo catarral acumulado. Si el problema persiste por un tiempo, vale la pena intentar una técnica llamada maniobra de Valsalva. El secreto consiste en aumentar la presión del aire en tu boca y garganta, con lo cual se puede destapar el conducto auditivo interno. La forma más sencilla de hacerlo es inflar un globo. Tal vez necesites repetir la maniobra varios días; finalmente, el oído deberá empezar a crepitar o hacer ruidos de "pop" y la sordera desaparecerá. Si la causa fuese fiebre del heno, usa alguno de los *sprays* nasales contra dicha fiebre, los cuales se venden sin receta y te pueden ayudar a resolver el trastorno.

Otitis media En la sección *Dolor de oídos* (p. 53) se explica este trastorno. La infección causa inflamación del tímpano y provoca sordera.

Tratamiento Consulta la sección *Dolor de oídos* (p. 53). Por lo regular, la sordera es el último síntoma en desaparecer; pueden pasar varias semanas para que tu audición vuelva a ser completamente normal.

Cualquier causa de secreciones por el oído Hay diversos trastornos (sobre todo infecciones) que ocasionan secreciones por el oído. Lee la sección *Secreciones por los oídos* (p. 137). Si las secreciones bloquean el canal auditivo, pueden afectar tu capacidad de oír.

Tratamiento Consulta la sección *Secreciones por los oídos* (p. 137).

Barotrauma Se trata de problemas causados por cambios en la presión externa que afectan el oído. Las causas más frecuentes son viajar en avión y bucear; la sordera se debe a la acumulación de líquidos en la parte interna del oído y es más probable cuando al realizar esas actividades padeces un resfriado.

Tratamiento El problema se corrige por sí solo, pero puede tardar varias semanas. Pueden ser de ayuda los consejos que se dieron en el apartado sobre *Disfunción del conducto auditivo* (consulta más atrás).

Traumatismo acústico Puede ser repentino o resultado de lesión prolongada y se explica en la sección *Ruidos en el oído* (p. 127).

Tratamiento No hay una cura mágica. Si tienes problemas de audición, coméntalo con el doctor; él te enviará con un otorrinolaringólogo para determinar si necesitas algún dispositivo que mejore tu audición.

Otosclerosis En el interior del oído hay diminutos huesos que se mueven para amplificar los sonidos. A veces, estos huesos se ponen rígidos y no se mueven como debieran, ocasionando sordera que empeora poco a poco; esto es la otosclerosis. El trastorno puede ser hereditario.

Tratamiento Tendrás que ver a un otorrinolaringólogo para que confirme el diagnóstico. Si es necesario, te puede tratar con cirugía.

Traumatismo En la sección *Dolor de oídos* (p. 53) se explica este problema y se dice cómo tratarlo.

Enfermedad de Menière Es un trastorno debido al aumento de presión en el líquido que circula por las partes más profundas y complejas del oído. Esta presión elevada afecta la audición y el sentido del equilibrio ocasionando sordera, mareo y ruidos de campanillas en los oídos. Aún se desconoce mucho del proceso.

Tratamiento Consulta a tu médico; es probable que te envíe con un otorrinolaringólogo.

Otras causas raras Entre éstas se cuentan enfermedades poco frecuentes causadas por virus raros, ciertos ataques y crecimientos anormales en el nervio auditivo.

Tratamiento Comenta el problema con tu doctor, quien te prescribirá las pruebas necesarias o te enviará a un hospital.

Temblores

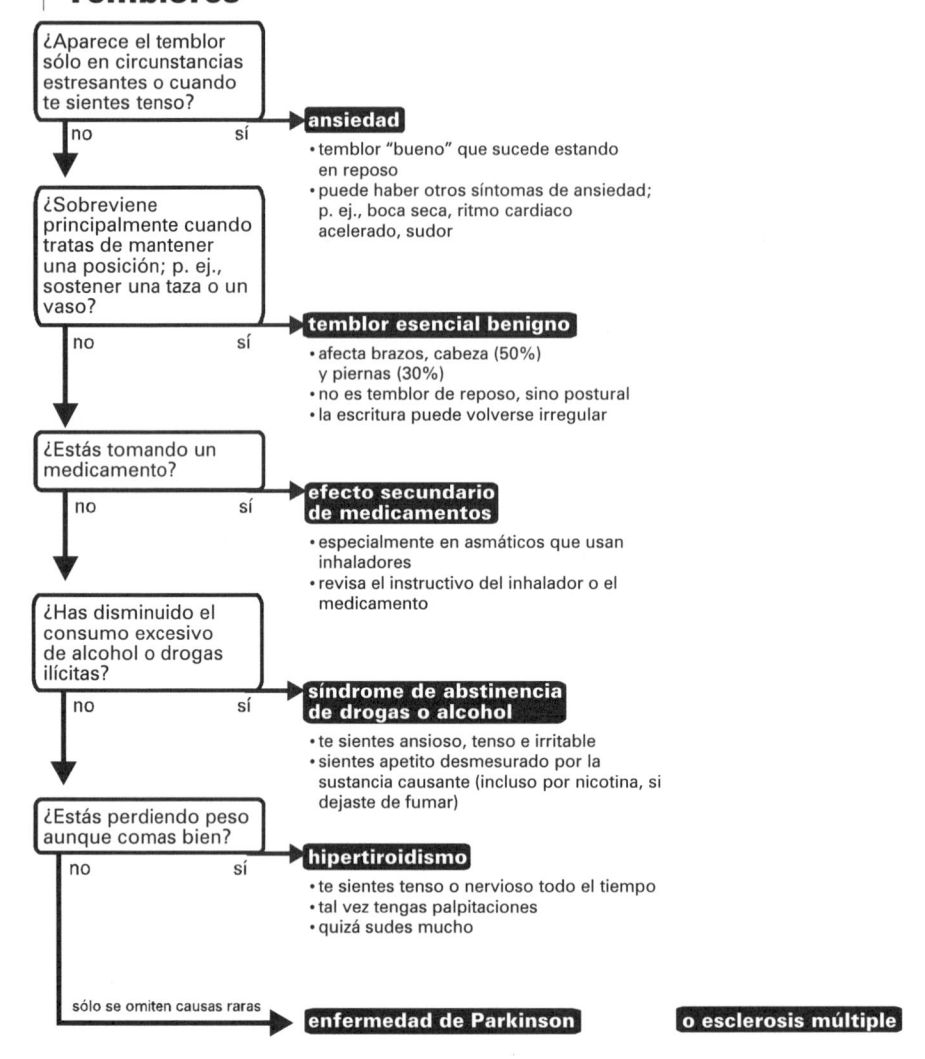

¿Aparece el temblor sólo en circunstancias estresantes o cuando te sientes tenso?
- no ↓
- sí → **ansiedad**
  - temblor "bueno" que sucede estando en reposo
  - puede haber otros síntomas de ansiedad; p. ej., boca seca, ritmo cardiaco acelerado, sudor

¿Sobreviene principalmente cuando tratas de mantener una posición; p. ej., sostener una taza o un vaso?
- no ↓
- sí → **temblor esencial benigno**
  - afecta brazos, cabeza (50%) y piernas (30%)
  - no es temblor de reposo, sino postural
  - la escritura puede volverse irregular

¿Estás tomando un medicamento?
- no ↓
- sí → **efecto secundario de medicamentos**
  - especialmente en asmáticos que usan inhaladores
  - revisa el instructivo del inhalador o el medicamento

¿Has disminuido el consumo excesivo de alcohol o drogas ilícitas?
- no ↓
- sí → **síndrome de abstinencia de drogas o alcohol**
  - te sientes ansioso, tenso e irritable
  - sientes apetito desmesurado por la sustancia causante (incluso por nicotina, si dejaste de fumar)

¿Estás perdiendo peso aunque comas bien?
- no ↓
- sí → **hipertiroidismo**
  - te sientes tenso o nervioso todo el tiempo
  - tal vez tengas palpitaciones
  - quizá sudes mucho

sólo se omiten causas raras → **enfermedad de Parkinson** **o esclerosis múltiple**

Clave: **Muy probables** **Posibles** **Poco probables**

Temblores

Ansiedad Cuando te asustas o te enojas, es normal que tiembles. Puede que te suceda porque siempre estás tenso o solamente a veces cuando sientes mucha ansiedad en determinadas circunstancias.

Tratamiento Está explicado en las secciones *Tensión emocional* (p. 143) y *Palpitaciones* (p. 105); los mismos principios se aplican a los temblores. Si el trastorno te ocasiona problemas (sobre todo si afecta tu rendimiento, por ejemplo, al decir un discurso o hacer una presentación), el doctor puede prescribirte algunas pastillas para reducirlo.

Temblor esencial benigno Todo el mundo tiene temblores, pero la mayoría no se da cuenta porque son muy ligeros (puedes probarlo si extiendes una mano y colocas sobre ella una hoja tamaño carta; verás que las esquinas de la hoja se sacuden). Por alguna razón, el temblor es más notable en algunas personas; a esto se le llama temblor esencial benigno. En muchos casos es un rasgo de familia.

Tratamiento El temblor es inocuo y no derivará en nada grave, de modo que puedes ignorarlo sin riesgos. Tal vez descubras que un trago de alcohol anula el trastorno durante un rato; sin embargo, por razones obvias, no se puede recomendar esto como tratamiento. Si el temblor te causa mucha molestia, coméntalo con el doctor; él puede prescribirte alguna tableta que te ayude a reducir el problema.

Efecto secundario de medicamentos Algunos de los fármacos que se prescriben —como las drogas empleadas en caso de trastornos psiquiátricos graves— pueden causar temblores como efecto colateral. Lo mismo sucede con algunos inhaladores para asmáticos (los que contienen salbutamol y terbutalina), sobre todo si los usas demasiado.

Tratamiento Si crees que el medicamento te hace temblar, coméntalo con el médico. Si la causa es un inhalador para el asma, obviamente tendrás que usarlo menos y tal vez necesites ver al doctor; el empleo excesivo indica que el asma no está bajo control, de modo que el médico deberá modificar el tratamiento. Por supuesto, si has abusado del inhalador porque sufres un fuerte ataque de asma, urge que vayas al doctor.

Síndrome de abstinencia por drogas o alcohol Si tu cuerpo está acostumbrado a dosis regulares de una droga o de alcohol e interrumpes de pronto el consumo, puedes sufrir *síndrome de abstinencia* (cruda o resaca), que es un conjunto de síntomas debidos a que el organismo solicita la droga. La mayoría de personas sabe que esto sucede con las drogas adictivas ilícitas, pero también puede deberse a la interrupción súbita del alcohol y de algunos tratamientos con fármacos. El temblor es uno de los signos del síndrome de abstinencia de drogas.

Tratamiento Si el temblor no es muy intenso y otros síntomas de abstinencia no te suponen grandes problemas, sólo espera a que termine, pues desaparecerá a su debido tiempo. Pero si el síndrome te causa mucho trastorno, busca ayuda médica con tu doctor o en alguna institución local antialcohólica o contra las drogas. Probablemente te darán algún medicamento que sustituya la sustancia que ansía tu cuerpo y, después, reducirán poco a poco las dosis hasta que no sufras los efectos de la abstinencia.

Hipertiroidismo En la sección *Transpiración excesiva* (p. 149) se explica este trastorno y la manera de tratarlo.

Causas médicas raras Algunas enfermedades del sistema nervioso (como la enfermedad de Parkinson y la esclerosis múltiple) causan temblores. Sin embargo, son muy raras en hombres menores de 50 años o causan otros síntomas más preocupantes que el temblor; por tanto, es muy improbable que sean la causa de tu problema.

Tratamiento Ve al doctor; si él comparte tu preocupación, te enviará con un neurólogo (especialista en sistema nervioso) para que te haga algunos exámenes.

Tensión emocional

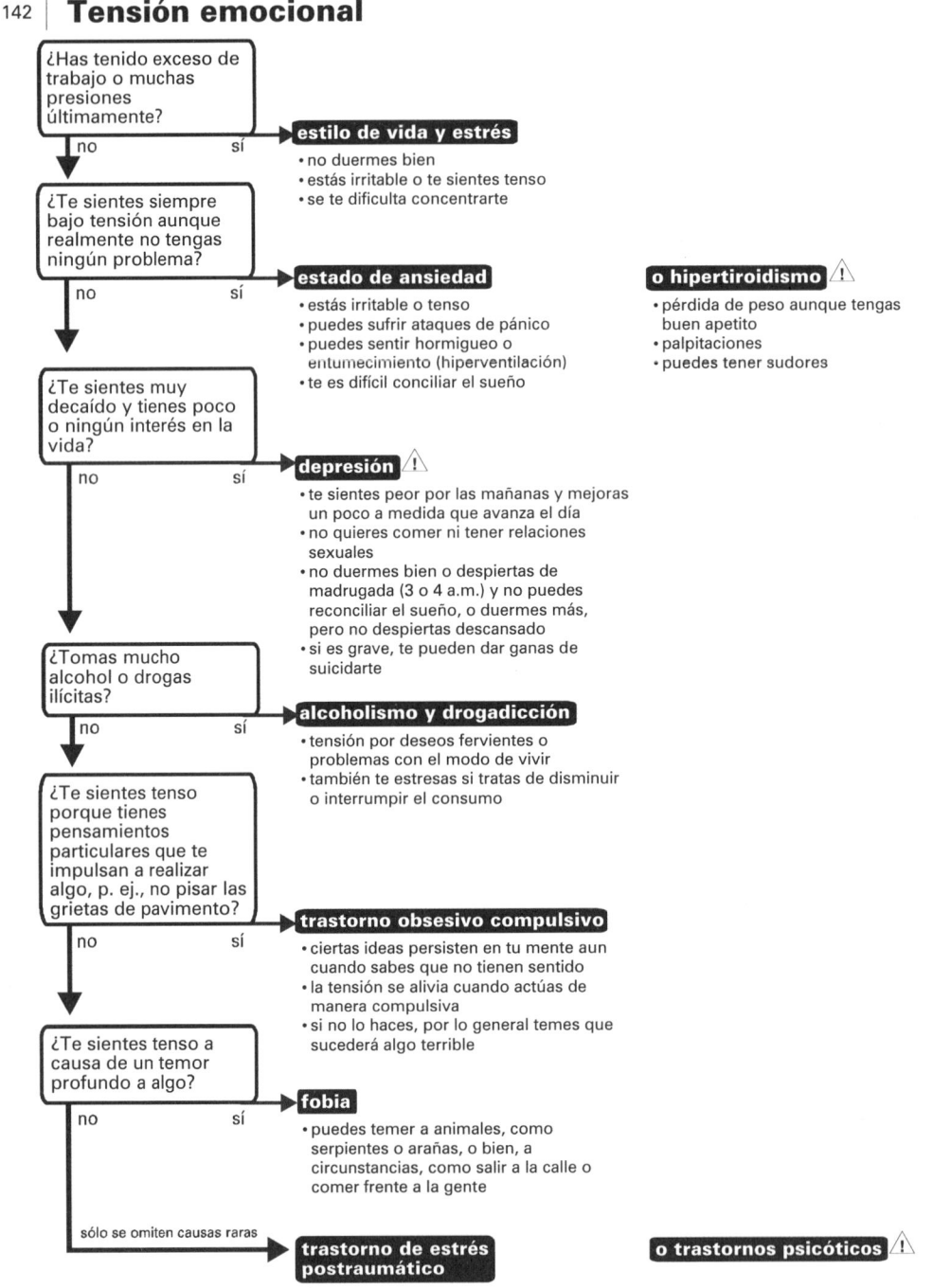

¿Has tenido exceso de trabajo o muchas presiones últimamente?
- no →
- sí → **estilo de vida y estrés**
  - no duermes bien
  - estás irritable o te sientes tenso
  - se te dificulta concentrarte

¿Te sientes siempre bajo tensión aunque realmente no tengas ningún problema?
- no →
- sí → **estado de ansiedad**
  - estás irritable o tenso
  - puedes sufrir ataques de pánico
  - puedes sentir hormigueo o entumecimiento (hiperventilación)
  - te es difícil conciliar el sueño

  o hipertiroidismo ⚠
  - pérdida de peso aunque tengas buen apetito
  - palpitaciones
  - puedes tener sudores

¿Te sientes muy decaído y tienes poco o ningún interés en la vida?
- no →
- sí → **depresión** ⚠
  - te sientes peor por las mañanas y mejoras un poco a medida que avanza el día
  - no quieres comer ni tener relaciones sexuales
  - no duermes bien o despiertas de madrugada (3 o 4 a.m.) y no puedes reconciliar el sueño, o duermes más, pero no despiertas descansado
  - si es grave, te pueden dar ganas de suicidarte

¿Tomas mucho alcohol o drogas ilícitas?
- no →
- sí → **alcoholismo y drogadicción**
  - tensión por deseos fervientes o problemas con el modo de vivir
  - también te estresas si tratas de disminuir o interrumpir el consumo

¿Te sientes tenso porque tienes pensamientos particulares que te impulsan a realizar algo, p. ej., no pisar las grietas de pavimento?
- no →
- sí → **trastorno obsesivo compulsivo**
  - ciertas ideas persisten en tu mente aun cuando sabes que no tienen sentido
  - la tensión se alivia cuando actúas de manera compulsiva
  - si no lo haces, por lo general temes que sucederá algo terrible

¿Te sientes tenso a causa de un temor profundo a algo?
- no →
- sí → **fobia**
  - puedes temer a animales, como serpientes o arañas, o bien, a circunstancias, como salir a la calle o comer frente a la gente

sólo se omiten causas raras → **trastorno de estrés postraumático**

o trastornos psicóticos ⚠

Recuerda que: ⚠ debes ver pronto al médico; 🏥 acude de inmediato al hospital.

Clave: **Muy probables** **Posibles** **Poco probables**

Tensión emocional 143

Estilo de vida/estrés El estar bajo presión (p. ej., en la vida social, en el trabajo o por problemas de dinero) puede hacer que te sientas tenso todo el tiempo.
Tratamiento Si es posible, trata de llegar a la raíz del problema y analiza las áreas estresantes. Te puede ayudar que aumentes tu práctica de ejercicio físico, quemar energía nerviosa y eliminar el consumo de cafeína (p. ej., en té, café y refrescos de cola). Conviene que practiques técnicas de relajación, es decir, cualquier cosa que te tranquilice. Si te sientes apurado, escucha un casete de relajación o lee un libro de autoayuda (hay muchos disponibles). Otra posibilidad es que platiques con tu médico, ya que puede aconsejarte otros ejercicios de relajación o enviarte con alguien que te ayude a manejar la tensión. Pero no esperes que te prescriba un tranquilizante (actualmente se usan muy poco).

Estado de ansiedad Por supuesto, en ciertas circunstancias es normal cierto nivel de ansiedad, pero si esta sensación es abrumadora o continúa después de que debía terminar, o no hay razón para tenerla, entonces se puede volver un problema. Además, un estado de ansiedad puede causar "ataques de pánico", o manifestarse mediante ellos (consulta la parte *Hiperventilación* de la sección *Dificultad para respirar*, p. 41).
Tratamiento Te pueden servir los consejos del apartado *Estilo de vida y estrés* (párrafo anterior). Lee también el tratamiento de ataques de pánico en la sección *Dificultad para respirar*, p. 41. Si no logras superar el problema por ti mismo, consulta a tu médico. Él te podrá ayudar con consejos o te enviará con alguna persona que te enseñe técnicas para identificar y controlar tu ansiedad (como un psicólogo o una enfermera siquiátrica). Por lo regular se evita el uso de tranquilizantes, hasta donde se pueda, aunque se pueden administrar por un corto periodo, mientras pasa la crisis.

Depresión A menudo, la tensión emocional y la depresión van de la mano. Lee la sección *Desánimo* (p. 37), donde encontrarás más detalles sobre la depresión y cómo tratarla.

Alcoholismo y drogadicción Las sustancias ilícitas pueden relajarte mientras las consumes, pero generalmente terminan por provocarte tensión, porque tu cuerpo empieza a necesitarlas y tu vida puede complicarse.
Tratamiento Disminuye el consumo o elimínalo. Si te cuesta trabajo habla con tu médico o ve a un servicio para atención de alcohólicos y drogadictos.

Trastorno obsesivo compulsivo Es un problema psicológico con tres aspectos. El primero es una obsesión, una idea que persiste en tu mente, aunque sepas que no tiene sentido (p. ej., que tienes las manos cubiertas de microbios). El segundo es una compulsión, que es aquello que la idea te hace realizar (lavarte las manos continuamente). El tercero es la sensación de tensión que todo eso acarrea. Se desconoce la causa.
Tratamiento Si empiezas a tener problemas, ve al doctor. Él te dará algún consejo o tal vez te envíe con un especialista en este tipo de problemas (como un psicólogo). A veces es necesario y valioso tomar medicamentos.

Fobia Es un temor irracional que causa mucho miedo. Dos ejemplos bien conocidos son el miedo a los espacios abiertos (agorafobia) y el miedo a las arañas (aracnofobia). Aún no se sabe la causa, pero puede estar relacionada con algún suceso que te trastornó en el pasado.
Tratamiento Si la fobia te causa problemas y no meramente inconveniencias, habla con tu médico; él te podrá ayudar a resolverlo con algún consejo práctico. También es posible que necesites la asistencia de un especialista capacitado para ayudar a personas con fobias (generalmente un psicólogo).

Trastorno de estrés postraumático Consulta la sección *Trastornos del sueño* (p. 157).

Hipertiroidismo Consulta la sección *Transpiración excesiva* (p. 149). La tensión emocional es uno de los muchos síntomas que el hipertiroidismo puede provocar.

Trastornos sicóticos Son enfermedades como la esquizofrenia o las manías. Causan muy diversos síntomas entre los cuales puede haber un estado de tensión. En la sección *Trastornos de la conducta* (p. 153) se dan más detalles al respecto.

Tobillos inflamados

¿Tienes inflamados los tobillos, pero lo demás está bien y no sientes dolor en las pantorrillas?

no / sí

inmovilidad
- si estás mucho tiempo sentado, la gravedad puede inflamar ambos tobillos o los pies
- si tienes una pierna enyesada, se puede hinchar

o exceso de peso
- ten cuidado, probablemente tienes sobrepeso y no puedes advertir que tus tobillos están inflamados

o efecto de los fármacos
p. ej., para la presión arterial
- lee el instructivo del medicamento

¿Te duelen y se te hinchan los tobillos, pero no sientes dolor en las pantorrillas?

no / sí

traumatismo
- lesión o torcedura reciente
- por lo regular hay moretones y dolor al tocarte
- el dolor aumenta al ponerte de pie o al caminar
- si no hay fractura, la inflamación desaparecerá en pocos días
- si hay mucho dolor o inflamación, puede ser fractura ⚠

o artritis
- sientes el dolor en el tobillo u otras articulaciones (consulta p. 66)

¿Se te hincha y te duele la pantorrilla, pero no el tobillo

no / sí

venas varicosas
- a menudo es hereditario
- dolor e inflamación, sobre todo al final del día o si permaneces mucho tiempo de pie
- venas abultadas en la pierna

o trombosis venosa profunda ⚠
- la pantorrilla se hincha, se enrojece y está caliente y sensible
- probable tras un periodo de inmovilidad
- si el coágulo sale de la pierna, causa dolor de pecho, dificultad para respirar o sangre al toser (consulta p. 41)

o celulitis ⚠
- es posible que la piel de la pantorrilla se hinche, enrojezca, esté caliente y muy sensible
- es probable que sientas punzadas de dolor, escalofríos, frío o calor

se omiten trastornos como

otros problemas médicos
- hay otros síntomas y la inflamación de los tobillos es la menor de sus manifestaciones

Recuerda que: ⚠ debes ver pronto al médico; ⚠ acude de inmediato al hospital.

Clave: **Muy probables** **Posibles** **Poco probables**

Tobillos inflamados

Traumatismo Los golpes en los tobillos (si juegas al futbol o cuando sales del bar y regresas tambaleándote a casa) pueden causar esguinces o fracturas. Un esguince es un desgarro (distensión) del ligamento que une la parte externa del tobillo al pie. Cuando hay fractura, parte del tobillo se rompe o se disloca por la fuerza que ejerce el ligamento. Ambos trastornos ocasionan inflamación y derrame de líquido en la articulación lesionada.

Tratamiento. Si el tobillo te duele mucho, está muy hinchado o no puedes apoyarte en él, acude a un hospital porque posiblemente sufriste una fractura. Para los esguinces se recomienda reposo por un par de días (de preferencia con el pie elevado), compresas de hielo y un vendaje firme. Para aliviar la molestia toma analgésicos o antiinflamatorios. Después, debes empezar a mover con suavidad el tobillo. Algunos esguinces tardan meses en sanar y vuelven a doler o hincharse con el ejercicio. La fisioterapia y las tobilleras elásticas pueden ayudarte. Cuando mejore tu tobillo y sientas más confianza, puedes fortalecerlo corriendo por una pendiente ligera, como una playa o la cuneta de una carretera.

Inmovilidad Si permaneces mucho tiempo sentado (por alguna discapacidad, si te estás recuperando de una lesión o al hacer un viaje largo por avión), seguramente se te hincharán los tobillos, sobre todo, con el transcurso del día. La razón es que, al caminar, los músculos de la pantorrilla favorecen la circulación al bombear sangre de regreso al corazón, pero cuando uno está inmóvil esto no sucede, la sangre tiende a acumularse en las piernas, y ocasiona inflamación.

Tratamiento Según las circunstancias, tal vez no puedas hacer mucho al respecto. Si la inflamación te molesta, pon las piernas en alto todo el tiempo que puedas y masajéate los músculos de las pantorrillas de vez en cuando. También pueden servir las medias elásticas, que se consiguen en las farmacias.

Sobrepeso Con frecuencia, durante el embarazo se hinchan los tobillos de la madre porque el bebé bloquea parcialmente las venas que llevan la sangre de las piernas al corazón. Claro, tú no estás embarazado, pero si tienes sobrepeso puedes sufrir el mismo problema, no por un bebé, sino por exceso de grasa.

Tratamiento Si por tu gordura se te hinchan los tobillos, entonces tienes un grave problema de peso y necesitas eliminar varios kilos. Para más detalles lee la sección *Aumento de peso* (p. 24).

Venas varicosas Son vasos sanguíneos curvados e hinchados que llevan la sangre de las piernas hacia el corazón. Por lo regular dejan escapar líquidos que se acumulan alrededor de los tobillos. Hay diversas razones por las cuales las venas se vuelven varicosas, como sobrepeso o antecedentes de trombosis venosa profunda (consulta más adelante). Muchas veces es herencia de familia.

Tratamiento Si tienes sobrepeso, debes adelgazar. Haz ejercicio con regularidad y usa medias elásticas si la inflamación te molesta. Se pueden operar las venas varicosas, aunque por lo general reaparecen. Si te molestan mucho, coméntaselo al médico.

Artritis Los tobillos pueden sufrir distintos tipos de artritis, que ocasiona inflamación dolorosa; en la sección *Dolor en varias articulaciones* (p. 70) encontrarás más detalles.

Efecto secundario de medicamentos En algunos tratamientos con receta, como las píldoras para la presión arterial o los antiinflamatorios, pueden ocasionar inflamación de los tobillos como efecto colateral.

Tratamiento Lee el instructivo del medicamento; si uno de sus efectos secundarios es inflamación de los tobillos y tienes ese problema, consulta a tu médico.

Trombosis venosa profunda La sección *Dolor en las pantorrillas* (p. 62) aborda este trastorno y su tratamiento.

Celulitis Es una infección cutánea. La parte inferior de la pierna es uno de los lugares preferidos de las bacterias, las cuales se introducen en la piel y al infectarla causan inflamación.

Tratamiento Consulta a tu médico, él te prescribirá antibióticos.

Otros trastornos médicos Algunas enfermedades raras, pero graves, te hacen retener líquidos, con la consecuente inflamación de tobillos; las principales son trastornos renales, hepáticos e intestinales, así como anemia.

Tratamiento Por lo regular, la inflamación aparece en etapas avanzadas de tales enfermedades, de modo que es poco probable que este síntoma ayude a descubrirlas. Si te preocupa, coméntaselo a tu médico.

Tos

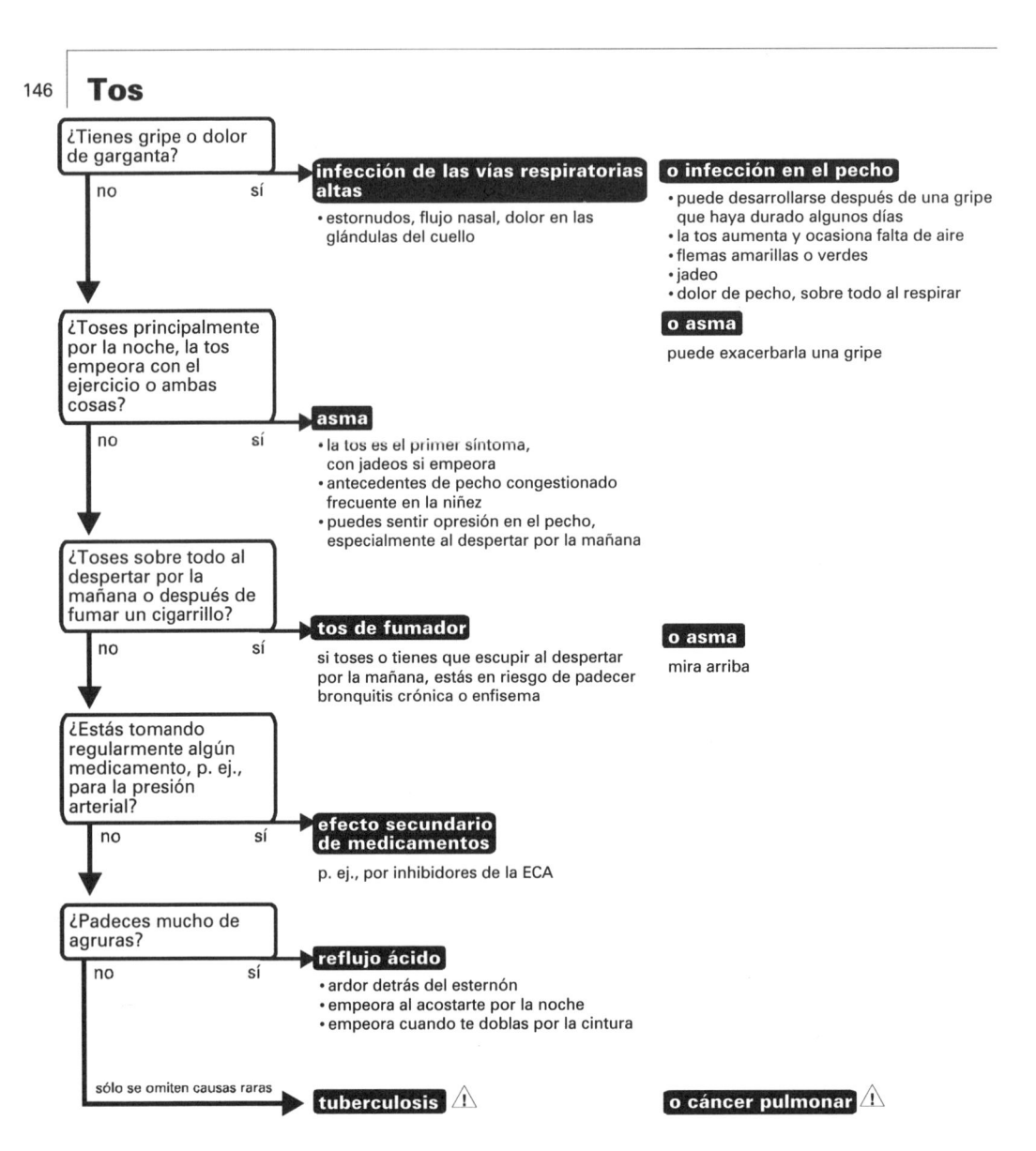

¿Tienes gripe o dolor de garganta?

no → sí →

infección de las vías respiratorias altas
- estornudos, flujo nasal, dolor en las glándulas del cuello

o infección en el pecho
- puede desarrollarse después de una gripe que haya durado algunos días
- la tos aumenta y ocasiona falta de aire
- flemas amarillas o verdes
- jadeo
- dolor de pecho, sobre todo al respirar

o asma
puede exacerbarla una gripe

¿Toses principalmente por la noche, la tos empeora con el ejercicio o ambas cosas?

no → sí →

asma
- la tos es el primer síntoma, con jadeos si empeora
- antecedentes de pecho congestionado frecuente en la niñez
- puedes sentir opresión en el pecho, especialmente al despertar por la mañana

¿Toses sobre todo al despertar por la mañana o después de fumar un cigarrillo?

no → sí →

tos de fumador
si toses o tienes que escupir al despertar por la mañana, estás en riesgo de padecer bronquitis crónica o enfisema

o asma
mira arriba

¿Estás tomando regularmente algún medicamento, p. ej., para la presión arterial?

no → sí →

efecto secundario de medicamentos
p. ej., por inhibidores de la ECA

¿Padeces mucho de agruras?

no → sí →

reflujo ácido
- ardor detrás del esternón
- empeora al acostarte por la noche
- empeora cuando te doblas por la cintura

sólo se omiten causas raras →

tuberculosis ⚠

o cáncer pulmonar ⚠

Recuerda que: ⚠ debes ver pronto al médico; 🏥 acude de inmediato al hospital.

Clave: **Muy probables** **Posibles** **Poco probables**

Tos

NOTA: en todos los casos, fumar agrava el problema y si sigues fumando es más probable que el trastorno se repita. Por tanto, te lo diremos sólo una vez: deja de fumar; si puedes, para siempre. En la sección Dificultad para respirar *(p. 41) se dan más detalles al respecto.*

Infección de las vías respiratorias altas Entre ellas están las de oído, nariz, garganta y tráquea. Por lo regular estas infecciones son causadas por un virus, la mayoría de veces debido a un simple catarro.

Tratamiento Los dolores y molestias de garganta se alivian si tomas paracetamol y mucha agua. Te ayudará inhalar vapor de un tazón con agua caliente, con una toalla sobre la cabeza (agrega mentol si gustas), y abrigarte bien por las noches; es posible que los jarabes para la tos no te sirvan de nada. La tos tiene una finalidad (es un recurso del cuerpo para expulsar los microbios que tienes en la tráquea), de modo que no debes sorprenderte si tarda una o dos semanas en curar. Si la gripe te provoca mucho flujo nasal, este puede gotear hacia atrás, a la garganta, especialmente por la noche, y provocar tos. En tal caso también te ayudarán las inhalaciones. No molestes a tu médico con este problema, pues realmente no puedes hacer otra cosa que mantenerte en reposo.

Infección en el pecho Hay de diversos tipos, pero la más común es la bronquitis. Es una complicación de la infección de las vías respiratorias altas (mira el apartado anterior), cuyos microbios llegan a los pulmones. Pero si te sientes muy mal es probable que padezcas neumonía (una forma grave de infección en el pecho que puede diseminarse a la cubierta de los pulmones y ocasionar pleuresía). Esta última es más bien una complicación de gripe fuerte o varicela, no de un simple catarro.

Tratamiento Si no aprecias signo alguno de que tu tos mejore después de algunos días de aplicarte el tratamiento descrito para las infecciones de las vías respiratorias altas; si te sientes muy mal o tienes problemas para respirar, valdrá la pena que consultes a tu médico, pues tal vez necesites antibióticos para eliminar el microbio. Más aún, si resulta que tienes neumonía, es posible que debas internarte en el hospital.

Tos de fumador El humo del cigarrillo irrita los pulmones y provoca tos. También hace que los pulmones produzcan más moco protector, que se convierte en catarro; esto sólo se puede desalojar mediante la tos y muchas veces es lo primero que haces al despertar por la mañana. Recuerda que no es necesario que fumes para padecer tos de fumador, aspirar el humo que producen otras personas (ser fumador pasivo) también puede causarla.

Tratamiento Consulta el apartado sobre fumadores en la sección *Dificultad para respirar* (p. 40).

Asma A veces, los pequeños conductos respiratorios del pulmón se contraen y se congestionan con flemas, ocasionando tos, respiración jadeante y falta de aire. Así es el asma. Se desconoce cuál es la causa precisa, pero es un mal de familia y se relaciona con la fiebre del heno y el eczema; lo pueden activar ciertas cosas, como la gripe, el polen, los cambios en la temperatura ambiente, el estrés y el ejercicio.

Tratamiento Consulta a tu médico. Probablemente te prescribirá tratamiento con sustancias para inhalar que deben resolver el problema, siempre que los uses como se te indique. No se puede hacer mucho para prevenir los ataques, a menos que haya un factor que obviamente exacerbe el trastorno y que tú puedas evitar (como una alergia a los gatos). Siempre conviene mantenerse en forma; se considera que la natación es un ejercicio excelente para los asmáticos. Si toses mucho y sientes gran opresión en el pecho (o tienes asma comprobada y crees que tu tos se debe a un ataque) ve al doctor con urgencia porque tal vez necesites otro tratamiento, por ejemplo con tabletas de esteroides.

Efecto secundario de medicamentos Es común que los médicos prescriban un grupo de sustancias para problemas de presión arterial en jóvenes; se trata de inhibidores de la ECA (enzima convertidora de angiotensina), cuyo principal efecto secundario es provocar tos.

Tratamiento Comenta esto con tu médico, porque necesitarás soportar esa tos (si no es demasiado molesta) o que te cambien el medicamento para la presión arterial.

Reflujo ácido Si la válvula que hay en la parte superior del estómago no funciona bien, el ácido gástrico puede escapar hacia arriba, al esófago; eso es el reflujo ácido. Cuando estás acostado, el ácido sube hasta la garganta y provoca ataques de tos.

Tratamiento Adelgaza si estás gordo, no cenes muy tarde y consigue un antiácido en la farmacia. Además, eleva la cabecera de tu cama unos cinco centímetros, pues la gravedad mantendrá al ácido en tu estómago mientras duermes.

Causas médicas raras Hay un montón de causas poco frecuentes. El cáncer es raro en personas menores de 45 años e increíblemente improbable en no fumadores. Otras posibilidades son la tuberculosis y enfermedades pulmonares raras. Difícilmente tendrás que preocuparte por estos trastornos.

Tratamiento Consulta a tu médico. Si él se preocupa, te prescribirá las pruebas necesarias.

Transpiración excesiva

¿Sólo sudas demasiado cuando haces ejercicio, hace calor o estás tenso o ansioso?

- sí → **normal, o por ansiedad**
  - reacción a circunstancias estresantes

  o desvanecimiento o a punto de desmayarte
  te mareas, ves muy lejanas todas las cosas, te pones pálido y, luego, te desmayas

- no ↓

¿Sólo te ocurre cuando tienes algún trastorno, como gripe o flujo nasal?

- sí → **fiebre**
  - el sudor es una reacción normal a la fiebre y sirve para ayudar a controlar la temperatura del cuerpo

- no ↓

¿Te sudan casi exclusivamente las axilas, los pies y las manos?

- sí → **hiperhidrosis**
  - siempre estás húmedo
  - es peor cuando hace calor, te ejercitas o estás ansioso
  - puedes sufrir erupciones por sudor

- no ↓

¿Consumes drogas o bebes alcohol en exceso?

- sí → **drogadicción o alcoholismo**
  - es un signo de que puedes ser drogadicto o alcohólico, si no lo sabes ya
  - el consumo excesivo de drogas o alcohol puede provocar transpiración, lo mismo que la interrupción repentina del consumo (síndrome de abstinencia)

- no ↓

¿Has perdido peso?

- sí → **hipertiroidismo** ⚠
  - ansiedad o excitación todo el tiempo
  - pérdida de peso, a pesar de comer bien

  o causas médicas raras ⚠
  p. ej., tuberculosis o cáncer

- no ↓

sólo se omiten causas raras → **efecto secundario de medicamentos**

o enfermedad grave ⚠

⚠ Si eres diabético y estás en tratamiento, la transpiración excesiva puede ser señal de hipoglucemia; si tienes dudas, come azúcar.

Clave: **Muy probables** **Posibles** **Poco probables**

Transpiración excesiva | 149

Normal Todas las características del cuerpo humano varían de una persona a otra. El sudar no es la excepción: sencillamente, algunas personas transpiran más que otras.
Tratamiento Como es normal, no puedes hacer casi nada, excepto tomar medidas de sentido común para mantener el problema al mínimo, como mantenerte fresco, usar ropa ligera y no muy apretada y hallar un buen desodorante.

Fiebre Es la respuesta del cuerpo a las infecciones (normalmente virales, como el catarro). Se eleva la temperatura para combatir los gérmenes y eso te hace sudar.
Tratamiento Toma paracetamol y muchos líquidos frescos. También habrá que tratar la causa de la fiebre, si no es de origen viral (consulta la sección *Fiebre*, p. 75).

Ansiedad Por supuesto, a veces es normal sentir ansiedad en determinadas circunstancias. Sin embargo, es exagerado en algunas personas y en otras es casi constante. La ansiedad de este tipo se acompaña de sudor.
Tratamiento Depende de la causa de la ansiedad (consulta la sección *Tensión emocional*, p. 143). Por lo regular sirve de ayuda quemar energía nerviosa con ejercicio físico y mediante tratamientos de relajación (p. ej., con masajes o música).

Desvanecimiento o a punto de desmayarse En la sección *Pérdida del conocimiento* (p. 111) se explican los desmayos y la forma de tratarlos. Si tienes la sensación de desmayo, de pronto empezarás a sudar; esto terminará cuando haya pasado el desmayo.

Hipoglucemia Este tema también se trata en la sección *Pérdida del conocimiento* (p. 111). Como sucede con los desmayos, los ataques de hipoglucemia se acompañan de sudor.

Hiperhidrosis Es una sobreproducción de sudor en las palmas de las manos, las plantas de los pies y las axilas. Es un extremo de lo "normal", pero puede ser muy molesto.
Tratamiento En la farmacia puedes conseguir antitranspirantes de mucha potencia que contienen hexahidrato de aluminio. Son útiles para las axilas, pero no sirven para las palmas de las manos ni para las plantas de los pies. Estos productos pueden causar sequedad o comezón cutáneas que, a su vez, se pueden tratar con crema de hidrocortisona a 1%, que también puedes conseguir en la farmacia. Si esto falla, y estás desesperado, consulta a tu médico. Hay algunos tratamientos con tabletas que pueden ayudarte, o tal vez el médico te envíe con un dermatólogo para que te apliquen un tratamiento hospitalario. Como último recurso, se practica cirugía, que consiste en extirpar la piel axilar productora de sudor o cortar los nervios que regulan las glándulas sudoríparas de las palmas de las manos.

Drogadicción o alcoholismo (o resaca) El consumo excesivo de alcohol o de drogas ilegales, como las anfetaminas, puede ocasionar que transpires demasiado. Pero interrumpir repentinamente las drogas (p. ej., heroína) o el alcohol provoca síntomas de abstinencia (resaca), cuando el cuerpo ansía lo que necesita. El sudor es un signo común de la abstinencia de drogas o alcohol.
Tratamiento Si tienes dificultades para controlar el problema, consulta a tu médico o acude a un servicio de atención para drogadictos o alcohólicos.

Hipertiroidismo La glándula tiroides está ubicada en la parte central delantera del cuello, alrededor de la manzana de Adán. Produce la hormona tiroidea, que regula la actividad corporal; si hay poca producción reaccionarás con lentitud, y si es demasiada serás hiperactivo. Este último caso es el hipertiroidismo, que puede provocar transpiración excesiva.
Tratamiento Debes ir al médico, ya que se requiere análisis de sangre para confirmar el diagnóstico; después, por lo regular, te enviará con un especialista.

Efecto secundario de medicamentos Algunos fármacos prescritos, como los antidepresivos, pueden provocar que transpires como efecto secundario; sin embargo, el sudor también puede deberse al problema para el que se te prescribieron el medicamento, por ejemplo, depresión o ansiedad.
Tratamiento Si el médico cree que tu problema es un efecto secundario del medicamento que tomas, podrá interrumpir el tratamiento o cambiar el fármaco.

Causas médicas raras Aunque no es frecuente, a veces hay periodos de transpiración persistente, sobre todo en la noche, causados por enfermedades graves como tuberculosis, ciertos tipos de artritis o cánceres en el sistema inmunológico.
Tratamiento Tu médico te prescribirá los estudios necesarios.

Trastornos al evacuar

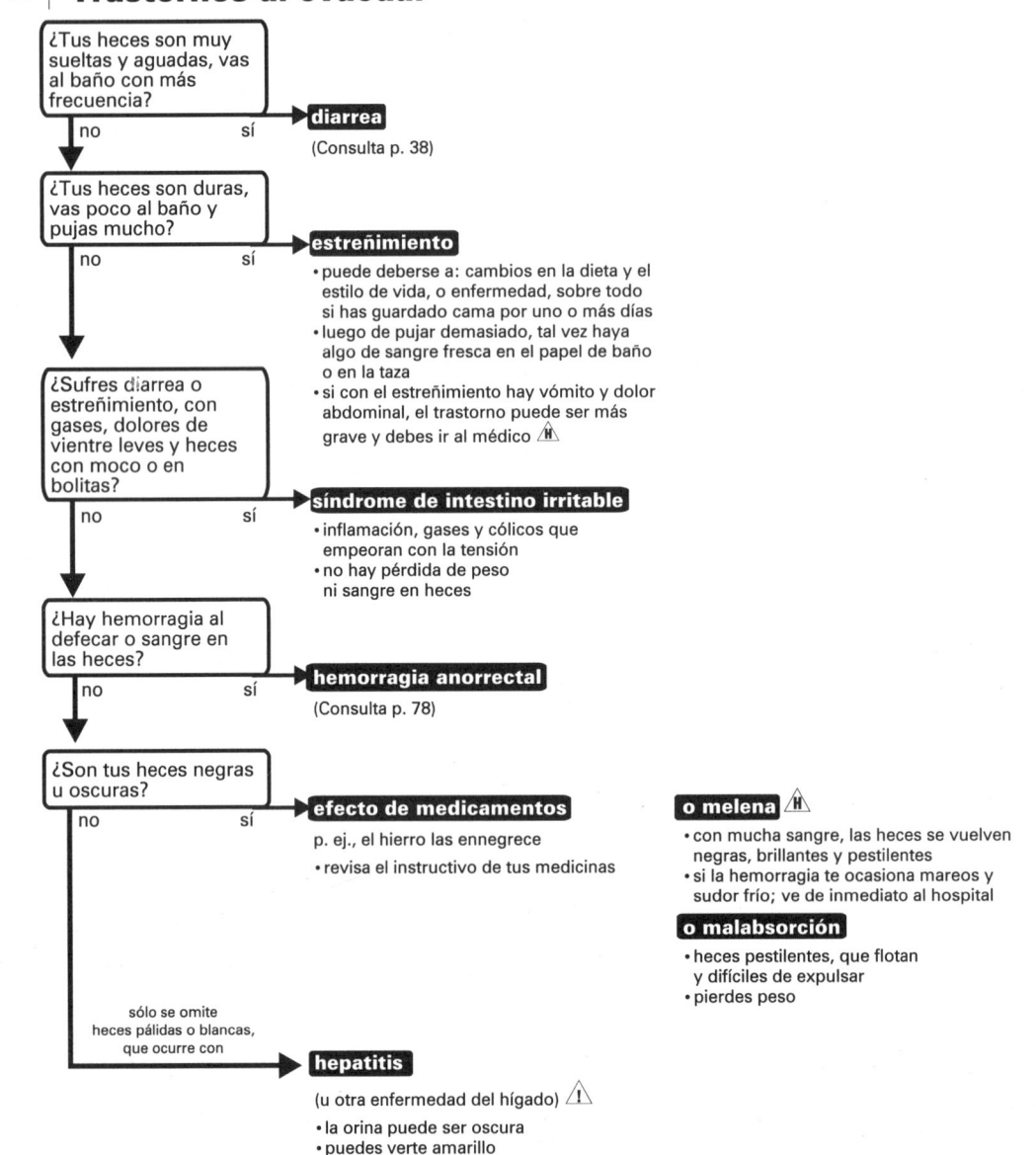

¿Tus heces son muy sueltas y aguadas, vas al baño con más frecuencia?
- no
- sí → **diarrea** (Consulta p. 38)

¿Tus heces son duras, vas poco al baño y pujas mucho?
- no
- sí → **estreñimiento**
  - puede deberse a: cambios en la dieta y el estilo de vida, o enfermedad, sobre todo si has guardado cama por uno o más días
  - luego de pujar demasiado, tal vez haya algo de sangre fresca en el papel de baño o en la taza
  - si con el estreñimiento hay vómito y dolor abdominal, el trastorno puede ser más grave y debes ir al médico ⚠

¿Sufres diarrea o estreñimiento, con gases, dolores de vientre leves y heces con moco o en bolitas?
- no
- sí → **síndrome de intestino irritable**
  - inflamación, gases y cólicos que empeoran con la tensión
  - no hay pérdida de peso ni sangre en heces

¿Hay hemorragia al defecar o sangre en las heces?
- no
- sí → **hemorragia anorrectal** (Consulta p. 78)

¿Son tus heces negras u oscuras?
- no
- sí → **efecto de medicamentos**
  - p. ej., el hierro las ennegrece
  - revisa el instructivo de tus medicinas

  o melena ⚠
  - con mucha sangre, las heces se vuelven negras, brillantes y pestilentes
  - si la hemorragia te ocasiona mareos y sudor frío; ve de inmediato al hospital

  o malabsorción
  - heces pestilentes, que flotan y difíciles de expulsar
  - pierdes peso

sólo se omite heces pálidas o blancas, que ocurre con → **hepatitis**
(u otra enfermedad del hígado) ⚠
- la orina puede ser oscura
- puedes verte amarillo

Recuerda que: ⚠ debes ver pronto al médico; ⚠ acude de inmediato al hospital.

Clave: **Muy probables** **Posibles** **Poco probables**

Trastornos al evacuar

Diarrea Consulta la sección *Diarrea* (p. 39).

Estreñimiento Es la dificultad para vaciar los intestinos; es decir, que debes hacer mucho esfuerzo. Por lo regular se debe a una vida muy ajetreada, dieta deficiente y falta de ejercicio. Algunos medicamentos (antidepresivos y analgésicos que contienen codeína) pueden estreñirte, así como algunas drogas ilegales (heroína). Puede convertirse en un círculo vicioso: si el estreñimiento es por una fisura anal (consulta *Dolor en el ano*, p. 54) provoca que no quieras ir al baño y aumenta el problema. En ocasiones, este trastorno es repentino y dura uno o dos días, porque los intestinos se bloquean (obstrucción intestinal). El estreñimiento tiene muchas causas y también provoca dolor, inflamación y vómito.

Tratamiento Come más fibra; es decir, más fruta, verduras y salvado. También practica más ejercicio, puesto que estimula los intestinos. Aprovecha las ganas matutinas de ir al baño, que normalmente sientes media hora después del desayuno, y quédate diez minutos más en la taza. Si crees que algún medicamento que estés tomando es el origen, coméntalo con el farmacéutico o con el doctor, para interrumpirlo o cambiarlo por otro. Si vas a la farmacia, de paso solicita un laxante, como leche de magnesia, que te ayudará, pero úsalo sólo por un breve tiempo, mientras adecuas tu dieta y haces ejercicio. Si te duele mucho el ano al defecar, puedes tener una fisura anal (lee *Dolor en el ano*, p. 54), ahí se indica cómo tratar este problema). El estreñimiento por obstrucción intestinal requiere tratamiento médico urgente y hospitalización.

Síndrome de intestino irritable (SII) Lee *Diarrea*, p. 34, y *Dolor abdominal recurrente*, p. 44, donde se detalla este trastorno y su tratamiento. El SII incluye estreñimiento, diarrea o ambos; además, puede aparecer moco y bolas parecidas a las que defecan los conejos.

Hemorragia anorrectal Consulta *Hemorragia anorrectal*, p. 78).

Melena Son heces negruzcas y pastosas de olor muy desagradable. Su aspecto se debe a la sangre descompuesta alterada a su paso por los intestinos, lo que significa que hay hemorragia en alguna parte del tubo digestivo, como por ejemplo, debido a una úlcera duodenal.

Tratamiento Atención médica urgente, ve de inmediato a un hospital.

Efecto secundario de medicamentos Algunas medicinas hacen que tus heces cambien de color. Por ejemplo, el hierro las vuelve negras.

Tratamiento Lee el instructivo del medicamento o pregunta al farmacéutico para averiguar si el color de las heces es un efecto secundario. Si aún no estás seguro, consulta a tu médico para asegurarte de que no es melena (lee el apartado anterior).

Hepatitis (o algún problema similar) Es la inflamación del hígado, generalmente por infección viral. Hay de diversos tipos: la hepatitis A se contrae como infección intestinal; las de mayor gravedad (hepatitis B y C) normalmente se contagian por contacto sexual o a través de sangre infectada (p. ej., al inyectarse drogas compartiendo agujas). Cuando se inflama, el hígado ya no secreta pigmentos hacia los intestinos y por eso las heces son pálidas; aunque también existen otros signos notables, como la coloración amarilla de la piel (ictericia). Otros problemas causan el mismo efecto, como algunos medicamentos o los cálculos biliares.

Tratamiento Consulta a tu médico. Hará algunas pruebas para determinar con precisión cuál es tu problema y si es necesario enviarte con un especialista.

Malabsorción En la sección *Diarrea* (p. 39) se expone este trastorno. Algunos tipos de malabsorción ocasionan alteraciones en la defecación, con heces pálidas difíciles de expulsar.

Trastornos de la conducta

⚕ Si eres diabético, considera que tu alteración de la conducta se debe a la hipoglucemia, mientras no se demuestre lo contrario. NOTA: Aquí, el problema es que tal vez tú pienses que tu conducta no tiene nada de extraño porque, en algunos de los trastornos más graves, se pierde el contacto con la realidad. Por tanto, dale este libro a una persona cercana o muy querida y deja que ella te ayude a resolver el problema.

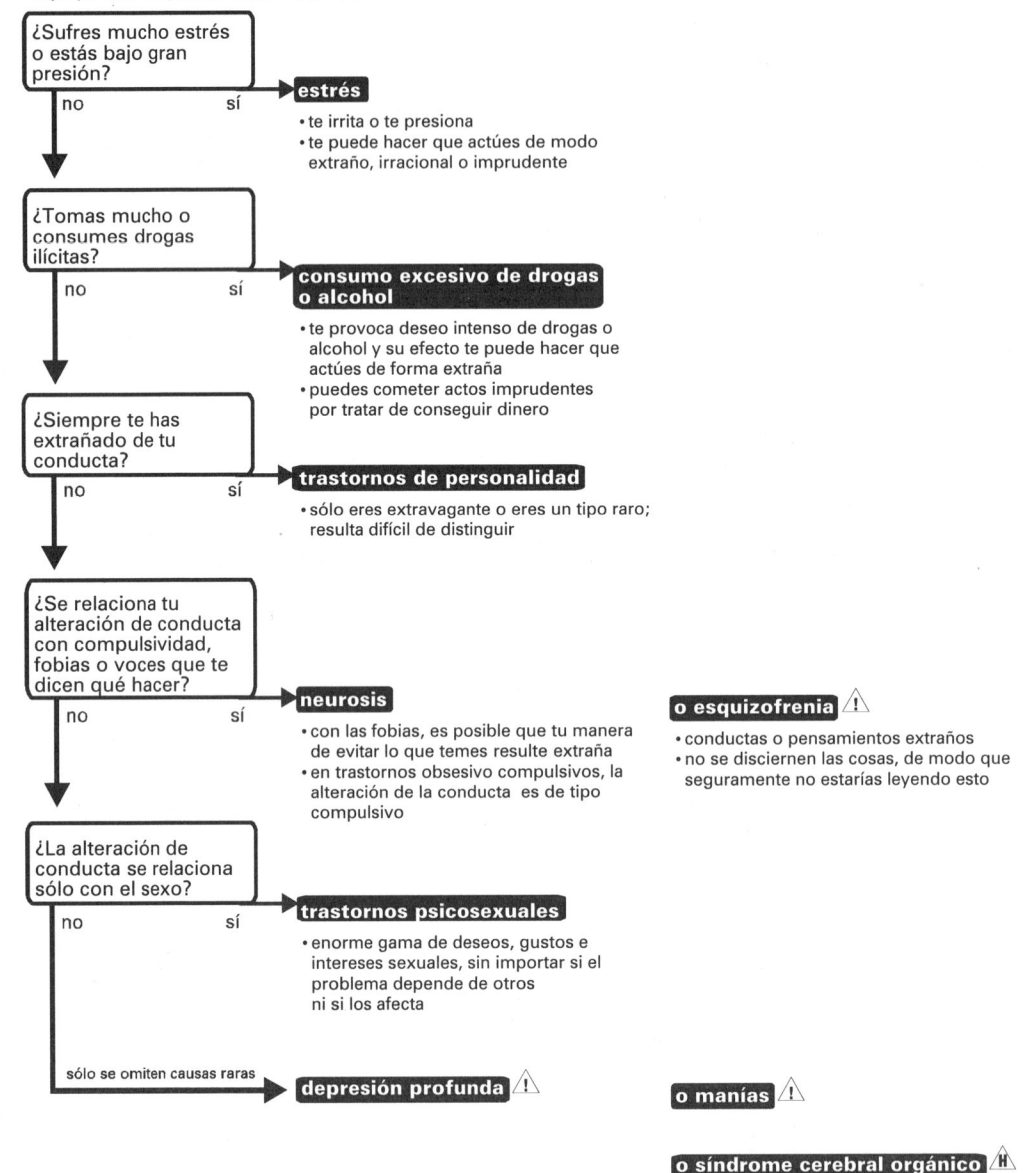

¿Sufres mucho estrés o estás bajo gran presión? no / sí →

estrés
- te irrita o te presiona
- te puede hacer que actúes de modo extraño, irracional o imprudente

¿Tomas mucho o consumes drogas ilícitas? no / sí →

consumo excesivo de drogas o alcohol
- te provoca deseo intenso de drogas o alcohol y su efecto te puede hacer que actúes de forma extraña
- puedes cometer actos imprudentes por tratar de conseguir dinero

¿Siempre te has extrañado de tu conducta? no / sí →

trastornos de personalidad
- sólo eres extravagante o eres un tipo raro; resulta difícil de distinguir

¿Se relaciona tu alteración de conducta con compulsividad, fobias o voces que te dicen qué hacer? no / sí →

neurosis
- con las fobias, es posible que tu manera de evitar lo que temes resulte extraña
- en trastornos obsesivo compulsivos, la alteración de la conducta es de tipo compulsivo

o esquizofrenia ⚠
- conductas o pensamientos extraños
- no se disciernen las cosas, de modo que seguramente no estarías leyendo esto

¿La alteración de conducta se relaciona sólo con el sexo? no / sí →

trastornos psicosexuales
- enorme gama de deseos, gustos e intereses sexuales, sin importar si el problema depende de otros ni si los afecta

sólo se omiten causas raras → **depresión profunda** ⚠

o manías ⚠

o síndrome cerebral orgánico ⚕

Recuerda que: ⚠ debes ver pronto al médico; ⚕ acude de inmediato al hospital.

Trastornos de la conducta

Clave: **Muy probables** **Posibles** **Poco probables**

Estrés Si todo el tiempo estás bajo presión (generalmente por preocupaciones de trabajo, de relaciones o de dinero) te sentirás tenso siempre. Esto ocasionará que te "acabes" enseguida. No pasará mucho tiempo para que explotes, de modo que puedes tener arranques de ira o ponerte violento. Otra posibilidad es que te deprimas y te dé por llorar.
Tratamiento Consulta las secciones *Tensión emocional* (p.143) o *Desánimo* (p. 37), según te encuentres alterado o deprimido.

Consumo excesivo de drogas y alcohol Es obvio que las sustancias que abren la mente alteran tu conducta, lo mismo que el alcohol; pero interrumpir repentinamente su consumo, después de usarlas por mucho tiempo, puede causarte "síndrome de abstinencia", lo que conlleva ansiedad por tomarlas, síntomas físicos y conductas extrañas. Además, a largo plazo, la dependencia de las drogas o el alcohol puede alterar tu personalidad, porque llevarás una vida caótica y tal vez te quedes sin un centavo; así que es posible que te vuelvas irascible, complicado y desconfiado.
Tratamiento Deja de tomar alcohol o drogas, de preferencia olvídate de ambas cosas. Si necesitas ayuda, consulta a tu médico o comunícate con alguna institución antialcohólica o de rehabilitación para drogadictos.

Trastornos de la personalidad El límite que separa la personalidad normal de la anormal es muy subjetivo. Sin embargo, los psiquiatras reconocen ciertos tipos de personalidad que, en casos extremos, pueden causar problemas, tanto a uno mismo como a quienes nos rodean; esto abarca a psicópatas (agresivos, a menudo con problemas legales y antisociales) y paranoides (hipersensibles y muy susceptibles), así como muchos otros. La causa probable de estos trastornos de personalidad es una combinación de rasgos de familia con problemas de la niñez.
Tratamiento No es posible cambiar la personalidad, así que no tiene "cura", pero un psicólogo o un psiquiatra a veces pueden ayudar a la gente para que modifique su conducta; platica con tu médico.

Neurosis Constituyen un tipo de trastornos psiquiátricos que provocan ansiedad. Entre otras, están las fobias (miedos irracionales) y los ataques de pánico. En la sección *Tensión emocional* (p. 143) se explican estos trastornos con mayor detalle y se dice cómo tratarlos.

Esquizofrenia Es un grave problema psiquiátrico que provoca un conjunto de síntomas y trastornos de la conducta (consulta el diagrama de esta sección). Por lo regular se inicia al principio del segundo decenio de vida y es de causa desconocida, aunque tal vez se deba a desequilibrios químicos en el cerebro.
Tratamiento Necesitas la ayuda de tu médico, quien probablemente solicitará la de un psiquiatra. Es posible que no te des cuenta de tu enfermedad y hasta es posible que te deban trasladar a la fuerza hasta un hospital, donde te darán tratamiento, aun contra tu voluntad. Por lo regular te darán pastillas y te inyectarán. Desafortunadamente, el problema casi siempre es recurrente, de modo que requerirás vigilancia constante de tu doctor, un psiquiatra o un(a) enfermero(a) psiquiátrico(a).

Depresión Este trastorno se explica en la sección *Desánimo* (p. 37), donde también se dice cómo tratarlo. En muy raras ocasiones, una depresión profunda puede hacer que te "desconectes" de la realidad y tengas ideas negativas y extravagantes, así como conductas extrañas.

Trastornos psicosexuales Hay una asombrosa cantidad de conductas sexuales aberrantes (desde fetichismo y esclavización hasta vestir ropa interior femenina y exhibicionismo). Los conceptos de "anormalidad" dependen de tu pareja, la sociedad y la ley.
Tratamiento Si un trastorno psicosexual te crea problemas o se los causa a otros, habla con tu médico, quien probablemente te envíe con un asesor de psicosexualidad (un sexólogo) o con un psiquiatra.

Manías Constituyen otro trastorno psiquiátrico grave por el que se pierde el contacto con la realidad. Por lo regular es recurrente y puede alternarse con ataques depresivos. Se desconoce su causa.
Tratamiento Es casi igual al de la esquizofrenia (mira los párrafos anteriores). También te pueden prescribir medicamentos para prevenir ataques.

Síndrome cerebral orgánico Son enfermedades físicas que afectan la actividad mental. Hay múltiples causas posibles; algunas repentinas (como lesiones en la cabeza o meningitis) y otras que se desarrollan gradualmente (como tumor cerebral o enfermedad de Creutzfeld-Jacob). En raros casos, algunos medicamentos causan el mismo efecto (como esteroides y píldoras para la presión). Una causa común en diabéticos es la hipoglucemia (baja concentración de azúcar en la sangre), tal vez debido a omitir una comida o por ejercicio excesivo.
Tratamiento Resulta obvio que estos problemas requieren atención médica (con urgencia cuando son de inicio súbito). Si eres diabético y crees que te "bajó" la glucemia, toma azúcar de inmediato.

Trastornos de la eyaculación

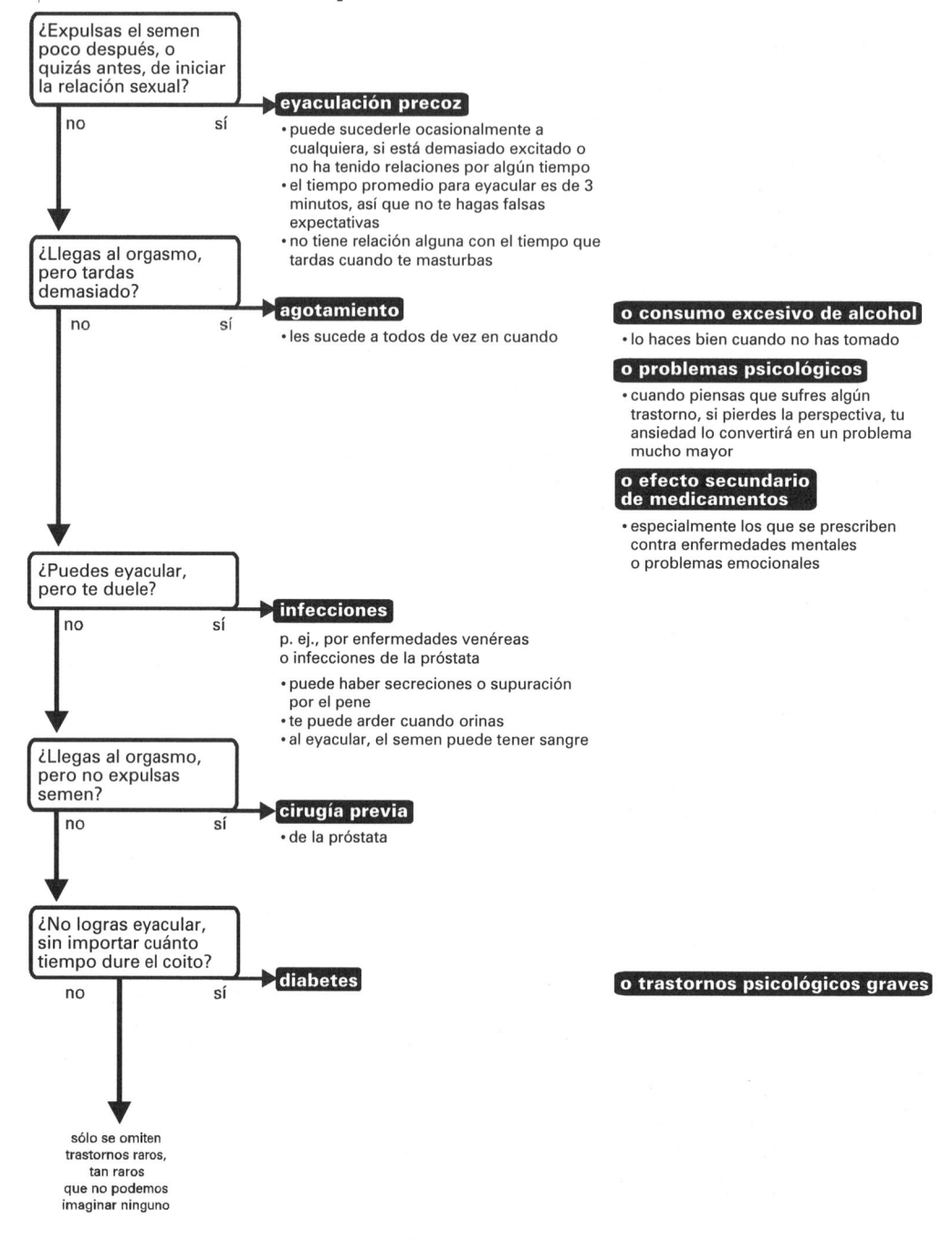

¿Expulsas el semen poco después, o quizás antes, de iniciar la relación sexual?
- no → (sigue abajo)
- sí → **eyaculación precoz**
  - puede sucederle ocasionalmente a cualquiera, si está demasiado excitado o no ha tenido relaciones por algún tiempo
  - el tiempo promedio para eyacular es de 3 minutos, así que no te hagas falsas expectativas
  - no tiene relación alguna con el tiempo que tardas cuando te masturbas

¿Llegas al orgasmo, pero tardas demasiado?
- no → (sigue abajo)
- sí → **agotamiento**
  - les sucede a todos de vez en cuando

  o consumo excesivo de alcohol
  - lo haces bien cuando no has tomado

  o problemas psicológicos
  - cuando piensas que sufres algún trastorno, si pierdes la perspectiva, tu ansiedad lo convertirá en un problema mucho mayor

  o efecto secundario de medicamentos
  - especialmente los que se prescriben contra enfermedades mentales o problemas emocionales

¿Puedes eyacular, pero te duele?
- no → (sigue abajo)
- sí → **infecciones**
  - p. ej., por enfermedades venéreas o infecciones de la próstata
  - puede haber secreciones o supuración por el pene
  - te puede arder cuando orinas
  - al eyacular, el semen puede tener sangre

¿Llegas al orgasmo, pero no expulsas semen?
- no → (sigue abajo)
- sí → **cirugía previa**
  - de la próstata

¿No logras eyacular, sin importar cuánto tiempo dure el coito?
- no → sólo se omiten trastornos raros, tan raros que no podemos imaginar ninguno
- sí → **diabetes**

  o trastornos psicológicos graves

Trastornos de la eyaculación | 155

Clave: **Muy probables**
Posibles **Poco probables**

Eyaculación precoz Significa expulsar el semen demasiado pronto. La definición de "demasiado pronto" depende de las circunstancias. Por supuesto, llegar al orgasmo antes de que siquiera hayas penetrado a tu pareja es sin duda, precoz. Pero tal vez decidas que el problema es satisfacer a tu pareja porque ella tarda mucho más tiempo que tú en alcanzar el clímax; de modo que esto también constituye una forma de eyaculación prematura. Eso se debe a que los hombres pueden eyacular a los dos minutos de la excitación sexual, en tanto que las mujeres tardan al menos cuatro veces más. Si no se resuelve esta discrepancia y sigues teniendo eyaculaciones prematuras, el sexo puede volverse una preocupación, lo que agravará la situación (se le llama "ansiedad por cumplir bien").

Tratamiento Con frecuencia sólo es problema de inexperiencia. La mayoría de hombres eyacula demasiado pronto la primera vez que tienen una relación sexual. Si éste es tu caso, trata de no preocuparte, pues la ansiedad puede empeorar las cosas y, además, es probable que tu actuación mejore a medida que perfecciones tus técnicas sexuales. Sólo hay que practicar. Si persiste la eyaculación precoz y empieza a trastornar tu relación, lo primero que debes hacer es hablar abiertamente con tu pareja. Poner las cartas sobre la mesa te ayudará a reducir la tensión y la ansiedad que causa. Lo mejor es considerar que es un problema de los dos; si evitas que tu pareja te acelere demasiado mientras descubres lo que a ella la excita, podrán tener orgasmos más sincronizados y satisfactorios. Una solución práctica es aprovechar el *preludio* para hacer que ella se acerque al orgasmo y hasta entonces introducir tu pene. Si la eyaculación es poco prematura, servirá usar un condón (o dos) o una crema con anestésico local (que puedes comprar en la farmacia) para desensibilizar ligeramente el pene.

Si no logras mejoría alguna, prueba la técnica del "apretón"; consiste en oprimir firmemente el pene con el índice y el pulgar, justo detrás del glande, cuando estás a punto de eyacular, con lo que puedes detener tu orgasmo. Puedes repetirlo las veces que sea necesario, mientras continúas estimulando a tu pareja, de manera que puedes retardar tu clímax hasta que ambos estén listos. Con el tiempo, tu organismo te ayudará a controlarte sin el apretón. También puedes practicarlo solo, con la masturbación. Hay muchos libros y videos en los que se dan más detalles sobre estas técnicas y otras similares. Si todo eso falla, el médico te podrá dar otras recomendaciones o enviarlos, a ti y a tu pareja, con un "sexoterapeuta".

Agotamiento El estar muy cansado puede impedir o retardar la eyaculación.

Tratamiento No te preocupes, es muy normal. Explica a tu pareja que estás fatigado y que de momento no puedes. Tal vez tengas "ansiedad por cumplir bien", lo que de por sí dificulta la eyaculación, creando un círculo vicioso.

Consumo excesivo de alcohol Si no te impide la erección, te dará problemas para eyacular porque quita sensibilidad al pene.

Tratamiento No tomes mucho antes de tener relaciones sexuales.

Problemas psicológicos Cualquier ansiedad puede retardar o impedir la eyaculación; por ejemplo, porque pienses que los vecinos pueden oírte o te preocupe que tu pareja quede embarazada.

Tratamiento Llega al fondo de lo que te preocupa y evita que se forme el círculo vicioso de la "ansiedad por cumplir bien" (ya comentado).

Efecto secundario de medicamentos Algunos medicamentos que prescribe el doctor, como los antidepresivos, pueden dificultar la eyaculación.

Tratamiento Lee la hoja de información del producto para el paciente. Si menciona problemas de eyaculación, pregunta al doctor si aún necesitas el medicamento o si te lo puede cambiar por otro.

Infecciones La uretra (el conducto por el que salen la orina y el semen) puede infectarse (casi siempre por enfermedades venéreas; lee la sección *Úlceras o supuración del pene,* p. 160). Lo mismo puede ocurrir con la próstata (consulta el apartado *Prostatitis* de la sección *Sangre en el esperma,* p. 132). Ambos problemas harán que te duela al eyacular.

Tratamiento Lee las secciones *Úlceras o supuración del pene* (p. 160) y *Sangre en el esperma* (p. 132).

Cirugía previa Las operaciones de próstata pueden ocasionar que viertas el esperma en la vejiga urinaria y no en tu pareja. Esto se conoce como *eyaculación retrógrada*.

Tratamiento Este tipo de cirugía casi no se practica a menores de 45 años, por lo que es muy improbable que tengas este problema. La eyaculación retrógrada es inocua, pero no tiene cura.

Diabetes En la sección *Impotencia* (p. 83) se explica este problema. En muy raros casos, la diabetes lesiona los nervios que coordinan la eyaculación, de modo que retarda mucho la eyaculación o la impide.

Tratamiento En la sección *Impotencia* (p. 82) se indica cómo se trata la diabetes.

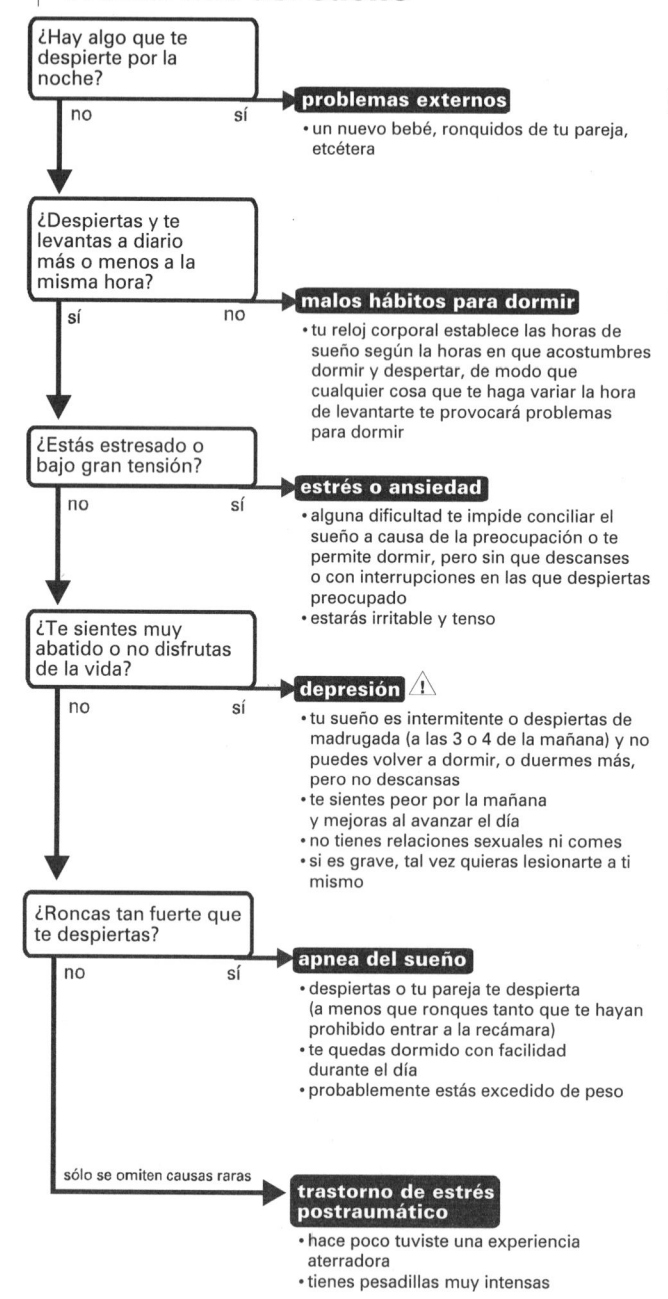

Trastornos del sueño

¿Hay algo que te despierte por la noche?

- no → (continúa abajo)
- sí → **problemas externos**
  - un nuevo bebé, ronquidos de tu pareja, etcétera

  o enfermedad
  - p. ej., 1) tos y falta de aire por asma
    2) dolor por alguna cosa
    3) ganas de orinar por consumo excesivo de alcohol, principios de prostatitis o principios de diabetes

¿Despiertas y te levantas a diario más o menos a la misma hora?

- sí → (continúa abajo)
- no → **malos hábitos para dormir**
  - tu reloj corporal establece las horas de sueño según la horas en que acostumbres dormir y despertar, de modo que cualquier cosa que te haga variar la hora de levantarte te provocará problemas para dormir

  o alteración del biorritmo
  - p. ej., por viajes largos en avión o rotación de turnos en el trabajo, lo que ocasiona variaciones en la hora de despertar

¿Estás estresado o bajo gran tensión?

- no → (continúa abajo)
- sí → **estrés o ansiedad**
  - alguna dificultad te impide conciliar el sueño a causa de la preocupación o te permite dormir, pero sin que descanses o con interrupciones en las que despiertas preocupado
  - estarás irritable y tenso

¿Te sientes muy abatido o no disfrutas de la vida?

- no → (continúa abajo)
- sí → **depresión** ⚠
  - tu sueño es intermitente o despiertas de madrugada (a las 3 o 4 de la mañana) y no puedes volver a dormir, o duermes más, pero no descansas
  - te sientes peor por la mañana y mejoras al avanzar el día
  - no tienes relaciones sexuales ni comes
  - si es grave, tal vez quieras lesionarte a ti mismo

¿Roncas tan fuerte que te despiertas?

- no → (continúa abajo)
- sí → **apnea del sueño**
  - despiertas o tu pareja te despierta (a menos que ronques tanto que te hayan prohibido entrar a la recámara)
  - te quedas dormido con facilidad durante el día
  - probablemente estás excedido de peso

sólo se omiten causas raras → **trastorno de estrés postraumático**
- hace poco tuviste una experiencia aterradora
- tienes pesadillas muy intensas

Recuerda que: ⚠ debes ver pronto al médico; 🏥 acude de inmediato al hospital.

Trastornos del sueño

Clave: **Muy probables** **Posibles** **Poco probables**

Problemas externos Varios factores externos pueden interrumpir tu sueño; por ejemplo, que haga mucho frío o mucho calor, demasiada luz en la recámara, los ronquidos de tu pareja o los desmanes de tus hijos.
Tratamiento Resulta obvio que te ayudará hacer que tu recámara y tu cama sean lo más cómodas posible. Haz esto antes de ir a dormir y no a mitad de la noche. También te pueden servir unos tapones en las orejas para no escuchar los ronquidos de tu pareja. Si tus hijos siguen jugando hasta muy noche y no te dejan dormir, consulta alguno de los muchos libros que hay para "amansar a las fieras" o estudia con tu médico (en su consultorio) cómo resolver el problema.

Malos hábitos para dormir Algunos hábitos pueden afectar tu sueño, como ingerir mucha cafeína (café, té o refrescos de cola), consumo frecuente de alcohol, no tener rutinas de vida organizadas, ir a demasiadas fiestas y comer golosinas durante el día.
Tratamiento Es importante que arregles tu modo de vivir de la mejor manera que puedas. Ponte un horario regular para ir a dormir y para levantarte por la mañana, así como evitar el alcohol durante el día. El ejercicio te ayudará. Tampoco trates de emborracharte para poder dormir; tomado con frecuencia, el alcohol espanta el sueño, en vez de propiciarlo. Al acostarte no des vueltas en la cama mirando el reloj; si no puedes conciliar el sueño, levántate y haz algo durante media hora; luego intenta dormir de nuevo.

Estrés y ansiedad Si estás tenso te costará más trabajo "desconectarte" y se te dificultará conciliar el sueño; además, es probable que tengas pesadillas, lo que agravará el problema. Las causas más frecuentes son las preocupaciones por el trabajo, tu relación de pareja o el dinero.
Tratamiento En la sección *Tensión emocional* (p. 143) hallarás muchas recomendaciones para aliviar el estrés y la ansiedad; otras aparecen en el apartado *Ansiedad* de la sección *Palpitaciones* (p. 105). Hacer más ejercicio físico sirve para reducir los niveles de estrés —sobre todo la actividad sexual, que es excelente para la relajación y te ayuda a dormir bien—. Sólo di a tu pareja que el doctor te lo recomendó. Tal vez quieras plantearle el problema a tu médico, pero no esperes que automáticamente te mande pastillas para dormir. Actualmente se prescriben poco estas pastillas porque no son de gran ayuda y pueden generar adicción si las consumes más de unas cuantas semanas; a veces sirven por algunos días para interrumpir un ciclo de insomnio o mal dormir.

Depresión Este problema puede alterar tu sueño haciéndote despertar más temprano de lo que habías planeado. En la sección *Desánimo* (p. 37) hallarás más detalles al respecto.

Trastornos del biorritmo Normalmente, tu reloj biológico sigue el patrón de día y noche. Por tanto, no sorprende que si "cambias la hora" (p. ej., por un largo viaje en avión al este o al oeste, o por cambio de turno en el trabajo) tengas problemas para dormir.
Tratamiento Si vas a cambiar de horario por viaje, no tomes demasiados "cocteles" en el avión y duerme según el horario de tu destino, en vez de hacerlo según tu reloj biológico. La personas que trabajan con rotación de turnos deben establecer un patrón regular de sueño, evitar que los despierten y no caer en la tentación de levantarse temprano para arreglar asuntos a la luz del día. A veces sirven las tabletas para dormir durante un par de días para ajustar las alteraciones del biorritmo; comenta el problema con tu médico.

Enfermedades Diversos trastornos de salud pueden trastornar tu sueño; por ejemplo, todo problema que cause dolor, el asma (si la tos o la falta de aire te despiertan) o las enfermedades urinarias.
Tratamiento La solución en estos casos consiste en tratar la enfermedad y no el trastorno del sueño, de modo que debes hablar con tu doctor.

Ronquidos y apnea del sueño Algunos roncan tan fuerte que se despiertan a sí mismos, aunque este problema afecta sobre todo a los de edad más avanzada. Hay un trastorno llamado *apnea del sueño* que provoca ronquidos para hacer temblar la tierra y ocasiona que dejes de respirar por periodos cortos durante la noche. Si sufres esto, es probable que despiertes tosiendo y echando saliva al hablar, además de estar somnoliento durante el día. Seguramente tu pareja dirá que parecía que te ibas a afixiar durante la noche o simplemente se disgustará y te abandonará.
Tratamiento En primer lugar, convence a tu pareja para que use orejeras; en segundo, procura adelgazar si estás pasado de peso y no tomes alcohol en la noche. Si continúan los problemas, consulta a tu médico. Tal vez haya un tratamiento que te ayude, sobre todo si padeces apnea del sueño.

Trastorno de estrés postraumático Después de algún suceso desagradable es natural tener sueños o pesadillas. Pero si tuviste una experiencia aterradora, podrás sufrir malos sueños, muy intensos, durante más de un mes y desarrollar otros síntomas; en este caso, padeces trastorno de estrés postraumático, que es una intensa reacción psicológica ante hechos traumatizantes.
Tratamiento Si el problema no disminuye por sí solo, habla con tu médico. Puede que te prescriba un antidepresivo o que te envíe con un consejero o psiquiatra.

Úlceras en la boca

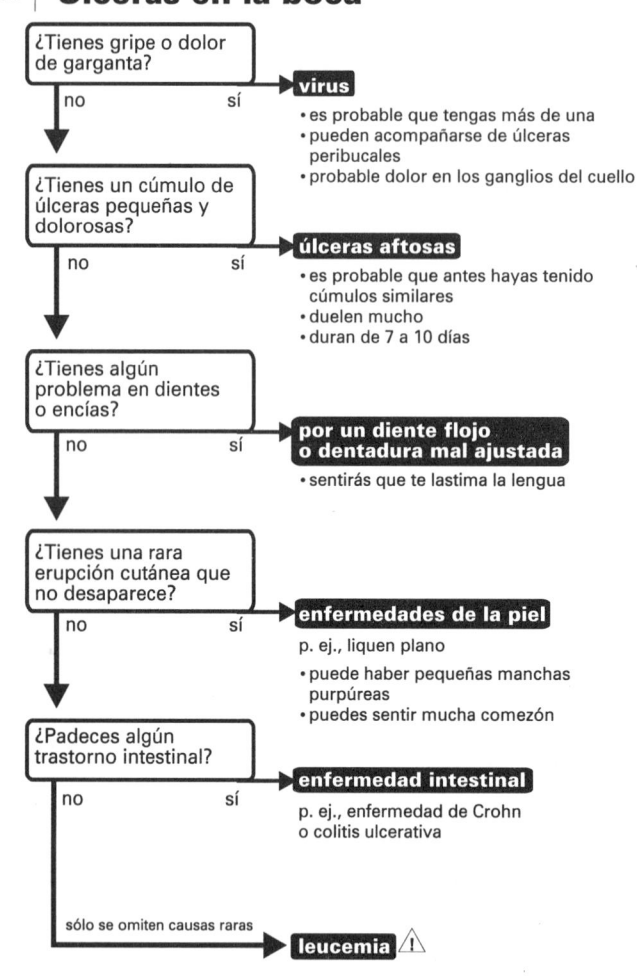

¿Tienes gripe o dolor de garganta?
- no → (continúa)
- sí → **virus**
  - es probable que tengas más de una
  - pueden acompañarse de úlceras peribucales
  - probable dolor en los ganglios del cuello

¿Tienes un cúmulo de úlceras pequeñas y dolorosas?
- no → (continúa)
- sí → **úlceras aftosas**
  - es probable que antes hayas tenido cúmulos similares
  - duelen mucho
  - duran de 7 a 10 días

¿Tienes algún problema en dientes o encías?
- no → (continúa)
- sí → **por un diente flojo o dentadura mal ajustada**
  - sentirás que te lastima la lengua

  o gingivitis ulcerativa
  - te duele el área de las encías
  - probable sangrado al cepillarte los dientes
  - mal aliento

¿Tienes una rara erupción cutánea que no desaparece?
- no → (continúa)
- sí → **enfermedades de la piel**
  p. ej., liquen plano
  - puede haber pequeñas manchas purpúreas
  - puedes sentir mucha comezón

¿Padeces algún trastorno intestinal?
- no → (continúa)
- sí → **enfermedad intestinal**
  p. ej., enfermedad de Crohn o colitis ulcerativa

sólo se omiten causas raras → **leucemia** ⚠

o efecto secundario de medicamentos

o cáncer en la boca ⚠
- úlcera indolora que crece lentamente
- relacionada con el uso de tabaco, sobre todo en pipa

Recuerda que: ⚠ debes ver pronto al médico; 🏥 acude de inmediato al hospital.

Clave: **Muy probables** **Posibles** **Poco probables**

Úlceras en la boca

Úlceras aftosas Son las que a casi todo el mundo le salen a veces. Normalmente son muy pequeñas y aparecen varias a la vez, aunque a veces se forma una sola, de mayor tamaño, que tarda más en sanar. No se sabe qué las causa, pero en algunos casos son hereditarias.

Tratamiento Las úlceras pequeñas desaparecen por sí solas en pocos días, pero las grandes tardan más. El farmacéutico puede recomendarte diversos geles o pastas que te pueden ayudar. Pero su causa es desconocida y no hay manera de prevenirlas. Se ha pensado que son signo de deficiencia de vitaminas, pero resulta difícil que así sea, ya que los preparados vitamínicos no sirven para combatirlas.

Virus Algunas infecciones por virus provocan úlceras bucales, junto con otros síntomas más comunes, como dolor de garganta y fiebre. Por ejemplo, el virus del herpes simple las causa en la cara interna de los labios, la lengua y las encías. Hay otro virus llamado Coxsackie A 16 que produce pequeñas vesículas en manos y pies, así como úlceras en la boca (pero normalmente afecta a lactantes y no tiene nada que ver con la fiebre aftosa o enfermedad de pezuña y boca de las vacas).

Tratamiento Como sucede con la mayoría de virus, sólo hay que esperar que el cuerpo los combata, lo que normalmente tarda de siete a diez días. Mientras tanto, toma mucho líquido y algún analgésico, si lo necesitas.

Traumatismo por un diente flojo El borde dental puede erosionar las superficies cercanas —de la lengua o los cachetes— ocasionando úlceras.

Tratamiento Para resolver el problema de la úlcera, primero hay que solucionar el trastorno dental, o sea que deberás ir al dentista.

Gingivitis ulcerativa Es una infección bacteriana de las encías. Generalmente se debe a descuido de la higiene de dientes o encías.

Tratamiento Esto debe resolverlo el dentista. Los antibióticos combaten la infección, pero es necesario que el odontólogo te haga un examen general para evitar problemas en el futuro; tú tendrás que usar el cepillo y el hilo dentales. El tabaquismo suele empeorar el trastorno.

Enfermedades de la piel Algunas enfermedades cutáneas raras pueden afectar la boca y causar úlceras.

En contadas ocasiones, estos trastornos ulcerativos dejan intacto el resto de la piel, de modo que tal vez no haya erupciones ni vesículas que curar.

Tratamiento Comenta el problema con tu médico. Si tienes erupciones en otras partes, es posible que él pueda tratar todas de una vez, aunque tal vez tenga que enviarte con un dermatólogo (especialista en piel). A veces es necesario realizar una biopsia (extracción de un pequeño trozo de piel bucal para determinar con precisión si existen úlceras) a fin de resolver el problema que te afecta; para esto, serás enviado con un especialista.

Enfermedad intestinal Algunos trastornos de los intestinos, como la colitis ulcerativa y la enfermedad de Crohn (consulta la sección *Diarrea*, p. 39), pueden ocasionar repetidos brotes de úlceras en la boca.

Tratamiento Estas úlceras se tratan casi igual que las aftosas (consulta al principio de esta sección). En cuanto a la enfermedad intestinal, en la sección *Diarrea* (p. 38) se dice cómo tratarla.

Trastornos de la sangre Algunas enfermedades sanguíneas graves, como leucemia, se manifiestan a veces por úlceras bucales profundas y persistentes, aunque también por medio de otros síntomas. Ciertos medicamentos (como los antitiroideos y los usados contra la artritis reumatoide) producen efectos secundarios que también pueden causar úlceras en la boca. Si estás en tratamiento con uno de esos fármacos, lo cual es muy improbable, es seguro que el médico te ordene vigilar si surge este problema en particular y que se lo informes.

Tratamiento Es urgente que veas al doctor para que ordene análisis de sangre.

Cáncer Los cánceres de labios, lengua o cavidad bucal principian con una úlcera indolora que crece poco a poco. Estos problemas rara vez afectan a menores de 45 años de edad y tal vez se relacionen con tabaquismo y consumo excesivo de alcohol.

Tratamiento Es necesario que el médico revise cualquier úlcera bucal inexplicable y que crezca semana a semana. Si le preocupa el caso, te enviará con un especialista para que te haga un estudio de biopsia (consulta más arriba).

Úlceras o supuración del pene

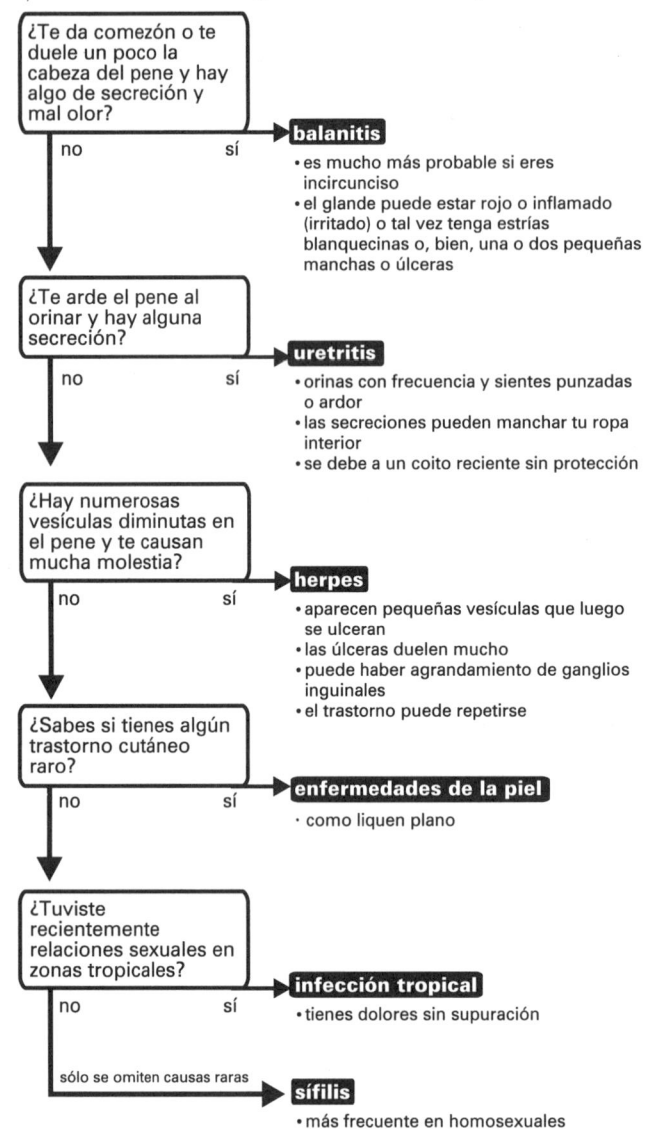

¿Te da comezón o te duele un poco la cabeza del pene y hay algo de secreción y mal olor?

no → (continúa abajo) sí →

balanitis
- es mucho más probable si eres incircunciso
- el glande puede estar rojo o inflamado (irritado) o tal vez tenga estrías blanquecinas o, bien, una o dos pequeñas manchas o úlceras

¿Te arde el pene al orinar y hay alguna secreción?

no → (continúa abajo) sí →

uretritis
- orinas con frecuencia y sientes punzadas o ardor
- las secreciones pueden manchar tu ropa interior
- se debe a un coito reciente sin protección

¿Hay numerosas vesículas diminutas en el pene y te causan mucha molestia?

no → (continúa abajo) sí →

herpes
- aparecen pequeñas vesículas que luego se ulceran
- las úlceras duelen mucho
- puede haber agrandamiento de ganglios inguinales
- el trastorno puede repetirse

¿Sabes si tienes algún trastorno cutáneo raro?

no → (continúa abajo) sí →

enfermedades de la piel
- como liquen plano

¿Tuviste recientemente relaciones sexuales en zonas tropicales?

no → (continúa abajo) sí →

infección tropical
- tienes dolores sin supuración

sólo se omiten causas raras →

sífilis
- más frecuente en homosexuales

Clave: **Muy probables**
Posibles **Poco probables**

Úlceras o supuración del pene

Balanitis Es la inflamación del glande (cabeza del pene). Una veces sólo da comezón, pero otras duele y hasta pueden formarse úlceras. Si no estás circuncidado, es posible que notes cierta secreción por debajo del prepucio. Por lo regular se debe a una micosis (infección por hongos), pero también es posible que la cause alguna sustancia química, como jabón para baño de burbujas, que puede irritar el pene.

Tratamiento Por lo regular, es posible curar estas micosis mediante lavados con agua pura durante uno o dos días. Si esto no funciona, aplícate alguna crema antimicótica, que puedes conseguir en la farmacia y, si así tampoco te curas, ve al médico. Lleva contigo una muestra de orina porque, en ocasiones, una micosis intensa puede ser el primer signo de diabetes; con la muestra de orina, el doctor podrá verificarlo.

Uretritis La uretra está en el pene y es el conducto por donde sale la orina. Los gérmenes que se transmiten por vía sexual pueden infectar este tubo y hacer que se inflame, de modo que sentirás punzadas al orinar; a veces, también hay secreciones o supuración. Las causas más probables son el hongo *Chlamydia* (que provoca uretritis "inespecífica") un gonococo (causante de la gonorrea).

Tratamiento Ve al Departamento de Enfermedades Venéreas en el hospital de tu localidad (puede tener otros nombres, como Departamento de Medicina Genitourinaria, Departamento de Enfermedades de Transmisión Sexual o Clínica de Enfermedades Sexuales). La mayoría de hospitales tiene este departamento; basta que hables por teléfono para pedir cita. Conviene que lleves contigo a tu pareja para que también la revisen. Te harán un frotis uretral (colocación cuidadosa de una pequeña torunda [bola] de algodón en el orificio de salida de la orina) para tomar una muestra de las secreciones y estudiarla para determinar qué microbio te invadió y prescribirte el antibiótico adecuado.

Herpes Son infecciones virales. Las hay de dos clases: la que sólo afecta los genitales (que se contagia por tener relaciones sexuales con una pareja infectada) y la que se acompaña de vesículas en los labios o la boca. Las úlceras en el pene generalmente son del primer tipo, pero la práctica de sexo oral con una pareja que tiene herpes en la boca, puede ocasionar la formación de úlceras en el pene. El cuerpo nunca se libra totalmente de los virus del herpes, aunque te den tratamiento. Debido a ello, el problema puede repetirse; de hecho, hay 50% de probabilidades de que sufras otros episodios en el futuro, aunque serán más leves que el primero y al paso del tiempo, cada vez menos frecuentes.

Tratamiento Ve de inmediato a una clínica o departamento de enfermedades venéreas. Por lo regular te prescribirán tabletas (y revisarán si padeces alguna otra enfermedad de transmisión sexual). Si debes esperar cierto tiempo para que te atiendan, consulta a tu médico, quien posiblemente te prescribirá un tratamiento mientras esperas que llegue tu cita en el hospital. Si en el futuro se repiten episodios de herpes, tu médico de cabecera o los doctores del hospital te darán una crema para que te la apliques. A veces, tomar los medicamentos con regularidad sirve para que los episodios futuros no sean tan frecuentes. Si has padecido herpes, conviene que uses condón, para evitar el riesgo de contagiar la infección a tu pareja; debes usarlo aunque no la tengas activa, pues es posible que el virus esté en tu pene, aunque no te des cuenta de ello.

Enfermedades de la piel Algunos trastornos cutáneos raros pueden causar úlceras en el pene; es posible que éstas aparezcan como manchas o llagas en otras partes del cuerpo o que surjan en el pene.

Tratamiento Consulta a tu médico; él decidirá si puede resolver el problema o si teme que se trate de una infección de la piel, en cuyo caso te enviaría con un dermatólogo (especialista en piel).

Infecciones tropicales También se pueden formar úlceras en el pene debido a numerosas enfermedades que puedes contraer por relaciones sexuales con una pareja que provenga de regiones tropicales.

Tratamiento Es trabajo del Departamento de Enfermedades Venéreas.

Sífilis Es una infección causada por una bacteria que se transmite por vía sexual. Es rara en la actualidad y afecta sobre todo a homosexuales.

Tratamiento Ve al Departamento de Enfermedades Venéreas, donde te darán tratamiento, te mantendrán bajo vigilancia y te revisarán por si padeces alguna otra enfermedad de transmisión sexual.

Vómito

¿Has estado tomando en exceso o comiendo algo que no debieras?
- no ↓
- sí →

consumo imprudente de alcohol o alimentos
- puedes sentirte inflado, con náuseas, generalmente con resaca

¿Tienes diarrea, con o sin cólicos estomacales?
- no ↓
- sí →

gastroenteritis
- puede principiar con vómito frecuente de inicio súbito
- puede dolerte todo el cuerpo
- retortijones que se calman luego de defecar
- posible intoxicación por comida si otros sufren lo mismo

¿Sufres otro tipo de dolores de estómago?
- no ↓
- sí →

dolor abdominal aislado (H)
(Consulta p. 42)
- si padeces vómito, dolor abdominal intenso o constante, pero sin diarrea, no importa cuál sea el diagnóstico, requieres atención médica urgente

o acidez/úlcera duodenal
- dolor en la boca del estómago
- puede aliviarse al comer, o con antiácidos
- te despierta por la noche

¿Has tomado algún medicamento que pueda hacerte daño?
- no ↓
- sí →

efecto secundario de medicamentos
- revisa el instructivo del producto farmacéutico

¿Sufres dolor de cabeza intenso?
- no ↓
- sí →

migraña
- dolor punzante en un lado de la cabeza
- puedes tener trastornos visuales, ver luces, líneas en zigzag o tal vez sufras entumecimiento u hormigueo antes de iniciar el dolor de cabeza
- quizá tengas antecedentes familiares de migraña

o meningitis (H)
- dolor de cabeza creciente y rigidez en la nuca
- puede haber erupción de puntos rojos
- pueden molestarte las luces brillantes

o hemorragia subaracnoidea (H)
- intenso dolor de cabeza y vómito repentinos
- puedes tener somnolencia y perder el conocimiento

¿Estás muy mareado?
- no ↓
- sí →

vértigo
- sientes que todo da vueltas
- tal vez te sientas mejor si te acuestas con los ojos cerrados y empeores si tratas de girar la cabeza

sólo se omiten causas raras →

trastorno alimentario

Clave: **Muy probables** **Posibles** **Poco probables** # Vómito

⚠ H Si el vómito se acompaña de un intenso dolor de cabeza repentino o un fuerte dolor en la nuca, o el dolor de cabeza cada vez es más agudo y sientes rigidez en el cuello, busca ayuda médica de inmediato para excluir la posibilidad de hemorragia subaracnoidea o meningitis.

⚠ H Si vomitaste y sentiste dolor en el abdomen (no los retortijones de la diarrea), podría deberse a una causa grave y debes buscar atención médica de inmediato.

Consumo imprudente de alcohol o alimentos Después de ingerir, digamos, 5 litros de cerveza y muchos bocadillos, el vómito es la manera en que el estómago dice "no más, gracias", o bien, hace lugar para más, según lo quieras ver.

Tratamiento Es una reacción desagradable, pero completamente normal, de modo que no requiere de tratamiento. Sin embargo, seguramente querrás curarte la resaca a la mañana siguiente; para ello, toma muchos líquidos no alcohólicos, analgésicos para el dolor de cabeza y antiácidos contra cualquier trastorno intestinal. En cuanto a prevención, basta que en el futuro te midas más con la bebida y la comida.

Gastroenteritis En la sección *Dolor abdominal aislado* (p. 43) se explica este trastorno y la manera de tratarlo.

Dolor abdominal aislado Muchas de las causas de dolor intenso en el vientre provocan vómito, como apendicitis, úlceras, cólico renal, cálculos biliares, pancreatitis y obstrucción intestinal. Hallarás más información al respecto en la sección *Dolor abdominal aislado* (p. 43).

Efecto secundario de medicamentos Diversos fármacos pueden irritar el estómago y provocar vómito; por ejemplo, antiinflamatorios (como ibuprofeno) y antibióticos. Las potentes drogas que se dan contra el cáncer (quimioterapia) pueden ocasionar vómito intenso, pero si tienes la mala fortuna de recibir esta clase de terapéutica, te habrán advertido sobre tal efecto colateral y probablemente te prescribieron algo para contrarrestarlo.

Tratamiento Si el medicamento que te trastorna fue prescrito por el médico, coméntalo con él. Si tomaste algo que se vende sin receta, simplemente no lo consumas o habla con el farmacéutico.

Migraña En la sección *Dolor de cabeza* (p. 47) se explica este trastorno y cómo tratarlo.

Vértigo Muchas de las causas de vértigo (sensación de inestabilidad o de que el mundo gira a tu alrededor) pueden provocar vómito. En la sección *Mareos* (p. 99) se explica este problema y la forma de tratarlo.

Agruras o úlcera duodenal Se pueden manifestar de repente con intenso dolor de vientre, o bien, causar episodios repetidos de dolor durante cierto tiempo; en la sección *Dolor abdominal aislado* (p. 43) se dan más detalles sobre estos trastornos y la manera de tratarlos. Con ataques intensos, la cubierta estomacal puede inflamarse tanto que sufrirás vómito una y otra vez.

Trastornos del apetito La sección *Pérdida de peso* (p. 107) trata sobre estos problemas y la forma de atenderlos. Generalmente, las personas con estos trastornos se inducen el vómito introduciendo un dedo hasta la garganta.

Problemas médicos raros y graves Hay gran cantidad de trastornos graves que pueden causar vómito, pero generalmente son detectados por otros síntomas. Entre ellos se encuentran meningitis, hemorragia subaracnoidea y tumores cerebrales (consulta la sección *Dolor de cabeza*, p. 47), insuficiencia renal y cáncer de estómago.

Tratamiento Es muy improbable que padezcas alguno de estos trastornos. En los casos de meningitis y hemorragia subaracnoidea se requiere servicio urgente de ambulancia; en los demás, debes ir de inmediato al doctor.

Vómito con sangre

⚠ No importa la causa, si vomitas más de una taza de sangre, vomitas sangre más de una vez, sientes que te vas a desmayar y estás muy mal, debes ir al hospital sin demora. NOTA: la sangre vomitada puede parecer asientos de café.

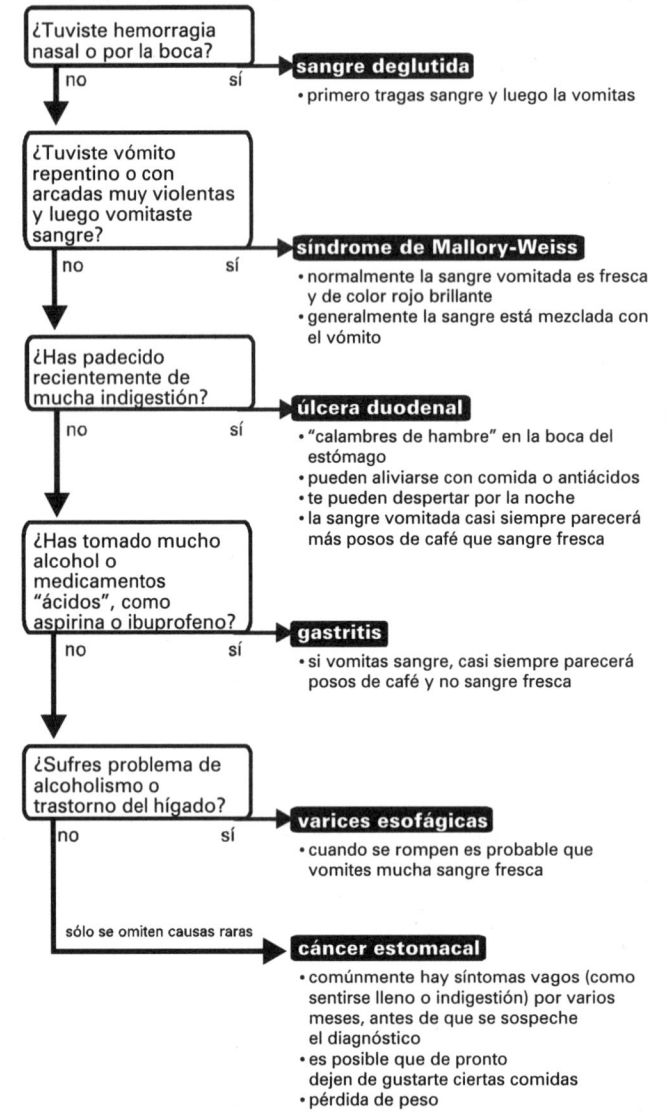

¿Tuviste hemorragia nasal o por la boca? → **sangre deglutida**
- primero tragas sangre y luego la vomitas

↓ no

¿Tuviste vómito repentino o con arcadas muy violentas y luego vomitaste sangre? → **síndrome de Mallory-Weiss**
- normalmente la sangre vomitada es fresca y de color rojo brillante
- generalmente la sangre está mezclada con el vómito

↓ no

¿Has padecido recientemente de mucha indigestión? → **úlcera duodenal**
- "calambres de hambre" en la boca del estómago
- pueden aliviarse con comida o antiácidos
- te pueden despertar por la noche
- la sangre vomitada casi siempre parecerá más posos de café que sangre fresca

o esofagitis por reflujo
- ardor detrás del esternón
- empeora al acostarte por la noche
- empeora cuando te inclinas hacia adelante

↓ no

¿Has tomado mucho alcohol o medicamentos "ácidos", como aspirina o ibuprofeno? → **gastritis**
- si vomitas sangre, casi siempre parecerá posos de café y no sangre fresca

↓ no

¿Sufres problema de alcoholismo o trastorno del hígado? → **varices esofágicas**
- cuando se rompen es probable que vomites mucha sangre fresca

↓ sólo se omiten causas raras

→ **cáncer estomacal**
- comúnmente hay síntomas vagos (como sentirse lleno o indigestión) por varios meses, antes de que se sospeche el diagnóstico
- es posible que de pronto dejen de gustarte ciertas comidas
- pérdida de peso

Clave: **Muy probables** **Posibles** **Poco probables**

Vómito con sangre

Sangre deglutida A veces, uno traga la sangre de una hemorragia nasal o, con menor frecuencia, la expulsada de los pulmones por tos, y luego la vomita.

Tratamiento Cuando es claro que la sangre deglutida provino de una hemorragia nasal, no hay de qué preocuparse. Pero si es sangre que expulsas con tos, deberás consultar el diagrama de decisión de la sección *Sangre al escupir* (p. 130).

Síndrome de Mallory-Weiss Las arcadas violentas durante el vómito pueden ocasionar desgarro de un vaso sanguíneo del estómago o el esófago, con el consiguiente derrame de sangre, la cual saldrá la próxima vez que vomites.

Tratamiento Si hay poca sangre (p. ej., menos de 0.25 l) mezclada con el vómito, sólo ocurre una vez y por lo demás te encuentras bien (aparte del vómito, por supuesto), no hay nada de qué preocuparse. Pero si la cantidad es mayor, te sucede continuamente o te sientes muy mal, es posible que hayas perdido mucha sangre y lo mejor es que vayas a urgencias.

Gastritis La cubierta del estómago puede inflamarse si abusas de las juergas (sobre todo, del alcohol) o consumes muchas pastillas "ácidas", como ibuprofeno o aspirina. Este trastorno se llama gastritis y puede provocar hemorragias de la misma manera que la esofagitis por reflujo (consulta más adelante).

Tratamiento Necesitarás que te hagan una revisión completa en el hospital y, tal vez, que te impongan un régimen con supresores de ácidos; en el futuro tendrás que evitar lo que haya causado la gastritis.

Úlcera duodenal Se explica este trastorno en la parte *Agruras y úlcera duodenal* de la sección *Dolor abdominal recurrente* (p. 45) y en la parte *Úlcera gástrica o duodenal* de la sección *Indigestión* (p. 85). A veces las úlceras duodenales son hemorrágicas, y la sangre derramada puede salir con el vómito, o bien, en un tipo de excrementos llamados *melena* (negros, pastosos y de mal olor que contienen sangre digerida). El consumo excesivo de alcohol o de fármacos ácidos, como ibuprofeno, puede provocar o agravar el problema.

Tratamiento Por lo regular, con esta clase de hemorragias se requiere hospitalización. Es posible que termines tomando supresores de ácidos por el resto de tu vida. En las secciones *Dolor abdominal recurrente* (p. 45) e *Indigestión* (p. 85) se dan otras medidas preventivas contra este trastorno.

Esofagitis por reflujo En la sección *Indigestión* (p. 85) se explica este trastorno. A veces, cuando se hincha demasiado la cubierta del esófago hay derrame de sangre, que puedes vomitar, aunque también puedes expulsarla por la otra salida, en forma de melena (consulta el apartado anterior).

Tratamiento Es probable que necesites hospitalizarte para que te hagan exámenes o te den tratamiento, de modo que ve a un servicio de urgencias. Luego de curarte, puedes revisar varias cosas que debes cambiar como medida preventiva para el futuro; se explica esto en la sección *Indigestión* (p. 85). Si has sufrido hemorragia grave a causa de esofagitis por reflujo, tal vez te prescriban supresores de ácidos de manera indefinida.

Varices esofágicas Son grandes venas varicosas, venas inflamadas en el esófago. Cuando alguna se rompe ocasiona una hemorragia impresionante.

Tratamiento No hay duda de lo que debes hacer en este caso: pide una ambulancia.

Otros problemas raros Hay algunos trastornos poco frecuentes que pueden generar este síntoma, como el cáncer gástrico; estos tumores se abren paso hasta un vaso sanguíneo y ocasionan derrames de sangre, la que terminas vomitando. Por fortuna, este trastorno es sumamente infrecuente en hombres menores de 50.

Tratamiento Es probable que los trastornos más raros ocasionen vómito con mucha sangre, de modo que se requiere tratamiento hospitalario urgente. Si el vómito contiene poca sangre y sólo de vez en cuando, consulta a tu médico.

Tercera parte

Vive rápido y muere viejo

¿Dudas de que quieras vivir sanamente? ¿No te decides entre mantenerte en forma para vivir hasta los 100 o vivir el momento sin importar lo que pase en el futuro? ¿Quieres saber cómo disfrutar la vida y, a pesar de todo, morir viejo? Lee lo siguiente:

La vida es para vivirla y la del hombre incluye enfrentar riesgos, igual que pasarla bien. ¿A quién le gustaría dejar de gozar alguna experiencia con tal de durar unos meses más a los 80? A esa edad, lo más probable es que todos tus amigos estén muertos y no haya nadie con quien irse de fiesta. Nadie vive eternamente. Aunque te cuides para no morir antes de los 79, puedes apostar a que te morirás al poco rato. Por otro lado, ¿te gustaría amanecer muerto a la edad de 50 (cuando existe un alto riesgo de sufrir un infarto) o incluso a los 60? ¿No te mereces disfrutar de la pensión o los ahorros que te costaron tanto esfuerzo? ¿No te gustaría tener la ocasión de hacer el ridículo bailando en la boda de tus hijos?

Entonces, ¿cuál será el balance adecuado? De qué manera puedes entender toda esa publicidad exagerada sobre progresos sensacionales, los consejos contradictorios de los expertos y los repentinos giros de 180° en la opinión de los médicos, lo cual ocurre con tanta frecuencia que uno se pregunta si realmente saben lo que dicen. Por ejemplo, ¿qué tal si después de alimentarte durante años a base de kilos y kilos de frutas y verduras (y de gastar una fortuna en papel de baño) con tal de prevenir el cáncer intestinal, de repente los doctores dicen que ya no creen que una dieta con alto contenido de fibra produzca ningún beneficio en ese sentido? ¡Qué mal! Hace poco lo dijeron, pero no te sorprenda que en el futuro vuelvan a cambiar de opinión.

Por lo tanto, dar consejos es arriesgado, pero de todos modos te los daremos. Por favor, toma nota de cuáles son nuestras bases:

- No somos expertos, pero atendemos a hombres con regularidad y nos mantenemos al día en los progresos de la medicina. Sin embargo, tal vez otros no concuerden con nuestro punto de vista e interpretación de algunas investigaciones médicas.
- No creemos en la vida eterna, pero nos gustaría que vivieras al menos 74 años (que es la esperanza de vida promedio para hombres) y que disfrutes mientras tanto.
- No nos ofenderemos si no sigues nuestros consejos, pero si nos encantaría que estuvieras por ahí cuando salgan las próximas ediciones de este libro y lo compres.
- Somos escépticos por naturaleza y no pretendemos armar alboroto por cosas intrascendentes.
- Lo único que deseamos es recomendarte algunos cambios que consideramos provechosos:

    ***** sigue el consejo en la medida de lo posible
    *** sigue el consejo si no te causa problema
    * sigue el consejo si te agrada la idea

- Los factores de riesgo aumentan las posibilidades de que contraigas una enfermedad en el futuro, pero no es seguro; puedes tener todos los factores de riesgo y no adquirirla, o no tener ninguno y, no obstante, enfermar. A veces la vida es injusta.
- Si eres de esos nalgones que sólo se quita el cigarrillo de la boca para tomar cerveza, no debe sorprenderte que tengas múltiples factores de riesgo de enfermar del corazón.

Dichos factores no se suman de manera aritmética (2+2+2 no es igual a 6, sino a 8 o 9 y quizá 10), así que si eliminas uno de ellos supondrá una gran diferencia.
- Mientras más tiempo hayas tenido un mal hábito, menos probable será que al abandonarlo anules su efecto. Pero eso no significa que sea demasiado tarde para dejarlo, pues al menos podrás evitar mayores daños.

Basta de palabrería. Pasemos a los hechos. A continuación presentamos el plan de acción para que tengas una vida sana: los estatutos de salud masculina. Ahora verás lo que debes y lo que no debes hacer:

1. ******Cásate y conserva tu matrimonio.* ¿Qué crees?: las mujeres son buenas para los hombres. Una persona que casi siempre está en casa, te ayuda a relajarte y aumenta tus probabilidades de recibir la atención adecuada. En comparación con los casados, los que nunca contrajeron matrimonio viven unos cuatro años menos; por otra parte, los divorciados viven unos tres años menos que los casados. En consecuencia, vale la pena esperar hasta que estés seguro de que hallaste a la mujer correcta.

Un dato curioso es que los hombres casados con la mala fortuna de desarrollar un melanoma (variedad grave de cáncer de la piel) tienen más probabilidades de que se lo diagnostiquen antes. ¿Por qué? Porque su pareja lo descubre y lo lleva (con todo y marido) al doctor.

2. *** *Haz el amor al menos dos veces por semana* (***** *si no es posible, las técnicas de autosatisfacción dan los mismos resultados*). Mientras más orgasmos tengas, mejor, ya que la actividad sexual parece tener un efecto protector para el corazón; por supuesto, siempre y cuando tengas sexo seguro y te cuides de que no te contagien algo desagradable.

La relación sexual es lo más agradable, pero lo que necesitas son orgasmos; o sea, que si no tienes pareja, no está mal si te los provocas tú solo. Déjate de tonterías y chismes de viejas; hasta donde sabemos, la masturbación no cau-

***** sigue el consejo en la medida de lo posible *** sigue el consejo si no te causa problema * sigue el consejo si te agrada la idea.

sa efectos dañinos (no te saldrán pelos en la palma de la mano ni tampoco te quedarás ciego). Un dato curioso sobre la relación sexual, comparada con la masturbación, es que las parejas que la practican al menos tres veces por semana se ven unos diez años más jóvenes que el adulto promedio. Nosotros creíamos que tan sólo se veían satisfechos, pero no. Toma nota de que este efecto "rejuvenecedor" sólo se produce con una actividad sexual regular dentro de una relación íntima amorosa y plena, no si te dedicas a acostarte con toda mujer disponible.

3. *** **Toma una o dos copas regularmente** ***** *PERO no te emborraches.* Noticias estupendas: tomar regularmente más o menos medio litro de cerveza, o dos o tres vasos de vino, cinco o seis días por semana, te puede servir como protección contra enfermedades cardiacas o cáncer.

Tal vez todas las bebidas produzcan el mismo efecto, pero el vino tinto es particularmente rico en antioxidantes; éstos ayudan a prevenir ciertos daños celulares en el cuerpo, los cuales causan enfermedades graves. Si lo tomas para conservar la salud, el mejor es el Cavernet Sauvignon chileno (las uvas más pequeñas que maduran más pronto, como las de Chile y Austria, proporcionan mayor concentración de antioxidantes al vino).

En el informe *Sensible Drinking* ("Beber con sensatez"), el gobierno inglés acepta que son saludables hasta cuatro unidades diarias (1 unidad = ¼ litro de cerveza/una copa de vino/una medida cantinera de bebida alcohólica de alta graduación), pero si tomas más de eso con asiduidad, puedes empezar a tener problemas. Aclaremos, cuatro unidades diarias, o 28 unidades a la semana, no son la meta sino el límite.

A diferencia del sexo, tomar más no es mejor, sino mucho peor. Quienes beben "duro y tupido" (más de 50 unidades por semana) dañan gravemente su salud y lo mismo pasa con una borrachera (11 unidades o más de una vez); también es perjudicial que te pases de copas con mucha frecuencia. Si eres un bebedor empedernido, eres un peligro para ti y para los demás, y corres el riesgo de matarte, sea por conducir ebrio, ahogarte, sufrir una caída o en un incendio (sobre todo si también eres fumador empedernido) y hasta por suicidio (recuerda que la borrachera no necesariamente te pone feliz). Después viene la cruda, que puede aumentar el riesgo de cáncer o infarto, por el efecto del exceso de las sustancias químicas nocivas que genera la borrachera.

4. ***** **Adelgaza y ponte en forma.** Si eres una bola de grasa, es más probable que sufras una enfermedad cardiaca, hipertensión o diabetes. El exceso de peso puede deberse a comer demasiado y, quizá más importante, a no hacer suficiente ejercicio (no es problema de glándulas; mira el diagrama de la sección *Aumento de peso,* p. 24). Pon en orden tus hábitos alimenticios mediante una dieta (no importa cuánto peses, si pierdes tan sólo 5 kilos en dos o tres meses, supondrá una gran diferencia); deja de estar como vaca echada y ponte en buena condición física.

Tener buena condición física, o mejorarla, es positivo para todo el mundo, sea cual sea su peso. Setenta por ciento de los hombres no hace suficiente ejercicio, aunque éste reduce la ansiedad, la depresión y el riesgo de enfermedad cardiaca, además de que ayuda a regenerar las células cerebrales para mantener la lucidez en la ancianidad. Asistir a un gimnasio o un club de acondicionamiento físico para ejercitarte también te ayudará a encontrar el amor de tu vida y aumentará tus probabilidades de casarte y de tener relaciones sexuales con regularidad.

Pero, ¿cuánto ejercicio basta?: veinte minutos de actividad vigorosa (suficiente para hacerte jadear un poco), tres veces por semana. (No, la actividad sexual no cuenta porque el jadeo se debe a la excitación, no al esfuerzo, y el coito en sí sólo dura tres minutos en promedio, no 20). Ejercicios menos vigorosos, como la ca-

---

***** sigue el consejo en la medida de lo posible *** sigue el consejo si no te causa problema * sigue el consejo si te agrada la idea.

minata, dan resultado si los practicas con más frecuencia (unas siete horas por semana).

Todo programa de acondicionamiento físico debe ser ligero al principio e intensificarse poco a poco. Los esteroides anabólicos no sirven para ponerse en forma sino para que el cuerpo se vea mejor, pero no, definitivamente no son sanos; evítalos.

5. *** **Sigue una dieta saludable** (*por lo menos pon salsa de jitomate a todas tus comidas). Pero, ¿qué es una dieta saludable? La respuesta no es sencilla porque existe un montón de información y especulaciones sobre las enfermedades que causan algunas comidas, dependiendo, por ejemplo, de cómo y cuánto se coman. Las opiniones y modas varían según las últimas investigaciones, dependen del experto que esté hablando o quién esté tratando de vender su nuevo libro sobre dietas. Todo se reduce a esto: si consumes una buena cantidad de frutas y verduras, es probable que tu dieta sea saludable. Es necesario que balancees tu alimentación; a continuación te indicamos las proporciones aproximadas en que debes combinar los distintos grupos de alimentos:

De 5 a 11 medidas diarias de pan, cereal, arroz, pasta o papas.
De 5 a 9 medidas diarias de frutas y verduras (frescas, congeladas o enlatadas).
De 2 a 3 medidas diarias de leche, yogur, queso.
De 2 a 3 medidas diarias: carnes rojas, pollo, pescado, frijoles (o legumbres secas), nueces.

A continuación te damos una relación de hechos (probables) acerca de los alimentos:

- El ajo no tiene no tiene ningún efecto para prevenir el infarto.
- Las nueces contienen grasas que protegen el corazón.
- El chocolate —igual que el vino— contiene antioxidantes que protegen el corazón.
- El consumo de verduras crudas o ensaladas tres veces por semana reduce el riesgo de padecer enfermedades cardiacas y cáncer.
- Las grasas no sólo son necesarias por sí solas, sino también porque ayudan a la absorción de las vitaminas A, E y D.
- Tu propio cuerpo produce el 90 por ciento del colesterol que tienes, de modo que no puedes modificar su concentración mediante cambios en la dieta.
- Los jitomates cocinados o procesados contienen muchos antioxidantes y producen un efecto benéfico contra enfermedades cardiacas y cáncer (si agregas salsa de jitomate a todas tus comidas puedes reducir entre 30 y 50% el riesgo de tener cáncer).

6. *** **Vive la vida** * Pero no hagas compras navideñas. Uno de cada siete hombres padece problemas de salud mental y siete de cada ocho suicidios por año son cometidos por varones. Por consiguiente, "vivir la vida" y evitar el estrés forma parte importante de una vida sana. Claro que dar estos consejos es mucho más fácil que cumplirlos.

Sin embargo, a veces los consejos de los médicos provocan una preocupación que es más fácil que sirva para crear ansiedad que para prevenir enfermedades. Por ejemplo, la exposición al sol puede causar melanoma y cáncer en la piel, pero no es necesario que sigas las recomendaciones actuales y evites totalmente la luz solar. No creemos que valga la pena que te preocupes porque no te dé el sol ni que siempre te pongas cremas con filtro solar o que te cubras, para prevenir el cáncer en la piel; sólo tienes que cuidarte de no sufrir quemaduras solares, sobre todo si eres de piel clara. Por ejemplo, dormir la "mona" (borrachera) todo el día en la playa o quemarte la espalda al sol no es bueno, ya que como mínimo arruinaras el resto de tus vacaciones. Lo mejor es estar en la sombra entre las 11 a.m. y las 2 p.m. y, si tomas baños de sol, que sea por periodos cortos.

Otro ejemplo ilustrativo es el cáncer de testículo; tal vez pienses que corres mucho riesgo si no te los examinas con asiduidad. Sin embargo, en todo el Reino Unido, por ejemplo, sólo

***** sigue el consejo en la medida de lo posible *** sigue el consejo si no te causa problema * sigue el consejo si te agrada la idea.

se diagnostica este trastorno a 1,400 hombres al año y 90 por ciento se cura. Así que, a no ser que seas de esas personas que se sienten mejor si se revisan regularmente para ver si tienen bultos y ello no te crea demasiada ansiedad, no recomendamos esos exámenes. Por supuesto, esto no quiere decir que, si crees que algo anda mal en tus testículos, lo ignores. Si notas algún cambio, ve pronto al doctor para que te revise. Tampoco significa que si eres tan afortunado y tu pareja quiere revisarlos por ti, seas tan grosero como para negarte.

A continuación te indicamos algunas maneras de mantenerte mentalmente activo:
- Haz amigos, pues la soledad y el aislamiento no son buenos.
- Mantente en contacto con tus padres.
- Conserva el interés por la vida y sigue aprendiendo.
- Convéncete de que eres sano; los hipocondriacos mueren más jóvenes.
- Adquiere una mascota; en especial, los perros reducen el estrés y la soledad, y te mantienen en buena condición física.
- Conserva tu trabajo; el desempleo es malo para la salud.
- Gana más dinero; cuanto más tengas, más vivirás.
- Apoya a un buen equipo (de futbol u otro deporte), sobre todo uno que suela ganar porque la "explosión" de testosterona que genera la victoria te hace bien. (De acuerdo, sabemos que por desgracia, los fanáticos en realidad no pueden lograr que su equipo gane.)
- No hagas compras navideñas porque subirán tus niveles de estrés y presión arterial, además de causar estragos en tu cuenta bancaria; la única excepción es comprarle un regalo a tu esposa o a tu amante.

7. ***** **No fumes**. Tal vez te desagrade oír esto, pero no hay duda de que el tabaquismo es el hábito que pone en más riesgo la salud. En promedio, los fumadores pierden seis años de vida, además de correr grandes riesgos de padecer cáncer y enfermedades cardiacas y pulmonares; no obstante, uno de cada cuatro hombres fuma. Con todo, hay que admirarlos, pues pagan voluntariamente una buena cantidad de impuestos adicionales, sabiendo que muy probablemente su hábito los matará antes de jubilarse, con lo que ahorrarán una fortuna al Estado. Es decir, todos salimos ganando, excepto, por supuesto, los fumadores y sus familias.

Lo bueno es que si se deja de fumar, con el tiempo disminuyen los riesgos, casi al nivel del de los no fumadores. Por ejemplo, el riesgo de padecer coágulos se reduce a las dos o tres semanas de abstinencia y el de cáncer disminuye a la mitad en cinco años. También bajan los riesgos de los fumadores pasivos que son tus familiares y amigos. Pero toma nota, esto se aplica si dejas de fumar, no si fumas menos o si cambias a una marca con menos alquitrán; lo que no implica mayor seguridad puesto que fumarás con más frecuencia e inhalarás más profundamente, de modo que el tumor se formará más adentro de tus pulmones.

Si acostumbras prender tu primer cigarrillo antes de que transcurran 30 minutos después de levantarte, eres adicto a la nicotina y la mejor manera de dejarla es usar algo como parches de nicotina. En el apartado *Tos de fumador* de la sección *Tos* (p. 146) se dan más detalles.

8. ***** **No consumas drogas**. Nadie recomendaría el consumo de drogas ilegales y nadie ha demostrado que estas sustancias beneficien en nada. Por otra parte, en una investigación realizada por el gobierno británico se demostró que 45% de los menores de 30 años ha consumido drogas ilícitas en algún momento (15% en un mes determinado) y 10% ha probado LSD, cocaína o éxtasis.

Por tanto, si a pesar de los consejos, estás resuelto a abrir tu mente de forma ilegal, debes seleccionar y usar con cuidado las drogas que consumas. Según la Organización Mundial de la Salud, la mariguana es menos adictiva que el

***** sigue el consejo en la medida de lo posible   *** sigue el consejo si no te causa problema   * sigue el consejo si te agrada la idea.

alcohol o el tabaco, y fumarla una sola vez difícilmente te matará, aunque puede que tengas problemas con la justicia. Las demás drogas causan efectos mucho más imprevisibles y es mucho más probable que te perjudiquen. Por ejemplo, el consumo de cocaína o *crack* puede provocar infarto y todo el que se aficione a la heroína tiene una probabilidad de 50% de morir en un plazo no mayor a diez años. Si crees que tienes o empiezas a tener problemas de drogadicción y no puedes resolverlos tú solo, consigue ayuda; comunícate con una institución local contra alcoholismo y drogadicción o consulta a tu médico.

Índice analítico

Abdomen, 38-39, 42-45, 95, 150-151, 162-163
Abrasión corneal, 102-103
Abscesos, 26-27, 51, 54-55, 74-77, 92-93, 95
Aciclovir, 71
Ácido úrico, 67
Ácidos gástricos (estomacales), 45, 47, 58-59, 96-97, 146-147, 162-163
Acné, 70-71
Adicción, 106-107, 152-153, 171-172
Adolescentes, 71, 88-89
Adrenalina, 93
Agorafobia, 143
Alcohol, 24-26, 36-39, 42-47, 62-63, 67, 70-73, 81-89, 96-99, 105, 108-109, 111, 119-121, 140-143, 148-149, 152-158, 162-165, 168-171
Alergia, 32-35, 70-71, 92-93, 100-101, 103, 125, 128-129, 147
Algodoncillo, 50-51
Alimentos, 24-25, 34-35, 38-39, 42-43, 58-59, 70-71, 84-85, 93, 106-107, 119, 134-135, 162-165, 167
Alopecia areata, 30-31, 116-117
Alquitrán, 33, 129
Amigdalitis, 50-51, 75, 99, 118-119
Amoxicilina, 128-129
Ampollas, 22-23, 34-35, 92-93, 128-129, 160-161
Anabólicos, 26, 86-87, 170
Analgésicos, 23, 45, 49, 51, 55, 57, 59, 61, 65, 67, 105, 122-123, 144-145, 151, 159
Andropausia, 109
Anemia, 30-31, 40-41, 72-73, 98-99, 135, 145
Anestésicos, 55, 125, 155
Anfetaminas, 36-37, 82-83, 104-105, 107, 149
Angiedema, 93
Angina de pecho, 41, 56-59, 82-83
Ano, 26-27, 29, 54-55, 78-79, 120-121, 132-135, 150-151
Anorexia nerviosa, 107
Ansiedad, 32-39, 40-41, 44-47, 52-53, 58-59, 67, 71-73, 80-81, 83-85, 87, 97-99, 104-109, 118-125, 127, 142-143, 147-157, 169-171
Antiácidos, 44-45, 47, 58-59, 84-85, 119, 147, 162-165
Antibióticos, 18, 35, 38-39, 43, 47, 49, 51, 53, 55, 59, 61, 65, 67, 69, 71, 75, 77, 91, 93, 95, 97, 103, 117, 121, 127-129, 131, 133, 136-137, 145, 147, 159, 161, 163
Antidepresivos, 24-26, 37, 73, 82-83, 99, 111-113, 121, 127, 149, l5l, 157

Antihistamínicos, 35, 71, 93, 101
Antiinflamatorios, 39, 49, 57, 59, 61, 63, 67, 69, 81, 85, 123, 129, 144-145, 163
Antioxidantes, 169-170
Antisépticos, 117, 145
Antiespasmódicos, 45
Apendicitis, 42-43, 163
Apetito, 36-39, 42-45, 72-73, 84-85, 106-107, 142-143, 156-157
Apnea, 110-111, 156-157
Apoplejía, 80-81, 139
Aracnofobia, 143
Articulación temporomandibular, 53, 127
Artritis, 48-49, 60-61, 66-69, 74-77, 103, 122-123, 130-131, 144-145, 148-149
Asma, 35, 40-41, 50-51, 100-101, 104-105, 140-141, 146-147, 156-157
Aspirina, 45, 47, 51, 59, 63, 84-85, 119, 123, 126-127, 129, 164-165
Ataque o enfermedad cardiaca, 24-25, 40-41, 58-59, 82-83, 99, 104-105, 111, 168-172
Ataques de pánico, 41, 81, 98-99, 142-143, 153
Aumento de peso, 24-25
Autolesiones, 36-37, 106-109, 142-143, 156-157
Axilas, 28-29, 34-35, 50-51, 71, 74-77, 94-95, 128-129, 148-149
Azúcar, 39, 63, 83, 98-99, 110-113, 152-153
Balanitis, 114-115, 160-161
Barotrauma, 53, 138-139
Beclometasona, 125
Biorritmos, 156-157
Bloqueo, 42-43, 46-47, 87, 91, 96-97, 100-101, 120-121, 124-127, 151, 163
Boca, 40-41, 50-51, 80-81, 92-93, 96-97, 130-131, 158-159
Brazos, 56-59, 122-123, 140-141
Bronquiectasia, 130-131
Bronquitis, 41, 146-147
Brucellosis, 69
Bulimia nerviosa, 107
Cabeza, 32-33, 110, 122-123, 137, 140-141, 153
Cadera, 68-69
Cafeína, 45, 105, 143, 157
Calambres, 49, 62-63, 80-81, 123
Calamina, 23, 37, 129
Cálculos, 42-45, 84-85, 92-93, 120-121, 134-135, 151, 163
Calorías, 24-25, 107
Calvicie, 25-26, 30-31, 116-117

ÍNDICE ANALÍTICO

Callos, 66-67
Campilobacter, 79
Cáncer, 26-29, 38-39, 44-45, 48-49, 64-65, 74-79, 84-85, 88-90, 92-95, 106-107, 118-119, 121, 130-135, 146-149, 158-159, 167-172
Cansancio, 47, 83, 111, 140-141, 154-155
Cara, 28-29, 70-71, 92-93
Cartílago, 60-61, 69
Caspa, 32-33
Catarro, 46-47, 52-53, 58-59, 65, 68-69, 72-73, 96-97, 99, 104-105, 111, 118-119, 122-125, 127, 130-131, 136-139, 147-149
Ceguera, 112-113
Cejas, 29, 31, 33, 70-71
Celulitis, 92-93, 102-103, 144-145
Cerebro, 37, 47, 81, 98-99, 111, 113, 123, 152-153, 163, 171
Cerumen, 52-53, 126-127, 136-139
Ciática, 48-49, 62-63, 81, 134-135
Cicatrices, 30-31, 70-71
Circuncisión, 115
Cirrosis hepática, 88-89
Clínicas, 15-16, 69, 161
Clotrimazol, 71, 117
Cóagulos de sangre, 48-49, 51, 58-59, 62-63, 79, 115, 131, 134-135, 144-145, 158-159, 172
Cocaína, 100-101, 104-105, 172
Codeína, 47, 49, 151
Codo de tenista, 56-57
Codos, 29, 32-35, 56-57, 128-129
Colesterol, 29, 59, 171
Cólico, 42-45, 48-49, 134-135, 38-39, 75, 64-65, 150-151, 162-163
Colitis, 38-39, 86-87, 158-159
Colon, *véase* intestinos
Columna vertebral, 123
Comezón, 22-23, 26, 32-35, 52-55, 66-67, 70-73, 78-79, 92-93, 102-103, 106-107, 114-115, 120-121, 126-129, 138-139, 149, 158-159
Compresión, 61, 95, 144-145
Compulsiones, 142-143, 152-153
Concentración, 46-47, 72-73, 142-143
Condición física, *véase* ejercicio
Condones, 115, 155, 161
Conducción de vehículos, 103, 111, 113, 168
Conducta, 11-12, 110-112, 152-153, 167-168
Conjuntivitis, 93, 102-103
Consultas, 15-20
Convulsiones, 111
Cortisona, 57, 67

Costillas, 41, 59, 69, 84-85
Crack, 172
Cráneo, 136-137
Cuello, 46-47, 72-75, 80-81, 122-125
Cuerdas vocales, 58-59, 124-125, 152-153
Cuero cabelludo, 24-25, 29-35, 70-71, 76-77, 116-117, 128-129
Cuidados preventivos, 47, 49, 63, 169
Cutícula, 117
Chlamydia, 161
Dedos de las manos, 22-23, 68-69
Dedos de los pies, 34-35, 60-61, 66-69, 116-117, 128-129
Defecación, 26-27, 38-39, 42-45, 54-55, 150-151, 162-163, 165
Deglución, 50-51, 118-119, 164-165
Dentistas, 18
Depresión, 36-37, 41, 72-73, 97, 106-109, 142-143, 149, 152-153, 156-157
Dermatitis, 32-35, 70-71, 93
Dermatólogo, 23, 29, 31, 33, 71, 129, 149, 159, 161
Desempleo, 171
Desmayos, 40-43, 58-59, 80-81, 98-99, 104-105, 110-111, 148-149, 150-151
Diabetes, 35, 50-51, 62-63, 72-73, 81-83, 98-99, 106-107, 110-113, 120-121, 148-149, 152-157, 161, 169
Diafragmitis, 58-59
Diagnóstico, 11-12, 21
Diarrea, 38-39, 42-45, 55, 61, 68-69, 78-79, 84-85, 106-107, 150-151, 162-163
Dientes, 52-53, 92-93, 96-97, 126-127, 136, 158-159
Dieta, 41, 43-45, 47, 59, 73, 83, 89, 96-97, 150-151, 169-170
Digestión, *véase* indigestión; malabsorción
Dispepsia, *véase* indigestión
Distensiones, 26-27, 42-43, 46-49, 54-59, 62-63, 78-79, 90-91, 94-95, 122-125, 150-151
Divorcio, 168-169
Dolor, 22-23, 38-39, 42-45, 52-53, 62-65, 74-75, 78-79, 84-85, 118-119, 147, 156-159, 162-163
  abdominal 17, 38-39, 64-65, 106-107, 134-135, 162-163
  de cabeza, 46-47, 80-81, 101, 111, 112-113, 122-123, 162-163
  de cuello, 122-123
  de espalda, 42-45, 48-49,

62-63, 68-69, 134-135
  de garganta, 34-35, 46-47, 50-53, 68-69, 72-77, 94-95, 100-101, 118-119, 122-125, 128-129, 136-137, 146-147, 158-159
  de hombro, 42-45, 56-57, 84-85
  de mamas, 58-59
  de oídos, 52-53, 136-137
  de ojos, 68-69, 80-81, 102-103, 112-113, 118-119
  de riñones, 64-65, 120-121
  en articulaciones, 60-61, 66-69, 99
  en el recto, 26-27, 54-55, 78-79, 120-121, 132-135
  en ganglios, 77
  en la cara, 70-71, 92-93, 124-125
  en la garganta, 50-53
  en las ingles, 64-65, 90-91, 134-135
  en las piernas, 62-63, 82-83, 144-145
  en las uñas, 116-117
  en los brazos, 56-59, 122-123
  en los genitales, 48-49, 54-55, 64-65, 90-91, 114-115, 120-121, 132-135, 154-155
  en los pies, 48-49, 66-69, 144-145
  mandibular, 58-59, 126-127
  pulmonar, 131
Drogas, 36-37, 72-73, 82-83, 86-87, 99, 104-107, 140-143, 148-149, 151-153, 157, 171-172
ECA (enzima convertidora de angiotensina), 146-147
Eczema, 22-23, 33-35, 53, 93, 117, 127, 128-129, 147
Edad, 13, 24-26, 88-89, 108, 112-113, 145
Efluvio telógeno, 30-31
Ejercicio, 25, 27, 40-41, 45, 47-49, 56-63, 67, 69, 73, 79, 89, 98-99, 104-107, 110-111, 119, 123, 134-135, 143, 145-149, 151, 157, 169
Embolia pulmonar, 40-41, 58-59, 130-131
Encefalomielitis miálgica, 73
Encías, 51-53, 92-93, 96-97, 130-131, 158-159
Endoscopia, 85
Enemas, 39
Enfermedades
  celiaca, 39
  de Creutzfeld-Jacob, 153
  de Crohn, 39, 158-159
  de Lyme, 69

ÍNDICE ANALÍTICO | 175

de Menière, 138-139, 126-127
de Parkinson, 140-141
de Peyronie, 114-115
de transmisión sexual, 15-16, 26-27, 29, 65, 69, 77, 87, 104-105, 115, 120-121, 133-135, 154-155, 160-161
del aparato urinario, 120-121, 134-135
en el cuero cabelludo, 29, 76-77
en el pene, 161
en la garganta, 50-51, 53
parasitarias, 38-39
renal, 48-49, 87, 134-135, 145
respiratorias, 146-147
testiculares, 65
tropicales, 74-75, 160-161
vascular, 62-63
Enfisema, 146-147
Entumecimiento, 40-41, 46-49, 56-57, 62-63, 80-81, 98-99, 118-119, 142-143, 162-163
Epididimoorquitis, 64-65, 90-91, 132-133
Epilepsia, 111
Equilibrio, 99, 139
Erecciones, 82-83, 108-109, 114-115
Erupciones o salpullido, 22-23, 29, 34-35, 46-47, 68-71, 92-93, 122-123, 128-129, 148-149, 158-159, 162-163
Escaldaduras, 22-23
Escalofríos, 60-61, 74-75
Escleritis, 102-103
Esclerosis múltiple, 80-81, 98-99, 113, 118-119, 140-141
Escroto, 65, 86-87, 90-91, 94-95
Esofagitis, 58-59, 84-85, 118-119, 124-125, 164-165
Esófago, 118-119, 164-165
Espalda, 28-29, 42-45, 48-49, 62-63, 68-69, 80-81, 134-135
Esperanza de vida, 167-168
Esperma, 86-87, 91, 120-121, 132-133
Espinillas, 70-71
Espolones, 66-67
Espondilolistesis, 48-49
Espondilosis cervical, 122-123
Espondiulitis anquilosante, 48-49, 68-69, 123
Esquizofrenia, 143, 152-153
Esteroides, 23-25, 35, 50-51, 93, 101, 105, 113, 140-141, 147, 153
Estilo de vida, 25, 37, 45, 59, 72-73, 85, 106-107, 119, 142-143, 150-151, 153, 157, 167-169
Estómago, 44-45, 58-59, 74-75,

78-79, 81, 84-85, 99, 147, 162-165
Estornudos, 50-51, 62-63, 100-103, 146-147
Estreñimiento, 27, 42-45, 55, 78-79, 95, 150-151
Estrés postraumático, 142-143, 156-157
Estrés, *véase* ansiedad
Éxtasis, 104-105, 170
Eyaculación, 154-155
Factores de riesgo, 167-170
Factores psicológicos, 35, 73, 82-83, 96-97, 107, 127, 142-143, 154-155
Faringe, 119
Farmacéuticos, 15
Fascitis plantar, 66-67
Fatiga, *véase* cansancio
Fertilidad, 86-87, 91
Fibra, 27, 39, 45, 55, 79, 151, 167
Fibrilación auricular, 104-105
Fiebre, 35, 46-47, 48-49, 50-51, 55, 68-69, 74-75, 76-77, 92-93, 97, 98-99, 100-103, 105, 127, 128-129, 130-131, 138-139, 147, 148-149, 159
Fisioterapia, 57, 61, 123, 144-145
Flemas, 131, 147
Flotadores, 112-113
Fobias, 142-143, 152-153
Fracturas, 66-67, 93, 114-117, 122-123, 136-137, 144-145
Frente, 46-47
Frénulo, 114-115
Furúnculos, 26-27, 52-53, 90-91, 94-95, 136-137
Ganglión, 28-29
Ganglios, 50-53, 72-77, 93-95, 118-119, 122-125, 146-147, 158-159
Garganta, 131, 139
Gastritis, 44-45, 84-85, 164-165
Gastroenteritis, 38-39, 42-43, 75, 78-79, 99, 106-107, 162-163
Genitales, 28-29, 42-45, 134-135, 161
Gingivitis, 96-97, 158-159
Glándulas, 50-51, 69, 74-75, 87, 92-95
Glaucoma, 102-103, 112-113
Globo histérico, 118-119
Glomerulonefritis, 135
Gluten, 39
Gonorrea, 69, 161
Gota, 60-61, 66-67
Granuloma piógeno, 28-29
Grasas, 28-29, 43, 95, 169
Gripe, 22-23, 34-35, 40-43, 46-47, 50-53, 58-59, 68-69, 72-75, 81, 99-101, 103-105, 118-119,

122-127, 130-131, 136-139, 146-149, 158-159
Guillain-Barré, síndrome de, 81
Gusto, 100-101
Halitosis, 50-51, 92-93, 96-97, 158-159
Hematomas, 26-27, 54-55, 100-101, 116-117
Hemorragias, 26-29, 52-55, 78-79, 92-93, 96-97, 100-101, 114-115, 130-131, 150-151, 158-159, 164-165
Hemorroides, 26-27, 54-55, 78-79
Hepatitis, 69, 107, 150-151
Hernia, 64-65, 90-91, 94-95
Heroína, 82, 149, 151, 170
Herpes, 22-23, 70-71, 92-93, 102-103, 128-129, 158-159, 160-161
Hexahidrato de aluminio, 149
Hidroceles, 64-65, 90-91
Hidrocortisona, 23, 33, 35, 53, 55, 71, 93, 149
Hierro, 150-151
Hígado, 69, 87-89, 107, 109, 145, 150-151, 164-165
Hinchazón, 38-39, 42-45, 95, 150-151, 162-163
véase también inflamación
Hiperhidrosis, 148-149
Hipersensibilidad al dolor, 74-75, 144-145
Hipertensión, 47, 59, 169-170
Hipertiroidismo, 38-39, 104-107, 140-143, 148-149
Hiperventilación, 40-41, 80-81, 98-99, 142-143
Hipnoterapia, 41
Hipoglucemia, 110-111, 144-145, 152-153
Hipotensión, 98-99
Hipotiroidismo, 24-25, 30-31, 93
Histiocitoma, 28-29
Hombros, 42-45, 56-57, 84-85, 122-123
Homosexuales, 26-27, 29, 79, 160-161
Hormonas, 25, 83, 87, 89, 108-109
Huesos, 49, 51, 53, 61, 67, 93, 123, 127, 139
Ibuprofeno, 39, 45, 49, 57, 59, 61, 63, 69, 81, 84-85, 119, 123, 127, 129, 163-165
Ictericia, 150-151
Impétigo, 70-71
Impotencia, 82-83, 115
Incontinencia, 110-111
Indigestión, 42-45, 58-59, 84-85, 89, 106-107, 124-125, 146-147, 164-165
Infecciones, 27, 61, 68-71, 74-77,

ÍNDICE ANALÍTICO

81, 87, 90-91, 93-95, 99, 128-129, 149, 154-155
  cutáneas, 92-93, 102-103, 144-145
  dentales, 93
  de oído, 53, 126-127, 136-137
  de vías respiratorias, 146-147
  de vías urinarias, 120-121, 134-135
  en el cerebro, 47
  en el pie, 67
  en la cara, 71, 92-93
  en las encías, 96-97, 159
  en las uñas, 67, 117
  en los ojos, 93, 103, 113
  en los pulmones, 43, 131
  en los riñones, 48-49, 74-75, 120-121
  micótica, 30-31, 33-35, 71, 116-117, 128-129, 161
  óseas, 49
Infertilidad, 86-87, 91
Inflamación, 43, 45, 48-49, 55, 57, 67, 101, 151
  abdominal, 42-45, 150-151
  cerebral, 123
  cutánea, 35, 116-117
  de amígdalas, 51
  de articulaciones, 68-69
  de encías, 92-93, 130-131, 158-159
  de ganglios, 50-51, 93-95, 72-73, 76-77
  de glándulas salivales, 93
  de hemorroides, 54-55
  de la boca, 92-93
  de la lengua, 92-93
  de la rodilla, 60-61
  de las piernas, 144-145
  de las uñas, 116-117
  de los párpados, 102-103
  de los riñones, 45, 135
  de mamas, 82-83, 88-89
  de oídos, 127
  de ojos, 48-49, 68-69, 102-103, 113
  de pies, 66-67, 144-145
  de próstata, 54-55, 64-65, 120-121, 132-133, 154-155
  de testículos, 64-65, 86-87, 90-91, 132-133
  de tobillos, 66-67, 144-145
  del cuero cabelludo, 32-33
  del escroto, 64-65, 86-87, 90-91
  del estómago, 85, 163, 165
  en la cara, 71, 92-93
  en la mandíbula, 53, 127
  en las ingles, 50-51, 74-75, 90-91, 94-95, 160-161
  en el cuello, 123

en el esófago, 119
en el pene, 114-115, 160-161
en masas o protuberancias cutáneas, 28-29
faríngea, 125
Influenza, *véase* catarro
Ingles, 34-35, 42-45, 48-51, 64-65, 71, 74-75, 86-95, 128-129, 134-135, 160-161
Inhalación de vapor, 47, 59, 101, 125, 127, 131, 139, 147
Inmovilidad, 40-41, 58-59, 63, 144-145
Insuficiencia renal, 24-25, 72-73, 99
Insulina, 83, 98-99, 110-111
Intestinos, 38-39, 42-45, 64-65, 75, 78-79, 90-91, 94-95, 107, 117, 145, 151, 158-159, 163, 167
Intolerancia a la lactosa, 38-39
Inyecciones, 57, 67, 101
Ira, 153
Iritis, 102-103
Jadeos, 40-41, 58-59, 92-93, 146-147, 156-157
Juanetes, 66-67
Laberintitis viral, 99
Labios, 22-23, 51, 70-71, 159
Ladillas, 33
Laringe, 124-125
Latidos ectópicos, 104-105
Laxantes, 45, 79, 107, 151
Leche de magnesia, 151
Leche, 38-39, 84-85
Lengua, 50-51, 92-93, 96-97, 159
Lesiones deportivas, 56-57, 61, 63
Leucemia, 50-51, 158-159
Liendres, 32-33
Ligamentos, 22-23, 49, 144-145
Linocaína, 55
Líneas de Beau, 116-117
Linfoma, 75-77
Lipoma, 28-29, 95
Liquen, 32-33, 35, 158-161
Líquidos, 23, 27, 29, 42-45, 47, 49, 51, 63, 75, 79, 85, 91, 97, 101, 103, 113, 123, 125, 127, 131, 139, 147, 149, 159, 163
Loperamida, 39
LSD, 172
Lunares, 28-29
Mal aliento, 50-51, 92-93, 96-97, 158-159
Mal de familia, 29, 31, 33, 39, 43, 46-47, 59, 67, 69, 78-81, 85, 111-113, 117, 129, 135, 138-139, 141, 159, 162-163
Mal olor, 90, 94, 97, 114, 151, 160, 165
Malabsorción, 38-39, 107, 150-151
Mamas, 58-59, 82-83, 88-89

Manchas de De Morgan, 28-29
Mandíbula, 52-53, 58-59, 92-93, 126-127
Manías, 143, 152-153
Maniobra de Valsalva, 139
Manipulación, 49
Manos, 22-23, 28-29, 34-35, 68-69, 117, 148-149, 159
Mareos, 80-81, 98-99, 110-111, 139, 162-163
Mariguana, 36-37, 86-89, 172
Masaje, 47-49, 57, 123
Mascotas, 23, 171
Masturbación, 82-83, 108-109, 114-115, 132-133, 168
Matrimonio, 168
Medicamentos, 31, 34-35, 38-39, 45-47, 63, 75, 77, 85, 101, 104-105, 108-109, 119, 128-129, 141, 146-147, 151, 153-155, 164-165
  alergia a, 35, 93, 128-129
  efecto secundario de, 22-25, 30-31, 41, 46-47, 50-51, 72-73, 82-89, 98-101, 104-105, 111-115, 120-121, 126-127, 134-135, 140-141, 144-151, 153-155, 158-159, 162-163
Médicos, 11-13, 15-20
Médula espinal, 80-81
Mejillas, 46-47, 70-71, 92-93, 159
Melanoma, 28-29, 168-170
Melena, 150-151, 165
Meningitis, 46-47, 75, 122-123, 153, 162-163
Menopausia masculina, 109
Mentol, 139, 147
Mentón, 70-71
Metabolismo, 25
Metatarsalgia, 66-67
Miedo, 94-95, 111, 142-143
Migraña, 25, 46-47, 80-81, 112-113, 162-163
Minoxidil, 31
Moco, 38-39, 44-45, 100-101, 147, 150-151
Molusco contagioso, 28-29
Mordida, 126-127
Moretones, 60-61, 64-67, 144-145
  véase también hematoma
Mujeres, 168
Muñecas, 34-35, 56-57, 69, 80-81
Músculos, 41-43, 46-47, 49, 56-59, 61-63, 68-69, 72-73, 80-81, 85, 119-123, 125
Muslos, 48-49, 61
Nariz, 46-47, 50-51, 70-71, 96-97, 100-103, 124-127, 130-131, 139, 146-147, 164-165
Natación, 49, 52-53, 61, 136-139

ÍNDICE ANALÍTICO

Náuseas, 38-39, 42-47, 80-81, 84-85, 98-99, 112-113
Nervios, 56-57, 71, 80-81, 83, 111, 113, 123-125, 127, 139, 141
Neumotórax, 40-41, 58-59
Neuralgia, 23, 52-53
Neuritis óptica, 112-113
Neurólogos, 81, 111, 113, 141
Neuroma acústico, 126-127
Neuropatía, 62-63, 80-81
Neurosis, 152-153
Nicotina, 41, 104-105, 140-141, 172
Nódulos del cantante, 125
Nuca, 32-33, 46-47, 122-123, 162-163
Nueces, 169-170
Obesidad, 24-25, 40-41, 59, 61, 66-67, 85, 88-89, 95, 106-107, 110-111, 119, 144-145, 156-157, 169-170
Oftalmólogo, 93, 103, 113
Oídos, 52-53, 70-71, 76-77, 99, 126-127, 136-139
Ojos, 23, 29, 31, 33, 46-49, 68-71, 80-81, 92-93, 100-103, 112-113, 118-119
Olfato, 100-101
Optometrista, 47, 113
Orgasmos, 154-155, 168
Orina, 42-45, 48-49, 64-65, 72-75, 106-107, 110-111, 120-121, 132-135, 150-151, 156-157
Orquitis, 64-65, 86-87, 90-91, 132-133
Ortopedistas, 49, 61
Orzuelo, 92-93
Otitis, 52-53, 136-139
Otoesclerosis, 126-127, 138-139
Otorrinolaringólogos, 97, 99, 101, 111, 125, 127, 137, 139
Oxígeno, 41, 59, 63, 81, 98-99, 105, 111-113
Palpitaciones, 58-59, 104-107, 140-143
Paludismo, 74-75, 126-127
Pancreatitis, 42-45, 163
Pantorrilla, 62-63, 67, 144-145
Pápulas, 114-115
Paracetamol, 43, 45, 47, 49, 51, 63, 75, 77, 85, 101, 123, 125, 147, 149
Parafimosis, 114-115
Paranoia, 153
Paroniquia, 116-117
Parotiditis (paperas), 65, 93, 91
Pecho, 28-29, 32-33, 40-41, 58-59, 70-71, 75, 82-85, 92-93, 99, 104-105, 125, 130-131, 144-147
Pelo, 24-25, 29, 30-31, 33, 70-71, 116-117

Pene, 54-55, 72-73, 83, 106-107, 114-115, 120-121, 132-135, 154-155, 160-161
Penicilina, 128-129
Pérdida de peso, 38-39, 44-46, 48-51, 68-69, 72-73, 78-79, 84-85, 104-107, 118-121, 130-131, 140-143, 148-149, 164-165
Pérdida del conocimiento, 46-47, 110-111, 122-123, 162-163
Pericarditis, 58-59
Peritonitis, 42-43
Peróxido de benzoílo, 71
Pestañas, 31, 33
Picaduras de insectos, 22-23, 29, 34-35, 69, 92-93
Pie de atleta, 34-35, 66-67, 76-77, 94-95, 128-129
Piel, 26-31, 34-35, 55, 66-67, 69, 80-81, 94-95, 114-115, 168-170
Pielonefritis, 48-49
Piernas, 22-23, 28-29, 34-35, 48-49, 80-83, 94-95, 131, 140-141, 144-145
Pies, 22-23, 28-29, 34-35, 48-49, 62-63, 66-69, 94-95, 135, 144-145, 148-149, 159
Piojos, 32-33
Pitiriasis rosada, 128-129
Pleuresía, 43, 59, 147
Polen, 101, 103, 147
Pólipos, 39, 78-79, 97, 100-101, 125
Pómfolix, 23
Preludio, 155
Prepucio, 114-115, 160-161
Presión arterial, *véase* hipertensión; hipotensión
Priapismo, 114-115
Problemas de circulación, 81-83, 111
Problemas de personalidad, 152-153
Problemas para leer, 112-113
Problemas psicosexuales, 83, 109, 152-153
Proctalgia fugaz, 54-55
Prolapso rectal, 134-135
Próstata, 132-133, 151, 169-170
Prostatitis, 54-55, 64-65, 103, 120-121, 132-133, 135, 154-157
Psicólogos, 15, 107, 153
Psicópatas, 153
Psicotrópicos, 108-109, 141, 154-155
Psiquiatras, 107, 153, 157
Psoriasis, 32-35, 68-69, 116-117, 128-129, 155-156
Pubertad, 71, 88-89
Pulgares, 68-69

Pulgas, 22-23, 34-35
Pulmones, 40-41, 43, 58-59, 89, 96-97, 117, 124-125, 130-131, 146-147, 160, 165
Pulmonía, 42-43, 59, 130-131, 147
Pulso, 126-127
Quemaduras, 22-23, 80-81, 102-103
Queratosis seborreica, 28-29
Quimioterapia, 23, 31, 77, 86-87, 131, 163
Quinina, 126-127
Quistes, 28-29, 64-65, 90-95
Radiografías, 49, 93, 131
Radioterapia, 77, 131
Rasguños, 50-51, 54-55, 103
Recto, *véase* intestino
Reiter, síndrome de, 48-49, 61, 68-69
Relaciones sexuales, 83, 108-109, 155, 168
Relajación, 33, 41, 45, 47, 59, 73, 85, 105, 119, 123, 125, 127, 143, 149, 157
Reloj corporal, 156-157
Reposo, 57, 61, 65, 67, 144-145
Resaca o cruda, 36-37, 46-47, 85, 141, 153, 162-163, 169-170
Respiración, 23, 40-43, 58-59, 111, 125, 130-131, 144-147, 157
Retina, 112-113
Retortijones, 41, 44-45, 140-143, 152-153
Reumatólogos, 49, 61, 69, 75, 123
Rigidez, 46-49, 56-57, 62-63, 68-69, 122-123, 162-163
Rinitis, 100-101
Riñones, 24-25, 45, 48-49, 64-65, 72-75, 99, 120-121, 135
Rodillas, 29, 34-35, 60-61, 68-69, 128-129
Ronquera, 58-59, 124-125
Ronquidos, 96-97, 110-111, 124-125, 156-157
Rosácea, 70-71
Rubeola, 69, 77
Ruidos en el oído, 52-53, 126-127, 136-139
Salbutamol, 105, 141
Saliva, 58-59, 92-93, 97, 125, 131, 146-147
Salud mental, 108-109, 141-143, 153, 169-172
Sangre, 29, 31, 38-45, 58-59, 63-65, 74-75, 78-79, 83, 98-99, 103, 110-111, 113, 117, 120-121, 130-137, 144-145, 150-155, 164-165, 169-170
Sarna, 34-35
Secreciones, 28-29, 46-47, 52-53, 64-65, 68-69, 72-73, 90-91,

94-95, 100-103, 114-115,
126-127, 132-135, 136-139,
154-155, 160-161
Sed, 50-51, 72-73, 106-107,
120-121
Semen, 154-155
Septicemia, 75
Sexo, 36-37, 72-73, 79, 82-83,
86-87, 106-109, 132-133,
142-143, 152-157, 161, 168-170
Shock, 30
Sicosis de la barba, 707
SIDA, 75-77, 106-107
Sífilis, 160-161
Síndromes
　cerebral orgánico, 152-153
　de fatiga crónica, 72-73
　de intestino irritable, 38-39,
　　44-45, 84-85, 150-151
　de Mallory-Weiss, 164-165
　de Reiter's, 48-49, 61, 68-69
Sinusitis, 46-47, 96-97, 100-101,
124-125
Inmunidad, 23, 51, 77, 95, 123,
130-131, 149
Sordera, 52-53, 126-127, 136-139
Sudor, 34-35, 54-55, 58-59, 74-75,
106-107, 110-111, 130-131,
140-143, 148-149
Sueño, 36-37, 72, 80-81, 106-111,
120-121, 123, 142-143, 156-157
Suicidio, 37, 168-170
Sustancias químicas, 22-23, 37,
102-103, 125, 153, 169-170
Tabaquismo, 40-41, 45, 59, 62-63,
75, 82-83, 85-87, 96-97, 105-107,
119, 124-125, 130-131, 138-139,
147, 158-159, 172
Taquicardia, 104-105
Temblores, 140-141
Temperatura elevada, *véase* fiebre
Tendón de Aquiles, 62-63, 66-67
Tendones, 48-49, 56-57, 62-63,
66-67
Tenosinovitis, 56-57
Tensión, *véase* ansiedad y estrés
Terbutalina, 105, 141

Testículos, 48-49, 64-65, 86-91,
94-95, 132-133, 170-172
Testosterona, 109, 170-172
Tinnitus, 126-127
Tiña, 28-29, 31, 34-35, 128-129
Tiroides, 24-25, 30-31, 88-89, 93
Tiroxina, 25
Tobillos, 66-69, 144-145
Torceduras, 61, 144-145
Tortícolis espasmódica, 123
Tos, 23, 40-43, 58-59, 62-63, 95,
103, 111, 124-125, 130-131,
144-147, 156-157, 165
Tranquilizantes, 143
Tráquea, 58-59, 93, 131, 147
Trastornos
　de articulaciones, 29, 49, 61,
　　67-69, 75, 123
　de los ojos, 103
　del apetito, 106-107, 162-163
　del lenguaje, 20
　del ritmo cardiaco, 98-99,
　　110-111
　obsesivocompulsivo,
　　142-143, 152-153
Tratamiento por uno mismo, 16
Tratamientos, 15, 16, 85
Traumatismos, 22-29, 40-41,
50-53, 58-61, 64-69, 78-79,
92-93, 100-101, 103, 110-111,
116-117, 121-127, 132-139,
142-145, 153, 156-159
Trombosis venosa profunda,
62-63, 144-145
Trompa de Eustaquio, 138-139
Tuberculosis, 48-49, 75, 106-107,
130-133, 146-149
Tumores, 47, 113, 153, 163
Úlceras
　aftosas, 50-51, 158-159
　duodenales, 43, 45, 58-59,
　　84-85, 107, 151, 162-165
　en el pene, 114, 161
　en la boca, 50-51, 130-131, 158-159
　en las encías, 51, 158-159
　en los ojos, 103
　gástrica, 45, 84-85

Uñas, 30-31, 67, 116-117
Uretra, 120-121, 135, 155
Uretritis, 120-121, 134-135,
160-161
Urgencias, 15-16
Urólogos, 121, 135
Urticaria, 34-35, 92-93, 128-129
Úvula, 51
Varicela, 22-23, 35, 92-93,
129-131, 147
Varices esofágicas, 164-165
Varicocele, 64-65, 86-87, 90-91
Vasectomía, 64-65
Vasos sanguíneos, 47, 55, 59,
62-63, 81, 83, 101, 112-113, 131,
133, 135, 165
Vejiga urinaria, 80, 120-121,
134-135
Venas, 27, 55, 62-63, 78-79, 90-91,
94-95, 131, 144-145, 164-165
Vendajes, 57, 61, 144-145
Verduras, 167, 169-170
Verrugas, 26-29, 66-67, 114-115
Vértigo, 98-99, 162-163
Viagra, 83
Vías respiratorias, 41, 51, 147
Vías urinarias, 120-121, 135, 157
Vida sana, 25, 167-170
Vientre, *véase* abdomen
VIH, 75-77, 106-107
Virus Coxsackie, 16, 159
Virus, 23, 27, 29, 34-35, 43, 46-47,
59, 65, 68-69, 71-73, 75, 91, 99,
102-103, 113, 115, 122-125,
128-129, 139, 149, 151, 158-159,
161
Vista, 46-47, 80-81, 102-103,
112-113, 118-119, 162-163
Vitaminas, 81, 159, 169-170
Vitíligo, 28-29
Vómito, 11, 38-39, 42-43, 46-47,
65, 75, 78-81, 95, 98-99,
102-103, 112-113, 122-123,
150-151, 162-165
Xantelasma, 28-29
Xantoma, 28-29

Diagnostícate. Hombres,
de Keith Hopcroft y Alistair Moulds
se terminó de imprimir en abril de 2003 en
Litográfica Ingramex, S.A. de C.V.
Centeno 162-1, Col. Granjas Esmeralda
México, D.F.